Gesundheit & Sprache / Health & Language

INNTRANS
INNSBRUCKER BEITRÄGE ZU SPRACHE, KULTUR UND TRANSLATION
Herausgegeben von Cornelia Feyrer, Peter Holzer und Eva Lavric

BAND 10

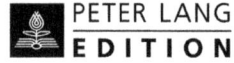

Marietta Calderón / Reinhard Heuberger / Emil Chamson
(Hrsg./eds.)

Gesundheit & Sprache / Health & Language

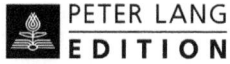

Bibliografische Information der Deutschen Nationalbibliothek
Die Deutsche Nationalbibliothek verzeichnet diese Publikation
in der Deutschen Nationalbibliografie; detaillierte bibliografische
Daten sind im Internet über http://dnb.d-nb.de abrufbar.

Library of Congress Cataloging-in-Publication Data
Names: Calderón, Marietta, editor. | Heuberger, Reinhard, editor. | Chamson, Emil, editor.
Title: Gesundheit & Sprache = Health & language / Marietta Calderón, Reinhard
Heuberger, Emil Chamson (Hrsg./eds.).
Other titles: Gesundheit & Sprache | Health & language
Description: New York ; Frankfurt am Main : Peter Lang, 2017. | Series: InnTrans.
Innsbrucker Beitrage zu Sprache, Kultur und Translation ; vol. 10
| Most articles in German, some in English.
Identifiers: LCCN 2016059073 | ISBN 9783631647479
Subjects: LCSH: Communication in medicine. | Physician and patient |
Interpersonal communication.
Classification: LCC R118 .G47 2017 | DDC 610.1/4—dc23
LC record available at https://lccn.loc.gov/2016059073

Diese Publikation wurde mit finanzieller Unterstützung der Universität Innsbruck (Vizerektorat für Forschung sowie Dekanat der Philologisch-Kulturwissenschaftlichen Fakultät), der Universität Salzburg sowie der Landesregierungen Vorarlberg und Tirol gedruckt.

Gefördert von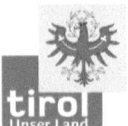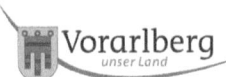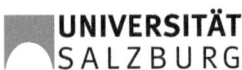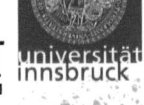

Umschlaggestaltung: SaiCom - Mag. Hannes Sailer, Innsbruck.

ISSN 2195-710X
ISBN 978-3-631-64747-9 (Print)
E-ISBN 978-3-653-04405-8 (E-PDF)
E-ISBN 978-3-631-70232-1 (EPUB)
E-ISBN 978-3-631-70233-8 (MOBI)
DOI 10.3726/978-3-653-04405-8
© Peter Lang GmbH
Internationaler Verlag der Wissenschaften
Frankfurt am Main 2017
Alle Rechte vorbehalten.
Peter Lang Edition ist ein Imprint der Peter Lang GmbH.

Peter Lang – Frankfurt am Main · Bern · Bruxelles ·
New York · Oxford · Warszawa · Wien

Das Werk einschließlich aller seiner Teile ist urheberrechtlich
geschützt. Jede Verwertung außerhalb der engen Grenzen des
Urheberrechtsgesetzes ist ohne Zustimmung des Verlages
unzulässig und strafbar. Das gilt insbesondere für
Vervielfältigungen, Übersetzungen, Mikroverfilmungen und die
Einspeicherung und Verarbeitung in elektronischen Systemen.
Diese Publikation wurde begutachtet.
www.peterlang.com

Inhalt

Marietta Calderón, Reinhard Heuberger & Emil Chamson
Gesundheit und Sprache – ein Ausblick 7

I. Interaktionsanalyse

Alexandra Groß
Und die Erys? – Interaktive Konstruktion von Patientenexpertise in der
HIV-Sprechstunde während der Mitteilung der Blutwerte: ein Fallbeispiel ... 17

Ivan Vlassenko
Erzählung als ein (multimodales) Darstellungsverfahren von
„Subjektiven Krankheitstheorien" zu HIV/AIDS in einem
Face-to-face-Interview 31

Bettina Lindorfer
Affekte in der Zweitsprache verbalisieren: Psychoanalysen in L2 47

Nadine Rentel
Geschriebene Erzählungen über Schmerzen und Emotionen:
italienische Geburtsberichte im Internet 63

II. Diskursanalyse

Martin Döring
Von der *verfettenden* zur *verschlankenden* Stadt? Eine linguistische
Analyse der impliziten Fettideologie im wissenschaftlichen Diskurs zu
obesogenic environments 77

Ilse Pointner
Words that heal and sell: Zur diskursiven Konstruktion von
Gesundheit – eine kritische Diskursanalyse von Werbung für
Nahrungsergänzungsmittel im historischen Vergleich 103

Cornelia Feyrer
Risiken im Bild: Visualisierung als Instrument der
Risikokommunikation in der Medizin 111

Anastasia Parianou
Risikokommunikation und Translation leicht gemacht – oder:
von der Pythia zur Risikoempathie 127

Georg Marko
The wise and ignorant pathonym: terms for diseases in lay and expert
discourses on health 147

Joachim Steffen
"Siete, cinco, tres, uno, que se te caigan los gusanos hasta que no quede
ninguno": some linguistic aspects of the practice of curing by words in
Uruguay 167

Luca Melchior
Über Läuse und Stillberatung – die Implementierung des Friaulischen
im Bereich Medizin und Gesundheit 195

III. Lexikon

Christina Katsikadeli
Sprache der Medizin, griechische Sprachgeschichte und nominale
Wortbildung 209

Renáta Panocová & Pius ten Hacken
Naming Symptoms, Syndromes, and Diseases 225

Emil Chamson
Kreislaufprobleme and *Circulation Problems*:
When English and German Linguacultural Conceptions Diverge 235

Eva Schmitt
Le language des accoucheurs – lexikologische Aspekte zum französischen
Diskurs um die Geburt im 17. und 18. Jahrhundert 247

Sandra Herling
Apothekennamen im deutsch-französischen Vergleich 263

Fiorenza Fischer
Der *griechische Patient* und die *Bankrottansteckungsgefahr* in der
Europäischen Union – Physiologie und Pathologie der Wirtschaft in den
Metaphern der Fachsprache 277

Marietta Calderón, Reinhard Heuberger & Emil Chamson

Gesundheit und Sprache – ein Ausblick

Mit „Gesundheit & Sprache. Health & Language" erscheint ein weiterer Band der „X & Sprache / X & Language"-Reihe (vgl. Calderón & Marko 2012 und Calderón & Marko 2015), der wie seine Vorgänger auf einem von Marietta Calderón und Georg Marko organisierten und geleiteten *verbal*-Workshop, nämlich „Gesundheit & Sprache / Health & Language" (Universität Innsbruck, 26.-28.10.2012) fußt. Somit ist er in den „X & Sprache / X & Language"-Rahmen, der darauf abzielt, „gesellschaftlich relevante Themen in ihrem Facettenreichtum, ihren diskursiven Einbettungen und ihren sprachlichen Manifestationen zu thematisieren und in ihrem diskursiven und – damit eng verbunden – sozialen Impact zu beleuchten" (Calderón 2015: 9), einschreibbar. Er hat einen diskursanalytischen und einen lexikologischen (in diesem Fall besonders auch: lexikologisch-semantischen) Schwerpunkt. Da die „X & Sprache / X & Language"-Reihe zudem aktuelle Forschungsschwerpunkte wiederzugeben trachtet, weist der vorliegende Band darüber hinaus und als thematisch-emblematischen Eröffnungsteil interaktionsanalytische Beiträge auf, sind solche aktuell doch oftmals zuvorderst unter diesem Rahmenthema zu vermuten; dies verweist darauf, dass metasprachliche Auseinandersetzungen mit Sprache(n) der Medizin als diskursiv nicht unwirksam einzustufen sind, was ein in allen hier enthaltenen Beiträgen vorhandenes Element ist. Wir, die HerausgeberInnen dieses Bandes, haben die Beiträge infolgedessen beginnend mit den erwähnten interaktionsanalytischen Zugängen so angeordnet, dass nach einem diskursanalytisch dominierten Mittelteil der Band mit konkreten lexikologischen Untersuchungen abschließt. Auch der vorliegende „X & Sprache / X & Language"-Band „Gesundheit & Sprache. Health & Language" umfasst Beiträge zu Projekten unterschiedlicher Größenordnung, unterschiedlicher methodischer Zugänge, in verschiedenen Stadien und von ForscherInnen unterschiedlicher Karrierephasen. Sowohl thematisch als auch bezogen auf die untersuchten Sprachen weist dieser „X & Sprache / X & Language"-Band, wie seine Vorgänger und für diese Reihe angestrebt, eine große Vielfalt auf. Dies wird auch durch die Kombination deutsch- und englischsprachiger Beiträge unterstrichen.

Im ersten Beitrag, „*Und die Erys?* – Interaktive Konstruktion von Patientenexpertise in der HIV-Sprechstunde während der Mitteilung der Blutwerte: ein Fallbeispiel", beschäftigt sich Alexandra Groß mit dem Wissenstransfer in

Gesprächen zwischen ÄrztInnen und PatientInnen. Dieser Transfer gestaltet sich keineswegs so einseitig, wie es erwartbar sein mag. PatientInnen bringen zunehmend medizinisches Fachwissen in das Gespräch ein, welches nicht selten aus Internetseiten und -foren stammt. Speziell chronisch Kranke, im Falle von Groß' Analyse HIV-PatientInnen, vergrößern im Laufe der Behandlung ihre Wissensbestände signifikant und lassen diese Expertise auch in die Kommunikation zwischen Ärztin und PatientInnen einfließen. Groß geht speziell der Frage nach, mit welchen interaktiven Verfahren die Konstitution medizinischen Fachwissens bei der Mitteilung der Blutwerte erfolgen kann. Anhand einer Fallstudie stellt die Autorin dar, wie HIV-Patienten ihr medizinisches Wissen präsentieren und analysiert zugleich das Gesprächsverhalten der behandelnden Medizinerin.

Auch Ivan Vlassenkos Beitrag, „Erzählung als ein (multimodales) Darstellungsverfahren von ‚Subjektiven Krankheitstheorien' zu HIV/AIDS in einem Face-to-face-Interview", untersucht den Verbalisierungsprozess beim Sprechen über HIV/AIDS, in diesem Fall das subjektive Erleben der HIV-Infektion zweier infizierter Männer während eines Face-to-face Interviews. Vlassenko geht primär von „Subjektiven Krankheitstheorien" (SKT) aus, „individuelle[n] Wissens- und Überzeugungssysteme[n] [...], in denen krankheitsbezogene Vorstellungen, Assoziationen, Sinndeutungen, Ursachenzuschreibungen und Verlaufserwartungen organisiert sind" (Filipp et al. 1987: 1). Diese spielen bei der Krankheitsbewältigung und auch für die Therapietreue und den Behandlungserfolg eine wichtige Rolle. Der Autor geht der Frage nach, welche Bedeutung und welche Struktur die Erzählung beim Sprechen über HIV/AIDS hat. Untersucht werden sowohl verbale als auch nonverbale Verfahren zur Veranschaulichung von SKT innerhalb von Alltagserzählungen.

Während Sprache in diesen beiden Aufsätzen als Ausdruck von Befindlichkeiten und diskursgestaltend in Erscheinung tritt, kommt ihr in Bettina Lindorfers „Affekte in der Zweitsprache verbalisieren: Psychoanalysen in L2" (wobei Lindorfer mit *L2* jedwede Ln meint) zudem die Funktion eines bewusst gewählten Gestaltungselements zu. Die jeweils von den InformantInnen wahrgenommenen und in den das Korpus bildenden Interviews wiedergegebenen Sprachenschnittstellen legen nicht nur unterschiedliche sprachliche (vor allem semantische und morphologische) Strukturen frei, sondern weisen auch auf dahinterliegende Therapiethemen hin. Darüber hinaus spiegelt dieser Beitrag gesellschaftliche Milieus mittelschichtiger MigrantInnen wider und ist, wie das gesamte ihm zugrunde liegende Korpus, Ergebnis einer außergewöhnlich vertrauensbasierten Zusammenarbeit zwischen Forscherin und Gewährspersonen.

Nadine Rentel untersucht in ihrem italianistischen Beitrag „Geschriebene Erzählungen über Schmerzen und Emotionen: italienische Geburtsberichte im Internet" Beispiele dieser Textsorte text- und insbesondere auch interaktionsanalytisch, u. a. in Anwendung traditionell an mündlicher Kommunikation erprobter Herangehensweisen. Speziell dem Wie (z. B. auch grafischer Art), dem Wo (im Text) und dem Was (nämlich was den jeweiligen Müttern besonders hervorhebenswert erscheint) des in Textbeispielen wiedergegebenen Erlebten widmet die Verfasserin diesen auch aus Genderperspektive relevanten Artikel.

Besonders stark kommen diskursanalytische Fragestellungen im Beitrag Martin Dörings, „Von der *verfettenden* zur *verschlankenden* Stadt? Eine linguistische Analyse der impliziten Fettideologie im wissenschaftlichen Diskurs zu *obesogenic environments*", zur Geltung. Er analysiert darin Diskurse zum Thema „Fett" und hinterfragt kritisch die zugrundeliegende Fettideologie unserer Zeit. Die gesundheitsgefährdende Wirkung von zu viel Körperfett ist in den Medien täglich präsent. Döring bezweifelt, dass der Erhalt unserer Gesundheit und die Förderung unseres Wohlergehens die einzigen Triebfedern dieses Diskurses sind. Er sieht die Ursache teilweise auch in einer „kulturell tief verankerten protestantischen Ethik und Ideologie" (Seite 78), in welcher asketische Körper Pflichterfüllung und Leistungsfähigkeit widerspiegeln. Im Diskurs spielen wiederkehrende Metaphern (z. B. *Fettleibigkeits-Epidemie*) eine wichtige Rolle, weil darin Abstraktes durch Gegenständliches konzeptualisiert wird. Metonymien nutzen Kontingenzbeziehungen, um sachliche oder kausale Zusammengehörigkeit herzustellen. Ausgehend vom Forschungszweig der Obesogenic Environments (OEs) erläutert Döring, wie mit solchen und anderen komplexen sprachlichen Mitteln eine „Wahrheit" von Übergewicht und Fettleibigkeit konstruiert und durch implizite Vorannahmen eine spezifische Fettideologie hergestellt wird.

Ilse Pointner beschäftigt sich in ihrem Beitrag, „*Words that heal and sell*: Zur diskursiven Konstruktion von Gesundheit – eine kritische Diskursanalyse von Werbung für Nahrungsergänzungsmittel im historischen Vergleich", mit der Frage, wie Gesundheit diskursiv konstruiert wird. Sie analysiert Werbetexte für Nahrungsergänzungsmittel sowie Werbeanzeigen aus einer Zeitschrift für ApothekenkundInnen. Dieser kursorische Überblick, der die wichtigsten Ergebnisse von Pointners Dissertation zusammenfasst, ist diachron angelegt und untersucht auch den Wandel, dem der Gesundheitsbegriff in den letzten 60 Jahren unterworfen war. Methodisch basiert Pointners Arbeit auf dem maßgeblich von Ruth Wodak geprägten Diskurshistorischen Ansatz (DHA) der Kritischen Diskursanalyse. Die Werbeanzeigen werden vorwiegend unter den folgenden drei Gesichtspunkten analysiert: Bilder und grafische Strukturen (gestützt durch soziosemiotische Herangehensweisen), Argumentationsschemata (basierend auf Manfred Kienpointners Topos-Analyse) sowie Metaphorik (nach Lakoff & Johnson).

Auch Cornelia Feyrer behandelt in ihrem Beitrag „Risiken im Bild. Visualisierung als Instrument der Risikokommunikation in der Medizin" ihr zentrales Forschungsthema Risikokommunikation an der Schnittstelle zwischen Fachwelten und LaiInnenöffentlichkeiten aus textsemiotischer Perspektive. Anhand konkreter spanischsprachiger Beispiele der Textsorte Besuchsdokument sowie aus Texten der Pharmawerbung beleuchtet sie die diskursive Wirkmacht von Risikokommunikation – die sowohl Risikowahrnehmung als auch -bewertung umfasst und kulturell geprägt ist – hinsichtlich Diabetesmanagement sowie Umgang mit Atemwegsproblemen und Bluthochdruck. Dabei räumt sie besonders dem auch aus Genderperspektive relevanten Thema unterschiedlicher HeldInnenkonstruktionen einen Analyseschwerpunkt ein.

Ebenso widmet sich Anastasia Parianou dem Thema Risikokommunikation: Sie untersucht in „Risikokommunikation und Translation leicht gemacht – oder: von der Pythia zur Risikoempathie", wie Beipackzettel empfängerInnenorientiert (z. B. gemäß altersgemäßer Zielgruppenfokussierung) gestaltet werden können. Bei Translationen (die per se Risiken in sich bergen) hält sie kundInnen-/patientInnen-/textrezipientInnenorientiertes Vorgehen entsprechend der Skopostheorie für essenziell, um Anwendungsrisiken von Medikamenten zu minimieren und eine erfolgreiche Medikation zu unterstützen.

Georg Marko kontrastiert in seinem Aufsatz „The wise and ignorant pathonym: terms for diseases in lay and expert discourses on health" Fach- und LaiInnendiskurse, indem er quantitativ-qualitativ kombiniert vorgeht. Dieser von ihm bewährt angewandte Zugang einer Kritischen Diskursanalyse zu englischsprachigen Daten führt im konkreten Fall zu einer Beschreibung diskursiver Otherness-Konstruktionen durch unterschiedliche Symptombenennungen. Diese dienen nicht nur dazu, LaiInnendiskurse von ExpertInnendiskursen unterscheidbar, sondern auch Entwicklungslinien hin zu Fachsprachlichkeit bzw. von dieser weg mit ihren möglichen praktischen Implikationen sichtbar zu machen. Das untersuchte Korpus besteht aus Internetforeneinträgen, Lehrbüchern und Selbsthilfebüchern.

Joachim Steffens Herangehensweise in seinem Artikel „,Siete, cinco, tres, uno, que se te caigan los gusanos hasta que no quede ninguno': some linguistic aspects of the practice of curing by words in Uruguay" hingegen ist ausschließlich qualitativ: Uruguayische HeilerInnen informieren darin in Interviewtexten über sprachliche Aspekte von Heilungssprüchen (bis inklusive Sprachtabus). Bemerkenswert erscheint uns daran, über das ungewöhnliche Forschungsthema hinaus, besonders auch aus Cultural Studies-Sicht der respektvolle Umgang, den der Autor nicht nur seinen InformantInnen, sondern auch den untersuchten sprachlichen Substandardformen entgegenbringt und der wissenschaftliche Diskursgewohnheiten in ihrem deskriptiven Anspruch fortschreibt.

Luca Melchior arbeitet in „Über Läuse und Stillberatung – die Implementierung des Friaulischen im Bereich Medizin und Gesundheit" soziolinguistisch. Das Friaulische wird seit seiner Anerkennung als offizielle Sprache der Region Friaul-Julisch Venetien (vgl. Regionalgesetz 15/1996) sowie als Sprache einer historischen Sprachminderheit Italiens (vgl. Nationalgesetz 482/1999) verstärkt ausgebaut. Besonders sichtbar ist dieser Ausbauprozess im Gesundheitswesen. Melchior unterscheidet in diesem Bereich zwischen nach innen und nach außen gerichteten sprachpolitischen Maßnahmen. Zu den innengerichteten Maßnahmen zählt er beispielsweise Fachglossare sowie Konversationsführer, welche vorwiegend medizinisches Personal als Zielpublikum haben. Außengerichtete Maßnahmen zielen auf die Sichtbarmachung der Sprache in der Öffentlichkeit ab. Melchiors Beitrag analysiert einige Beispiele aus beiden Bereichen. Sein Resümee lässt allerdings daran zweifeln, ob diese Maßnahmen langfristig die gewünschten Ergebnisse bringen werden.

Christina Katsikadeli analysiert in „Sprache der Medizin, griechische Sprachgeschichte und nominale Wortbildung" die Fachsprache der altgriechischen Medizin. Anhand von Beispielen zu nominalen Wortbildungen strebt die Autorin an, die kontinuierliche Interaktion von Medizin und Sprachgeschichte vom Altgriechischen bis zum Neugriechischen darzustellen. Sie konzentriert sich dabei auf die zwei wichtigsten morphologischen Prozesse bei der Schöpfung neuer Fachterminologie, nämlich die Affigierung und die Komposition. Die medizinische Fachterminologie wurde, wie Katsikadeli ausführt, in frühen griechischen Perioden jedoch semantisch noch nicht konsistent verwendet, und nicht selten sorgte Polysemie für Verwirrung. Durch die zentrale Rolle von Gesundheit im Alltagsleben erreichte das Fachvokabular bereits vergleichsweise früh ein breites Spektrum an „LaiInnen", deutlich früher – so die Verfasserin – als beispielsweise der Fachwortschatz der Philosophie.

Renáta Panocová und Pius ten Hacken gehen in ihrem Beitrag, „Naming Symptoms, Syndromes, and Diseases", der Benennung medizinischer Konzepte nach. Eine gemeinsame und verständliche medizinische Terminologie ist essenziell für eine erfolgreiche Kommunikation, weshalb viele Begriffe standardisiert worden sind. Im Mittelpunkt dieser Analyse stehen Bezeichnungen für Symptome und Syndrome. Letztere behalten gelegentlich ihre ursprüngliche Bezeichnung, auch wenn neue Forschungsergebnisse zu einem besseren Verständnis der Krankheit geführt haben. So steht beispielsweise das <S> in *AIDS* für ‚Syndrom', auch wenn mittlerweile hinlänglich bekannt ist, dass die Krankheit durch das HI-Virus hervorgerufen wird. Die Arbeit konzentriert sich auf neoklassische Bildungen, die Wortelemente aus dem Lateinischen und/oder Griechischen beinhalten, z. B. *cervicodynia*.

Einem Syndrom, das im Deutschen diskursiv konstruiert wird, während es im Englischen dazu kein Äquivalent gibt, widmet Emil Chamson seinen kontrastiven Artikel „*Kreislaufprobleme* and *Circulation Problems*: When English and German Linguacultural Conceptions Diverge". Dabei geht er nicht nur den Benennungen betroffener Phänomene, sondern auch ihren Einbettungen inklusive Wahrnehmungen der diskursiven Unterschiede nach und macht zusätzlich die Funktionalität des deutschsprachigen Konstrukts ‚Kreislaufprobleme' aus seinem eigenen Gebrauch desselben als ausgewogen Englisch-Deutsch-Bilingualer nachvollziehbar.

Eva Schmitts Beitrag heißt „*Le language des accoucheurs* – lexikologische Aspekte zum französischen Diskurs um die Geburt im 17. und 18. Jahrhundert". In der darin behandelten Zeit wurde in Frankreich das neue Fachgebiet der Geburtshilfe herausgebildet. Waren Schwangerschaft und Geburt in früheren Jahrhunderten noch als etwas Natürliches gesehen worden, wurde dieser Lebensbereich immer mehr in einen medizinisch überwachten, teilweise sogar pathologisierten Zustand gewandelt. Auf Sprache bezogen äußerte sich diese Entwicklung durch zahlreiche Publikationen an geburtshilflicher Fachliteratur, der medizinischen Textgattung der *traités d'obstétrique*. Kulturgeschichtlich sind daran gebunden konstruierte genderspezifische Umwertungen festzustellen. Zusammenfassend betrachtet untersucht Schmitt die Geschichte der französischen Geburtshilfe exemplarisch aus lexikologischer Perspektive anhand verschiedener Diskurse rund um das Thema Geburt und legt dabei einen Schwerpunkt auf historisch-semantische Aspekte.

Sandra Herlings beispielreicher kontrastiver Aufsatz „Apothekennamen im deutsch-französischen Vergleich" bezieht sowohl historische als auch aktuelle Entwicklungen ein. Dieser onomastische (vor allem namensemantische) Beitrag ist zugleich als Teil der Erfüllung eines aktuellen Desiderats der (vor allem) deutschsprachigen Romanistik zu verstehen, wozu neben großen Zusammenfassungen und umfassenden programmatischen Werken auch das Zusammentragen und Analysieren konkreter Teilaspekte anhand repräsentativer Beispiele gehört.

Fiorenza Fischers Beitrag, „Der *griechische Patient* und die *Bankrottansteckungsgefahr* in der Europäischen Union – Physiologie und Pathologie der Wirtschaft in den Metaphern der Fachsprache", bildet innerhalb der „X & Sprache / X & Language"-Reihe (vgl. Fischer 2012, 2015) eine eigene Reihe zu

Metaphern in Wirtschaftstexten und -diskursen. Ausgehend von metapherntheoretischen Grundlagen und einer diskursgeschichtlichen Verortung weist sie nicht nur überholte Rollenklischees im Gesundheitswesen nach, die in Anwendung der thematisierten Metaphorik weiter tradiert werden, sondern sie macht auch deutlich, wie wirtschaftliche Herrschaftsdiskurse (re)produziert werden.

Den Artikel dieser Autorin haben wir deshalb als letzten Beitrag positioniert, weil er den Kreis schließt, den wir mit interaktionsanalytischen Beiträgen begonnen haben, worin Texte analysiert werden, welche GesundheitsakteurInnen „auf Augenhöhe" zueinander gestaltet haben. Durch diese scharfe Kontrastierung möchten wir ein weiteres Licht auf Möglichkeiten des Empowerments werfen, die bewusster Umgang mit Sprache bewirken kann – und eine solche weitere Bewusstmachung ist schließlich Ziel der „X & Sprache / X & Language"-Reihe.

Dank

Dies steht auch im Einklang mit den entsprechenden Zielrichtungen von *verbal*, der uns bei unserem „Gesundheit & Sprache / Health & Language"-Workshop unterstützt hat. Dessen Verortung in Innsbruck hat einen Teilwechsel in der HerausgeberInnenschaft des Sammelbandes (vom anglistischen Grazer Mitorganisator der Workshops der „X & Sprache / X & Language"-Reihe Georg Marko zum Innsbrucker Anglisten Reinhard Heuberger und zum ebenfalls in Innsbruck tätigen Englisch-Lektor und Anglisten-Germanisten Emil Chamson) mitbegründet, der deshalb mitbedingt haben mag, dass der vorliegenden Publikation finanzielle Unterstützung westösterreichischer GeldgeberInnen, nämlich der Universität Innsbruck, des Landes Vorarlberg und des Landes Tirol zugutekam. Des Weiteren danken wir der Universität Salzburg für ihre Teilförderung auch dieses „X & Sprache / X & Language"-Bandes. Auch diesmal sei allen Beteiligten, inklusive aller WorkshopdiskutantInnen, der InnTrans-HerausgeberInnen und der MitarbeiterInnen des Peter Lang-Verlags seitens des „Gesundheit & Sprache. Health & Language"-HerausgeberInnenteams herzlich gedankt.

Quellen

Calderón, Marietta. 2015. „Einleitung". In: Calderón, Marietta & Georg Marko (Hrsg.). *Religion und Sprache. Religion and Language.* Frankfurt am Main etc.: Peter Lang. 9–18.

Calderón, Marietta & Georg Marko (Hrsg.). 2012. Let's Talk About (Texts About) Sex. *Sexualität und Sprache. Sex and Language.* Frankfurt am Main etc.: Peter Lang.

Calderón, Marietta & Georg Marko (Hrsg.). 2015. *Religion und Sprache. Religion and Language*. Frankfurt am Main etc.: Peter Lang.

Filipp, Sigrun-Heide/Peter Aymanns/Dieter Ferring/Elke Freudenberg & Thomas Klauer. 1987. *Elemente subjektiver Krankheitstheorien: Ihre Bedeutung für die Krankheitsbewältigung, soziale Interaktion und Rehabilitation von Krebskranken*. Trier: Universität Trier.

Fischer, Fiorenza. 2015. „Von der unsichtbaren Hand Adam Smiths bis zur heutigen Markt-Gläubigkeit der Neoliberalen. Spuren der Religion in der Sprache der Wirtschaft." In: Calderón, Marietta & Georg Marko (Hrsg.). *Religion und Sprache. Religion and Language*. Frankfurt am Main etc.: Peter Lang. 39–50.

Fischer, Fiorenza. 2012. „Von geilem Geiz, sexy Geldanlagen, maroden Bräuten und finanzstarken Bräutigamen – wirtschaftssprache und Sexualität". In: Calderón, Marietta & Georg Marko (Hrsg.). Let's Talk About (Texts About) Sex. *Sexualität und Sprache. Sex and Language*. Frankfurt am Main etc.: Peter Lang. 231–244.

I. Interaktionsanalyse

Alexandra Groß

Und die Erys? – Interaktive Konstruktion von Patientenexpertise in der HIV-Sprechstunde während der Mitteilung der Blutwerte: ein Fallbeispiel

1. Einleitung – Arzt/Patient-Kommunikation als Experten/Laien-Kommunikation

Das Gespräch zwischen Ärzt/innen und Patient/innen[1] wird als eine typische Form der Experten/Laien-Kommunikation angesehen: Der/Die Patient/in sucht das Gespräch mit dem Arzt/der Ärztin, um Rat einzuholen und professionelle Kompetenzen zum Zweck der Diagnosestellung und Behandlung zu nutzen. Als konstitutive Eigenschaften dieser institutionellen Gesprächssituation wird das Vorkommen divergierender Wissensbestände der Beteiligten angesehen, die im Gespräch i. d. R. zweckgebunden zur Herstellung von Intersubjektivität bezüglich der Beschwerdeninterpretation und therapeutischer Möglichkeiten relevant gesetzt werden, sowie interaktiv zu erfüllende institutionelle Gesprächsaufgaben, in denen die Gesprächspartner/innenmeist komplementäre Beteiligungsrollen einnehmen (vgl. Gülich 1999, Brünner 2005). Diese Charakteristika wurden unter den Stichworten *Asymmetrie* und *Zielgerichtetheit* gefasst (vgl. Drew/Heritage 1992).

Auch wenn Wissenstransfer in der Arzt/Patient-Interaktion auf den ersten Blick recht einseitig anzumuten scheint, ist zu beachten, dass fachmedizinisches Wissen zwar i. d. R. von Seiten der Ärzt/innen im Gespräch relevant gesetzt wird, dass aber auch Patient/innen Wissensbestände in die Interaktion einbringen, die im Gespräch mit dem Arzt oder der Ärztin von höchster Wichtigkeit sind, z. B. das biographische Wissen darüber, wann Schmerzen das erste Mal aufgetreten sind. Der Wissenstransfer verläuft so in beide Richtungen: Patient/innen machen Ärzt/innen ihr Körper- und Erfahrungswissen zugänglich, so dass die Mediziner/innen dieses mittels ihres professionell-medizinischen Wissens zum Zweck der

---

[1] Im theoretischen Teil dieses Beitrags werden in nicht kompositionellen Bezeichnungen beide Genusformen verwendet. Im empirischen Teil dagegen ist von *Patient* und *Ärztin* die Rede, da dem Fallbeispiel eine entsprechende Gesprächskonstellation zugrunde liegt.

Diagnose und Therapieplanung nutzen können (vgl. u. a. Brünner 2005; Spranz-Fogasy 2005, 2014).

Ein zweiter Aspekt bei der Betrachtung von Arzt/Patient-Gesprächen als Experten/Laien-Interaktion darf nicht vernachlässigt werden: Die mediale Verfügbarkeit (fach-)medizinischen Wissens mittels Internetforen, medizinischer Online-Beratung und Online-Wörterbücher lässt vermuten, dass Patient/innen in zunehmendem Maße zusätzlich zum „subjektiven" krankheitsbezogenen Wissen semi-professionelle Wissensbestände (vgl. Löning 1994) in die Interaktion mit Ärzt/innen einbringen. Diese werden meist als fragmentarisch und isoliert repräsentiert bzw. als lediglich selektiv vorhanden beschrieben (vgl. Brünner 2005).

Insbesondere im Kontext chronischer Erkrankungen wie HIV ist anzunehmen, dass einhergehend mit der lebenslangen Behandlung das fachspezifische Wissen seitens der Patient/innen über HIV und seine Behandlungsmöglichkeiten wächst. Im Rahmen der ambulanten HIV-Therapie liegt diese Annahme *a priori* aus der Behandlungslogik nahe, da für den medizinischen Erfolg der lebenslang einzunehmenden antiretroviralen Medikation nicht nur eine überdurchschnittliche Therapietreue seitens der PatientInnen gefordert ist; HIV-Patient/innen müssen zudem die Entwicklung HIV-spezifischer und -unspezifischer Blutwerte interpretieren und darüber hinaus mögliche Interaktionen der hochaktiven antiretroviralen Medikation (HAART) mit HIV-unspezifischen Medikamenten antizipieren können. Die Patient/innen werden also zum einen Expert/innen für ihre Erkrankung insofern, als sie patiententypisches, subjektives Erfahrungswissen mitbringen, zum anderen ist darüber hinaus anzunehmen, dass zumindest ein Teil der Patient/innen sich auch in die fachmedizinische Wissensdomäne der ÄrztInnen vorwagt und zunehmend medizinisches Fachwissen in Sachen HIV aneignet.

Welche interaktiven Ausprägungen patientenseitige fachmedizinische Expertise haben kann bzw. wie sich das als asymmetrisch geltende Experten/Laien-Verhältnis von Ärzt/innen und Patient/innen in Arzt/Patient-Gesprächen im Kontext der Behandlung von HIV ausprägt, ist ein Analyseaspekt eines Dissertationsprojekts zum Interaktionstyp der ambulanten HIV-Sprechstunde (vgl. Groß i. V.). Das Gesprächsverhältnis zwischen behandelnden HIV-Ärzt/innen und Patient/innen wird in Anbindung an zahlreiche Befunde der medizinischen Konversationsanalyse zu fast ausschließlich akutmedizinischen Arzt/Patient-Gesprächen (für einen Überblick, siehe Gill/Roberts 2013) gesprächsanalytisch untersucht. Im Rahmen der Chronizität von HIV, der lebenslangen Behandlungsnotwendigkeit und der hiermit einhergehenden Rekurrenz der Gespräche mit dem/der behandelnden Mediziner/in ist ein Forschungsaspekt die interaktive

Konstruktion von Expertise vor dem Hintergrund einer auf die Behandlung von HIV spezialisierten Ärzteschaft sowie einer z. T. überdurchschnittlich erfahrenen und fachwissenden Patientenklientel.

Im vorliegenden Beitrag soll speziell der Frage nachgegangen werden, mit welchen interaktiven Verfahren die Konstruktion medizinischen Fachwissens in einer spezifischen Aktivität der Routinegesprächs, der Mitteilung der Blutwerte, erfolgen kann bzw. wie patientenseitige (Ko-)Expertise hergestellt wird. Eine Fallanalyse soll exemplarisch zeigen, wie HIV-Patient/innen die lokale Gesprächsorganisation nutzen können, um eigenes fachmedizinisches Wissen zu präsentieren bzw. mit welchen sprachlich-interaktiven Verfahren dieses auch durch das Gesprächsverhalten der behandelnden Medizinerin in der betreffenden Gesprächshandlung hergestellt bzw. anerkannt wird.

Der Beitrag ist folgendermaßen gegliedert: In Abschnitt 2 soll die zu analysierende Aktivität **Mitteilung der Blutwerte** hinsichtlich ihrer typischen sequenziellen Dynamik beschrieben werden. In Abschnitt 3 werden die Gesprächsdaten vorgestellt, die der Analyse zugrunde liegen. Abschnitt 4 ist der Ergebnisdarstellung gewidmet; hier wird die Konstruktion der (patientenseitigen) Expertise als ein interaktiver Prozess an einem Fallbeispiel nachverfolgt. In Abschnitt 5 erfolgt die Zusammenfassung; der Beitrag schließt mit einem Fazit in Abschnitt 6.

2. Die Mitteilung der Blutwerte als obligatorische Aktivität in der HIV-Sprechstunde

Seit der Entwicklung der hochaktiven antiretroviralen Therapie in der Mitte der 1990er Jahre hat sich HIV von einer ehemals tödlich verlaufenden Erkrankung zu einer chronischen Infektion entwickelt. Das angestrebte Ziel der Therapie ist, den Patient/innen ein langes und beschwerdefreies Leben mit dem HI-Virus zu ermöglichen, was – zumindest in westlichen Industrienationen wie der Bundesrepublik Deutschland – dank systematischer medizinischer Weiterentwicklungen immer öfter gelingt.

Im Zuge der ambulanten Langzeitbehandlung von HIV werden in regelmäßigen Abständen HIV-spezifische und -unspezifische Blutparameter getestet, um die Wirksamkeit sowie die organische Verträglichkeit des antiretroviralen Kombinationspräparats zu kontrollieren und die Medikation individuell auf den Patienten/die Patientin zuzuschneiden. Die Besprechung des Blutbilds erfolgt in der untersuchten Einrichtung mit dem/der behandelnden HIV-Spezialist/in innerhalb der regelmäßigen Routinesprechstunden. Zu Beginn der HIV-Therapie folgen diese Kontrolltermine in der Regel recht engmaschig aufeinander und pendeln sich beim Erreichen einer konstant niedrigen Viruslast[2] bei gleichzeitig guter Verträglichkeit des Medikaments auf einen dreimonatigen Abstand ein. Die Blutabnahme wird, je nach Präferenz der Patient/innen, entweder am Tag der Sprechstunde oder ca. eine Woche vorher durchgeführt, so dass die Aktualität der zu besprechenen Blutwerte zwischen einer Woche und drei Monaten liegt.

Der zentrale Status der Mitteilung der Blutwerte ergibt sich unmittelbar aus dieser Behandlungslogik der HIV-Therapie, da die Entwicklung HIV-relevanter Blutparameter medizinisch wichtige Indikatoren für den Erfolg oder Misserfolg der medikamentösen Therapie darstellt. Die Mitteilung der Blutwerte ist in den Gesprächen eine obligatorische Aktivität, sofern die Patient/innen die Sprechstunde nicht außerplanmäßig – zum Beispiel aufgrund von akuter Nebenwirkungen der Medikation – aufsuchen. Gerade zu Beginn der Therapie fiebern die Patient/innen geradezu der Mitteilung der Blutwerte entgegen, da HIV natürlich immer noch mit einem potenziell lebensbedrohlichen Gesundheitszustand in Verbindung gebracht wird. Das Immunsystem erholt sich zu diesem Therapiezeitpunkt i. d. R. am deutlichsten während die Anzahl der HI-Viren rasch absinkt, so dass im Blutbild noch große Veränderungen stattfinden. Bei stabilen Blutwerten (d. h.: niedriger Anzahl an HI-Viren, hoher Anzahl an CD4-Helferzellen) im weiteren (erfolgreichen) Verlauf der Therapie wird die Mitteilung der Blutwerte zunehmend zur Routine; die Patient/innen sind in der Lage, die mitgeteilten Parameter zu interpretieren und erwarten keine bösen Überraschungen mehr. Doch auch dann bleibt die Mitteilung der Blutwerte obligatorisch und konstitutiv für den untersuchten Gesprächstyp.

Die Mitteilung der Blutwerte folgt in der Regel direkt auf die Eröffnung des medizinischen Kerngesprächs, die bei beschwerdefreiem Zustand der Patient/innen häufig aus einer kurzen Sequenz aus ärztlicher Befindensfrage (z. B.: *Wie geht's Ihnen?*) und einer minimalen, positiven Patientenantwort (z. B.: *Gut!*) besteht (vgl. Groß i. V.). Bei hoher Gesprächsroutine seitens beider Interagierenden wird die Mitteilungsaktivität rasch erledigt und die Interagierenden gehen zu weiteren Gesprächsaufgaben über.

Die Handlungsdynamik der Mitteilung der Blutwerte ist durch eine starke Asymmetrie in der Gesprächsbeteiligung gekennzeichnet. Den behandelnden Mediziner/innen liegen die Ergebnisse des aktuellen Bluttests auf einem Befundblatt in der Patientenakte vor; diese teilen sie dem Patienten oder der Patientin mit. Zudem sind Evaluationen der mitgeteilten Werte obligatorisch, die typischerweise durch den Arzt/die Ärztin im selben Redezug erfolgen, manchmal

---

2 Mit *Viruslast* bezeichnet man die Anzahl der HI-Viruskopien pro Milliliter Blutplasma.

aber auch durch beide Interagierenden oder durch den/die Patient/in allein (vgl. Groß i. V.).
Der folgende Ausschnitt, der aus dem Korpus des oben genannten Dissertationsvorhabens stammt, veranschaulicht exemplarisch den sequenziellen Verlauf während der Mitteilung der Blutwerte und die hier auftretende Asymmetrie in der Gesprächsbeteiligung:

Ausschnitt 1: HIV-Korpus; Gespräch e-1807-AP; 98–105 Sek.

```
04 A:     also.
05        sie waren unter der nAchweisGRENze?
06        ja,
07        [      im] JUli,
08 P:     [<<pp> hm>-]
09 A:     un hatten Achthundersiebenundfünfzig
          HELferzellen-
10        [     fünfund]zwanzig proZENT;
11 P:     [<<pp> hm_hm>,]
```

Die Beteiligung des Patienten beschränkt sich in diesem Ausschnitt auf die Produktion von Rezipientensignalen, was im vorliegenden Korpus ein typisches Gesprächsverhalten darstellt. Dies hängt unmittelbar mit der Funktion der Aktivität zusammen, nämlich die Informationsübermittlung in Bezug auf die aktuellen Blutwerte. Verbale Gesprächshandlungen seitens des Patienten sind daher in der Regel auf minimale responsive Verstehensdokumentationen (vgl. z. B. Deppermann 2008) und/oder evaluierende Äußerungen im zweiten Turn beschränkt, seltener sind dagegen Nachfragen über die Bedeutung mitgeteilter Werte festzustellen. Sequenzeinleitende Äußerungen seitens der Patienten sind ebenfalls die Ausnahme. Dennoch ergeben sich während der Mitteilung der Blutwerte Möglichkeiten für Patient/innen, eigenes fachmedizinisches Wissen in die Interaktion einzubringen, wie im Zuge der Analyse verdeutlicht werden soll.

3. Korpus und Datengrundlage

Das Datenkorpus des oben genannten Dissertationsprojekts besteht aus 71 Audio-Aufnahmen von HIV-Sprechstunden, die in einer großen HIV-Ambulanz in Deutschland erhoben wurden. Die Gespräche dauern zwischen 6 Minuten und rund einer halben Stunde. Der Erhebung der Audio-Daten ging eine ethnographische Untersuchungsphase voraus, in der mittels teilnehmender Beobachtung die Kommunikationskultur in der untersuchten Einrichtung erfasst und relevante Interaktionsereignisse identifiziert wurden. Die Audio-Aufnahmen wurden mittels des Gesprächsanalytischen Transkriptionssystems 2 (GAT2) transkribiert (vgl. Selting, Auer, Barth-Weingarten et al. 2009); es wurden jeweils Basistranskrip-

tionen unter zusätzlichem Einbezug prosodischer Eigenschaften wie z. B. Primär- und Sekundärakzent, Sprechgeschwindigkeit u. a. angefertigt.
Der folgenden Fallanalyse liegt die Audio-Aufnahme eines Gesprächs (a-2107-AP) zwischen einer HIV-Ärztin und einem Patienten zu Grunde. Aus Gründen der Anonymisierung trägt der Patient das Kürzel a-2107. Der Patient ist zum Zeitpunkt der Aufnahme 51 Jahre alt und seit 18 Monaten in medikamentöser Behandlung.

4. Sequenzielle Analyse des Fallbeispiels

Im Gesprächsdatum a-2107-AP wird die Mitteilung der Blutwerte untypischerweise erst nach achteinhalb Minuten Gesprächszeit begonnen und dauert dann vergleichsweise lang (fast 3 Minuten). Für die Analyse wurde ein Ausschnitt ausgewählt, der eine Gesamtlänge von 48 Sekunden aufweist.

Ausschnitt 2: HIV-Korpus; Gespräch a-2107-AP; 624–672 Sekunden

```
106 A:      gut.
107         hElferzellen waren vierhundertDREIßig?
108         un EInundzwanzig proZENT.
109         dAs is auch sehr [GUT.]
110 P:                       [ Is] es wieder;
111         is es dann geSTIEgen?
112 A:      [<<p> wArten se ma>- =
113         [((Blättern))           ]
114         = <<p> muss ich gerad GUCKen>,]
115 P:      <<p> ich hab nämlich jetz die lEtzten [ wer]te nit [im KOPF>-]
116 A:                                            [auf-]
117                                                          [ja,       ]
118         DEUTlich; (--)
119         sie habm das letzte ma zwohundertAchtzehn gehabt und jetzt
            vierhundertDREI[ßig.]
120 P:                     [ is] ja SUper.
121         [       o]kee,
122 A:      [<<p> ja>-]
123         das is rIchtig GUT.
124         (---)
125         blUtbild war in ORDnung-
126         EIsenspiegel war_n bisschen NIEdrig-
127         aber de:r ha bE is in Ordnung vierzehn komma ZWEI, (---)
128 P:      und [ die] Erys?
129 A:          [ehm-]
130         (-)
131         die Erys waren v:IEr komma vier [EINS?]
132 P:                                      [ hm][:- ]
133 A:                                           [die] sind LEICHT erhöht-
134         da kann_ma aber nix [draus MACHen.    ]
135 P:                          [(wei da HÄNGT)-]
136         da sIEht man ja dann das auch mit der sauerstoffSÄTTigung. =
```

```
137            = ne,
138            dass=es da nit <<dim> so [rIchtig gut funktioNIERT>.]
139  A:                           [         °h ja aber der] ha bE ist
               im NORMbereich.
140            also [ da] dü das dürfte jetz von der MENGe der Erys-
141  P:           [hm-]
142  A:        <<cv> eh_ehm> nIch so viel AUSmachen.>
143            <<cv,p> ja>,
144  P:        hm=hm-
145  A:        also (.) dA <<eh> das is sO miniMAL,
146            = da ham_sie keine AUSwir[kungen.]
147  P:                             [  o][kee;       ]
148  A:                                  [<<p> ja>,]
149            (1.2) ((währenddessen Blättern))
```

Der Ausschnitt setzt nicht ganz zum Beginn der Aktivität **Mitteilung der Blutwerte** ein; die Anzahl der Viren im Blut wurde bereits mitgeteilt. Nach einem Diskursmarker in Zeile 106 teilt die Ärztin dem Patienten die Anzahl der Helferzellen und den Prozentsatz dieser Helferzellen an der Immunabwehr mit.[3] Sie bewertet diesen Befund mit Hinblick auf die bereits mitgeteilten Befunde als *auch sehr [GUT.]* (Z. 109).

Überlappend mit ihrer Evaluation knüpft der Patient an die Mitteilung eine Frage an: *[Is] es wieder; is es dann geSTIEgen?* (Z. 110/111). Er fordert damit eine zusätzliche Information zum retrospektiven Verlauf des betreffenden Blutparameters ein und verhindert auf diese Weise, dass die Ärztin direkt in der darauffolgenden Äußerung zum nächsten mitzuteilenden Wert übergeht. Zugleich setzt er die Beachtung der retrospektiven Entwicklung des Werts relevant und zeigt, dass er den Blutparameter mit Hinblick auf frühere Werte interpretiert. Es folgt eine Einschubsequenz, in der die Ärztin die Beantwortung der Frage aufschiebt: *[<<p> wArten se ma>- =<<p> muss ich gerad GUCKen,>]* (Z. 112/114). Während die Ärztin in der Patientenakte nach dem entsprechenden Eintrag sucht, führt der Patient einen *account* für seine Frage an: *<<p> ich hab nämlich jetz die lEtzten [wer]te nit [im KOPF>-]* (Z. 115); er rechtfertigt so seine Nachfrage, stellt ihre Relevanz (d. h. die Wichtigkeit des von ihm eingebrachten Vergleichs mit früheren Werten) jedoch keineswegs in Frage.

Ab Zeile 116 führt die Ärztin mit der Beantwortung der Frage die Kernsequenz weiter. Nachdem sie überlappend mit der Patientenäußerung aus Z. 115 nach

---

3   Die T-Lymphozyten mit CD4-Merkmal (spezifische Oberfläche der Zelle) werden als *Helferzellen* bezeichnet. Diese sind ein Teil der spezifischen Abwehr und stellen ein Maß für den Zustand des Immunsystems dar. Die absolute Angabe der Menge der Helferzellen bezieht sich auf ihre Anzahl pro Mikroliter Blut (Zellen/µl), die prozentuale Angabe auf ihren Anteil an allen T-Lymphozyten.

der Präposition [auf-] die Äußerung abbricht, bestätigt sie die Erhöhung der Helferzellen und spezifiziert direkt darauf mit DEUTlich; (Z. 118). Direkt darauf nennt sie den vorigen in Verbindung mit dem bereits zu Beginn genannten Wert der Helferzellen und verdeutlicht so die vom Patienten relevant gesetzte Entwicklung der Helferzellenanzahl. Diese Entwicklung wird nun wiederum seitens des Patienten evaluiert: [is] ja sUper. (Z. 120), wodurch er zeigt, dass er die mitgeteilten Werte zusätzlich mit Hinblick auf frühere Befunde interpretieren kann; mittels Modalpartikel *ja* verweist er dabei auf geteiltes Wissen. Die Ärztin stimmt in Z. 122 mit seiner Bewertung überein (ja), und nimmt darüber hinaus eine Hochstufung vor, indem sie seine positive Evaluation adverbial verstärkt: das is rIchtig GUT. (Z. 123).

Interessant bis hierher ist, dass es zwar prinzipiell der Ärztin obliegt, die auf dem Laborbefund aufgeführten Blutwerte mitzuteilen, was sie in dieser Sequenz zunächst auch tut; dann jedoch fordert der Patient zusätzliche Informationen über einen bis dato nicht genannten Wert an. Die Ärztin liefert infolgedessen nicht nur die gewünschte Information, sondern stimmt mit der durch den Patienten vorgenommenen Evaluation des Werts überein. Auf diese Weise wird nicht nur die vom Patienten gezeigte Evaluationsexpertise bestätigt, sondern auch seiner Relevanzsetzung gefolgt. Hierdurch wird lokal die Rolle des Patienten als medizinischen Laien „aufgeweicht", was sich auch in der sequenziellen Dynamik niederschlägt: Die in den ersten Zeilen des Transkripts erkennbaren Beteiligungsrollen werden dahingehend modifiziert, dass die typische sequenzielle Abfolge **Ärztin: Übermittlung der Information → Patient:** *acknowledgement*/**Evaluation** durch eine Wissenselizitierungssequenz mit der Abfolge **Patient: Frage → Ärztin: Übermittlung der Information → Patient (und anschließend Ärztin): Evaluation** ersetzt wird. Der Patient hat hier also eine lokal führende Gesprächsrolle bei der Initiierung der Sequenz sowie bei der Relevanzsetzung spezifischer medizinischer Parameter inne, was an dieser Stelle zusätzlich einen gewissen Dienstleistungscharakter der ärztlichen Handlung des Mitteilens etabliert. Die Ärztin bestätigt durch die Hochstufung seiner Evaluation die patientenseitig gezeigte Evaluationskompetenz und unterstützt retrospektiv die Einbringung seiner Relevanzen.

Ähnliches ist im weiteren Verlauf der Sequenz zu beobachten, in der die Ärztin die Übermittlung allgemeiner Blutwerte initiiert: In der ersten Zeile des Ausschnitts (Z. 125) evaluiert die Ärztin generalisierend das Blutbild des Patienten, wonach sie auf die Eisenwerte eingeht: EIsenspiegel war_n bisschen NIEdrig- (Z. 126). Die Bedeutung des zu niedrigen Eisenspiegels wird in der nächsten Äußerung, angezeigt durch den adversativen Konjunktor *aber*, mittels

Evaluation und Angabe des im Normbereich liegenden HB-Werts bagatellisiert. An dieser Stelle erfragt der Patient wiederum einen Wert: und *[die] Erys?* (Z. 128).

Der Patient bringt hier sein Fachwissen eigeninitiiert ein, indem er den Erythrozyten-Wert mit den bisher mitgeteilten Werten in Verbindung bringt. Sprachlich demonstriert der Patient hier eine Art „routinierte Expertise": Er verwendet mit der Bezeichnung *Erys* für Erythrozyten ein unter Mediziner/innen geläufiges Kurzwort, das die Ärztin in Zeile 131 dann auch aufgreift. Sie informiert den Patienten zunächst über den konkreten Erythrozyten-Wert, erklärt, überlappend mit einem Rezipientensignal des Patienten, die Interpretation dieses Werts in Bezug auf Normwerte (*[die] sind LEICHT erhöht-*, Z. 132) und bagatellisiert anschließend wiederum die Bedeutung der Erhöhung: *da kann_ma aber nix [draus MACHen.]*, (Z. 134).

Nach einer abgebrochenen Äußerung (*wei da HÄNGT-*) repariert der Patient folgendermaßen: *da sIEht man ja dann das auch mit der sauerstoff-SÄTTigung. = ne, dass_es da nit <<dim> so [rIchtig gut funktioNIERT>.]* (ab Z. 135). Der Patient bezieht sich mit dem Deiktikum *da* auf den von ihn eingebrachten Erythrozyten-Wert und liefert eine Erklärung zu einer zunächst unklaren pronominalen Referenz (*das mit der sauerstoffSÄTTigung*) mittels angefügtem *dass*-Nebensatz. Als Auffälligkeit ist hier zunächst zu verzeichnen, dass der Patient diese spezifische Relevanzsetzung vornimmt. Denn: Obwohl die Ärztin zuvor jegliche Bedeutung der leichten Erhöhung des Erythrozyten-Werts negiert hat, greift der Patient diese mittels einer Erklärung über die Interpretation des erhöhten Wertes erneut auf und fordert mit rückversicherndem *question tag* eine erneute Stellungnahme der Ärztin zur Bedeutung des Werts im Allgemeinen bzw. zu seinem erhöhten Wert. Zugleich demonstriert er Wissen über den Zusammenhang zwischen dem Erythrozytenwert und der Sauerstoffsättigung im Blut, was m. E. ebenfalls im Dienst der Rechtfertigung (des *accounting*) seiner Relevanzsetzung steht. Ob sich der Patient Sorgen ob seines leicht erhöhten Erythrozyten-Werts macht, kann nur vermutet werden; auf jeden Fall zeigt er hier ein deutliches Expertisedisplay.

Die durch die Ärztin zuvor vorgenommene Bagatellisierung des erhöhten Werts wird durch die Äußerung des Patienten angegriffen, allerdings wird eine entsprechende Wirkung durch ihre Handlungsqualität (es handelt sich um eine Nachfrage und nicht etwa um eine konkurrierende Behauptung) sowie mittels Abmilderung der Negation (*nicht so richtig gut*) abgeschwächt. Obgleich die Neuinterpretation des Werts durch den Patienten gewissermaßen einen Angriff auf die Expertenrolle der Ärztin darstellt, ist auf der Ebene der Äußerungsgestaltung also zugleich eine Orientierung des Patienten an der epistemischen Autorität der Ärztin erkennbar. Vor allem dadurch, dass er seinen Einwand nicht explizit als solchen kennzeichnet und er mittels Fragepartikel eine Bestätigung seitens der Ärztin fordert, wird eine potenzielle Bedrohung der ärztlichen Definitionsmacht abgemildert.

Dennoch behandelt die Ärztin die Äußerung des Patienten als Einwand und reagiert folgendermaßen: °h ja aber der] ha bE ist im NORMbereich. (Z.139). Einleitend mit einer *ja aber*-Konstruktion argumentiert sie also gegen die Hochstufung der Bedeutung des erhöhten Erythrozyten-Werts, indem sie umgekehrt die Bedeutsamkeit des HB-Werts untermauert. Interessant ist, dass sie es nicht dabei belässt, sondern, jeweils einleitend mit dem Explikationsmarker *also*, in den beiden nachfolgenden Äußerungen wiederholt die Relevanz des erhöhten Erythrozyten-Werts herabstuft (Z. 140/142 bzw. Z. 145/146) und so ihre vorausgegangene Bagatellisierung rechtfertigt. Die sprachlichen Mittel der ersten Äußerung (Verwendung des Konjunktivs in *dürfte*, modalisierte Angabe *nich so viel*) sowie die Einforderung einer patientenseitigen Bestätigung mittels Fragepartikel *ja* mildern dabei die konträre Argumentation ab und zielen auf die Konstitution einer gemeinsamen Meinung über den betreffenden Sachverhalt ab. Die Geltung desselben (also: hoher Erythrozyten-Wert ist nicht bedeutsam) wird mit der zweiten Äußerung in Zeile 145 nochmals gestützt: also (.) dA <<eh> das is sO miniMAL, da ham=sie keine AUSwir[kungen.]. Auch hier fordert die Ärztin wiederum die Bestätigung durch den Patienten mittels Fragepartikel.

5. Verfahren des Displays und der interaktiven Herstellung medizinischer Expertise

Die sequenzielle Analyse des vorliegenden Ausschnitts aus der obligatorischen Aktivität Mitteilung der Blutwerte offenbart unterschiedliche sprachlich-interaktive Verfahren des Displays und der gemeinsamen Herstellung von Fachwissen und zeigt, wie epistemische Territorien auf lokaler Ebene ausgehandelt werden. Trotz vorliegender Asymmetrien der epistemischen Status der Beteiligten (vgl. u. a. Heritage 2013, Deppermann 2015), auch hinsichtlich des Zugangs zu relevanten Wissensbeständen – der Ärztin liegen die Befunde als external in der Patientenakte repräsentiertes Wissen vor – kommt auch medizinisches Fachwissen des Patienten zum Tragen. Die hierfür eingesetzten sprachlich-interaktiven Mittel können auf der Ebene der Äußerungsgestaltung sowie auf interaktiver Ebene ausgemacht werden.

5.1 Ebene der Äußerungsgestaltung

Auf der Mikroebene des Gesprächs, jene der Gestaltung einzelner Äußerungen, ist beispielsweise die patienten- und ärzteseitige Verwendung fachterminologischer Ausdrücke zu nennen. Im obigen Ausschnitt verwendet der Patient das Kurzwort *Erys*, um auf die roten Blutkörperchen (Erythrozyten) zu referieren, was die Ärztin nachfolgend aufgreift und so als gültige Terminologie anerkennt.

Auch der spezifische Adressatenzuschnitt seitens der Ärztin ist im Zusammenhang mit der Äußerungsgestaltung zu nennen: Der von ihr aufgegriffene Zusammenhang zwischen dem HB-Wert und dem Erythrozyten-Wert im Dienste der Bagatellisierung des erhöhten Erythrozyten-Werts wird nicht weiter erläutert und auf diese Weise als geteiltes Wissen vorausgesetzt. Dass die Ärztin ebenfalls nicht erläutert, wofür *HB* steht, verdeutlicht, dass medizinische Fachtermini/Abkürzungen als geteiltes Wissen präsupponiert werden. Interaktive Expertisekonstruktion manifestiert sich so auch als etwas, das auf der Gesprächsoberfläche gerade *nicht* in Erscheinung tritt.

5.2 Sequenzorganisatorische/interaktive Ebene

Wie einleitend erläutert wurde, zeichnet sich die Phase der Wertübermittlung vor allem durch responsive Aktivitäten seitens des Patienten aus. Innerhalb dieser kann bereits Fachwissen demonstriert werden, da beispielsweise durch die Produktion responsiver evaluativer Äußerungen (z.B. [is] ja sUper., Z. 120) nicht nur Verstehen dokumentiert (vgl. Deppermann 2008), sondern hier auch Evaluationskompetenz mit Hinblick auf fachmedizinische Befunde demonstriert wird. In diesem Ausschnitt bricht der Patient zusätzlich die paarsequenzielle Abfolge Mitteilung – acknowledgement/Evaluation auf, indem er eine Nachfrage zu einem mitgeteilten Wert stellt (Z. 111: ist es dann geSTIEgen?) bzw. indem er die Mitteilung eines weiteren Werts einfordert (Z. 128: und die Erys?).

Insgesamt erscheint die Herstellung fachmedizinischer Expertise als interaktive Herstellungsleistung beider Interagierender: Die Ärztin vermittelt zwar primär Wissen – sie informiert über das aktuelle Blutbild – gleichzeitig setzt sie gewisse fachmedizinische Wissensbestände (z.B. wofür *HB* steht) voraus. Der Patient wiederum zeigt durch Nachfragen sowohl ein Wissensdefizit (Entwicklung der Helferzellenanzahl, Erythrozyten-Wert) als auch vorhandene fachspezifische Vorwissensbestände (insbesondere, dass der Erythrozyten-Wert relevant ist und mit dem Blutbild zusammenhängt). Dabei orientiert er sich stets an der epistemischen Autorität der Ärztin, selbst als er eine zu ihrer Einschätzung konträre Meinung äußert und eine Relevanzhochstufung hinsichtlich des erhöhten Erythrozyten-Werts vornimmt. Damit wird deutlich, dass der

Expertenstatus der Ärztin nicht in Frage gestellt wird. Interessant ist, dass die Ärztin ihre Wissensautorität zwar bestimmt verteidigt (ab Z. 139), aber auch die Relevanzen des Patienten aufgreift und abschwächende sprachliche Mittel verwendet, als sie seinen Einwand zurückweist (Z.140/142). Hierdurch und durch Aktivitäten wie das Zustimmen zur positiven Evaluation des Patienten (Z.122/123) sowie das Einfordern von Bestätigungen mittels Fragepartikel (sowohl durch die Ärztin als auch durch den Patienten: Z. 137, 143, 147) wird deutlich, dass beiden Interagierenden an der Konstitution gemeinsamen Wissens bzw. von Intersubjektivität gelegen ist.

6. Fazit

Die vorliegende Fallanalyse steht nicht für sich, sondern zeigt exemplarisch, dass die kommunikative Realität zwischen Ärzt/innen und Patient/innen vor dem Hintergrund steigender Patientenexpertise bei chronischen Erkrankungen wie HIV differenziert betrachtet werden muss. Brünner (2005: 106) formuliert dies als Desiderat, „die Orientierung an der Autorität der Expertenrolle und das Machtgefälle in der Arzt/Patient-Kommunikation zu relativieren und die Orientierung des Patienten an seiner Autonomie ernst und wichtig zu nehmen".

Die praktische Relevanz dessen, wie HIV-Patient/innen im Gespräch mit Ärzt/innen ihr Wissen präsentieren (dürfen) bzw. wie Ärzt/innen hierauf eingehen, ergibt sich zum einen aus dem oft belegten Zusammenhang zwischen der patientenseitig wahrgenommenen Qualität des Arzt/Patient-Gesprächs und der Therapietreue (vgl. z. B. Williams/Weinman/Dale 1998, Roberts 2002) und zum anderen aus Befunden, die auf einen Zusammenhang zwischen subjektiv wahrgenommener Kontrollierbarkeit der Erkrankung und Patientenzufriedenheit hinweisen (vgl. z. B. Thompson/Sunol 1995). Insbesondere bei Erkrankungen wie HIV, die bei günstigem Therapieverlauf asymptomatisch bleiben, ist das patientenseitige Betreten „professionellen Terrains" nachzuvollziehen, da die Aneignung fachmedizinischen Wissens über HIV angesichts „fehlender" körperlicher Erscheinungen auch einen Zugangsweg zum Verständnis der eigenen Erkrankung bedeutet.

Literaturverzeichnis

Brünner, Gisela (2005). „Arzt-Patient-Kommunikation als Experten-Laien-Kommunikation". In: Neises/Ditz/Spranz-Fogasy. 90–109.
Deppermann, Arnulf (2008). „Verstehen im Gespräch". In: Kämper/Eichinger. 225–261.

Deppermann, Arnulf (2015). Wissen im Gespräch: Voraussetzung und Produkt, Gegenstand und Ressource. [online]. http://www.inlist.uni-bayreuth.de/issues/57/index.htm (7.9.2015).

Drew, Paul/John Heritage (1992). „Analyzing Talk at Work: An Introduction". In: Drew/Heritage. 3–65.

Drew, Paul/John Heritage (Hrsg.) (1992). *Talk at work*. Cambridge: Cambridge University Press.

Gill, Virginia Teas/Felicia Roberts (2013). „Conversation Analysis in Medicine". In: Sidnell/Stivers. 575–592.

Groß, Alexandra (i. V.). „Arzt/Patient-Gespräche in der HIV-Ambulanz. Facetten einer „chronischen" Gesprächsbeziehung" (Arbeitstitel). Dissertation, Universität Bayreuth.

Gülich, Elisabeth (1999). „‚Experten' und ‚Laien': Der Umgang mit Kompetenzunterschieden am Beispiel medizinischer Kommunikation". In: Union der deutschen Akademien der Wissenschaften, Sächsische Akademie der Wissenschaften zu Leipzig. 165–195.

Heritage, John (2013). „Epistemics in Conversation". In: Sidnell/Stivers. 370–394.

Kämper, Heidrun/Ludwig Eichinger (Hrsg.) (2008). *Sprache – Kognition – Kultur. Sprache zwischen mentaler Struktur und kultureller Prägung*. (Jahrbuch 2007 des Instituts für Deutsche Sprache). Berlin/New York: de Gruyter.

Löning, Petra (1994). „Versprachlichung von Wissensstrukturen bei Patienten". In: Redder/Wiese. 97–114.

Neises, Mechthild/Susanne Ditz/Thomas Spranz-Fogasy (Hrsg.) (2005). *Psychosomatische Gesprächsführung in der Frauenheilkunde. Ein interdisziplinärer Ansatz zur verbalen Intervention*. Stuttgart: Wissenschaftliche Verlagsgesellschaft.

Redder, Angelika/Ingrid Wiese (Hrsg.) (1994). *Medizinische Kommunikation*. Opladen: Westdeutscher Verlag.

Roberts, Kathleen J. (2002). „Physician-Patient Relationships, Patient Satisfaction, and Antiretroviral Medication Adherence Among HIV-Infected Adults Attending a Public Health Clinic". *AIDS Patient Care and STDs*, 16:1, 43–50.

Selting, Marget/Peter Auer/Dagmar Barth-Weingarten/Jörg Bergmann/Pia Bergmann/Karin Birkner/Elizabeth Couper-Kuhlen/Arnulf Deppermann/Peter Gilles/Susanne Günthner/Martin Hartung/Friederike Kern/Christine Mertzlufft/Christian Meyer/Miriam Morek/Frank/JörgPeters/Uta Quasthoff/Wilfried Schütte/Anja Stukenbrock/Susanne Uhmann (2009). Gesprächsanalytisches Transkriptionssystem 2 (GAT2). *Gesprächsforschung – Online-Zeitschrift zur verbalen Interaktion* 10, 353–402.

Sidnell, Jack/Tanya Stivers (Hrsg.) (2013). *The Handbook of Conversation Analysis*. Oxford: Wiley-Blackwell.

Spranz-Fogasy, Thomas (2005). „Kommunikatives Handeln in ärztlichen Gesprächen – Gesprächseröffnung und Beschwerdenexploration". In: Neises/Ditz/Spranz-Fogasy. 17–47.

Spranz-Fogasy, Thomas (2014). *Die allmähliche Verfertigung der Diagnose im Reden. Prädiagnostische Mitteilungen im Gespräch zwischen Arzt und Patient* (Reihe Sprache und Wissen, Band 16). Berlin/Boston: de Gruyter.

Thompson, Andrew/Rosa Sunol (1995). „Expectations as Determinants of Patient Satisfaction: Concepts, Theory and Evidence". *International Journal for Quality in Health Care*, 7:2, 127–141.

Union der deutschen Akademien der Wissenschaften, Sächsische Akademie der Wissenschaften zu Leipzig (Hrsg.) (1999). *„Werkzeug Sprache" – Sprachpolitik, Sprachfähigkeit, Sprache der Macht*. Hildesheim: Georg Olms Verlag.

Williams, Susan/John Weinman, Jeremy Dale (1998). „Doctor-patient communication and patient satisfaction: A review." *Family Practice*, 15:5, 480–492.

Ivan Vlassenko

Erzählung als ein (multimodales) Darstellungsverfahren von „Subjektiven Krankheitstheorien" zu HIV/AIDS in einem Face-to-face-Interview

1. Einleitung

Im Verbalisierungsprozess beim Sprechen über HIV/AIDS setzen Betroffene während eines Face-to-face-Interviewgesprächs mit einem medizinischen Laien unterschiedliche verbale und nonverbale Verfahren ein, um ihr subjektives Erleben der HIV-Infektion sowie ihre mentalen Vorstellungen von HIV/AIDS verständlich zu kommunizieren. Eines dieser Verfahren, die Brünner/Gülich (2002: 22) als *Veranschaulichungsverfahren* bezeichnen, stellt die Erzählung als narrative Rekonstruktion des Krankheitserlebens und mentaler Vorstellungen von HIV/AIDS dar.

Den thematischen Schwerpunkt dieses Beitrags bilden „Subjektive Krankheitstheorien" (SKT), die im Rahmen der medizinischen Kommunikation auch Untersuchungsgegenstand der Linguistik sind (vgl. Birkner 2006; Groß 2013). SKT werden „als individuelle Wissens- und Überzeugungssysteme aufgefasst, in denen krankheitsbezogene Vorstellungen, Assoziationen, Sinndeutungen, Ursachenzuschreibungen und Verlaufserwartungen organisiert sind" (Filipp/Aymanns/Ferring/ Freudenberg/Klauer 1987: 1). SKT spielen eine wichtige Rolle bei der Krankheitsbewältigung (Coping) und können sowohl den Krankheitsverlauf als auch den Behandlungserfolg und die Therapietreue (Compliance/Adhärenz) beeinflussen (vgl. Schulz/Hellhammer 1998; Förster/Taubert 2006; Goldmann 2009; Franke 2010; Gaab 2010). Nach Leventhal/Meyer/Nerenz (1980) und Leventhal/Nerenz/Steele (1984) stellen SKT ein kohärentes System dar, das zum einen aus fünf Elementen, nämlich Identität bzw. Wesen der Krankheit, Krankheitsursache, Zeitverlauf, Konsequenzen sowie Heilung/Behandelbarkeit und Kontrollüberzeugungen besteht, und zum anderen einen proceduralen Charakter hat und sich daher je nach Informationsstand über die Krankheit oder deren Behandlungsmöglichkeiten verändern kann.

Im Fokus dieses Beitrags steht die Analyse von konversationellen Alltagserzählungen, die keine ungeordneten Gebilde sind, sondern vielmehr komplexe fein strukturierte Ko-Konstruktionen, die aus einer hochorganisierten kommunikativen Zusammenarbeit der Gesprächspartner während einer Face-to-face-Kommunikation entstehen. Es gibt mehrere Definitionen einer (konversationellen) Erzählung (vgl. Labov/Waletzky 1973; Polanyi 1985, 1989; Norrick 2000; Koerfer/Obliers/Köhle 2005). Labov/Waletzky (1973: 79) verstehen Alltagserzählungen bzw. das Erzählen in einer Face-to-face-Interaktion als verbale Erfahrungsrekapitulation, nämlich „als die Technik der Konstruktion narrativer Einheiten, die der temporalen Abfolge der entsprechenden Erfahrung entsprechen". Das Kriterium der temporalen Ereignisabfolge und deren sprachliche Realisationsform durch mindestens zwei narrative Teilsätze bildet dabei die Basis einer Minimal-Erzählung, nämlich einer Geschichte, die in ein Narrativ („fullyformed narration") (Labov 1978: 67) integriert wird; Nebensätze stellen jedoch keine narrativen Teilsätze dar. Die temporale Folge von Teilsätzen, die erlebte Ereignisse in der ursprünglichen Reihenfolge darstellen und durch eine temporale Grenze getrennt sind, ist demnach ein wichtiges Definitionsmerkmal einer Erzählung. Die sogenannte temporale Grenze „ist der Temporalkonjunktion *then* semantisch äquivalent" und erfüllt die Erwartung, „daß die beschriebenen Ereignisse tatsächlich in der gleichen Ordnung stattfanden, in der sie erzählt wurden" (Labov/Waletzky 1973: 109). In Auffassung von Labov/Waletzky (1973) und Labov (1978) enthält ein Narrativ in der Regel folgende sechs Elemente: Abstrakt, Orientierung, Handlungskomplikation, Evaluation, Resultat sowie Koda, wobei Abstrakt und Koda optional sind. Außerdem finden sich die Orientierungsinformationen nicht nur in der Orientierung, sondern auch partiell im Abstrakt oder in der Handlungskomplikation. Alltagserzählungen sind daher keine chaotischen Gebilde, sondern hochstrukturierte Einheiten mit mehreren erzählkonstitutiven Elementen, die im Erzählprozess unterschiedliche Funktionen erfüllen.

Im vorliegenden Beitrag wird auf eine gesonderte Darstellung von theoretischen Grundlagen verzichtet. Der Beitrag befasst sich daher unmittelbar mit der Analyse des Narrativs, das von zwei HIV-Infizierten homosexuellen Männern zur Darstellung von SKT zu HIV/AIDS während eines Face-to-face-Interviews ko-konstruiert wurde. Es wird dabei folgenden Fragen nachgegangen: Welche Rolle spielt das Narrativ beim Sprechen über HIV/AIDS? Welche Struktur weist das Narrativ auf und wie spiegelt es die einzelnen Phasen des Infektionserlebens wider? Welche Aspekte der HIV-Infektion werden vom Erzählenden im Narrativ vermittelt? Welche verbalen und nonverbalen Verfahren werden dabei zur Veranschaulichung von SKT ins Narrativ integriert?

Die vorliegende Analyse basiert auf einer Videoaufzeichnung des Interviews. Die Interviewten, deren Namen anonymisiert und durch Michael und Kai ersetzt wurden, sind gute Freunde und bilden eine Wohngemeinschaft. Das Interview fand an einem Abend in einer lockeren Atmosphäre bei Wein und anderen Getränken statt, nachdem vorher gemeinsam zu Abend gegessen worden war. Zum Zeitpunkt des Interviews waren Michael und Kai beide 46 Jahre alt. Michael wusste von seiner HIV-Infektion seit 1994, Kai seit 2003.

Die Analyse sowohl des verbalen als auch des nonverbalen Displays basiert auf dem linguistischen Ansatz der Gesprächsforschung. Die Aufzeichnung wurde in Anlehnung an GAT 2 (Selting/Auer/Barth-Weingarten (2009)) transkribiert. Bei den exemplarischen Analysen von relevanten Phänomenen im nonverbalen Display wurden aus mehreren simultan ablaufenden Modalitäten nur diejenigen berücksichtigt, die besonders deutlich am interaktiven Darstellungsprozess beteiligt sind.

2. Fallanalyse

Datum: SAUber
2. Teilvideo (00:05:37–00:08:22)
I = Interviewer
M = Michael
K = Kai

```
01    I:    °hh u:nd äh gIbts_so irgend so ein,
02          (--) BILD von dieser infektIOn;
03          so ein so_ne VORstellung so ungefähr-
04          <<all> dass man dann sagt>-
05          °h das_is zwar (.) EInerseits die medizin schreibt das SO-
06          <<all> Aber ich denke irgendwie drüber ANders>=
07          =<<all> ich hab so_ne> (.) GANZ_GANZ gewisse Andere
              vOrstellung von [dieser infektion.
08    K:                      [<<p> ich HAB es> ((lächelt))
09    M:    [((schmunzelt))
10    K:    [is WITzig <<lachend> dass du das>,
11          °h dass du das jetzt so FRAGST=
12          =ich hab gerad eben als ich PINkeln war,
13          hab ich geDACHT,
14          °h <<cresc> is mir das wIEder EINgefallen>,
15          °h IMmer (1.0) <<acc> wenn ich mein SPERma gesEhen hab>-
16          <<all> wenn ich mir_nen runtergeholt hab>-
17          <<all> oder mit_irgen_nem tYpen im BETT war>-
18          dann DACHte ich mir,
19          °h <<cresc> milLIO:nen von KINdern schwimmen dadrin rum;
20    M:    [((grinst))
21    I:    [((grinst))
22    K:    milLIAR!DEN.
23    M:    <<grinsend> MYriarden>
24    K:    ((schmunzelt))
25    I:    ((schmunzelt))
26          <<schmunzelnd> MÜliarden> (müll is) von MÜLL?
```

```
27   K:   [und fand das immer SCHÖN-
28   M:   [( )
29   K:   also diese VORstellung;
30        (-) rIchtig rIchtig SCHÖN.
31   K:   °h (-) und (.) NACH der infektion-
32        oder nach dem TEStergebnis,
33   M:   ((schmunzelt))
34   K:   [hab_mir gedacht
35   I:   [SCHÖN die VORstellung warum;
36   K:   <<f> HA>?
37   I:   so alles umsOnst <<schmunzelnd> milliarden von (.) [KINdern
38   K:                                                      [NEIN
39        <<all> da hab ich dort REINgeguckt>,
40        <<all> und dann DENK ich mir>,
41        (.) ALles VIren;
42        (.)[ALLES VIren;
43   M:      [((lacht))
44   K:   (-) Oh (.) SCHEIße.
45        hahaha_((schnieft zweimal)) [o:ch
46   I:                                [m=hm
47        (---)
48   K:   [un_das
49   M:   [alles völlig unNÖtig [hahaha[hahaha
50   I:                         [((lächelt))
51   K:                                [hahaha
52   M:   [((räuspert sich))
53   K:   [((räuspert sich))
54        JA aber das hat WIRKlich,
55        (-) also das hat (.) LANG_gebraucht;
56        also das war WIRKlich a BILD-
57        (--) das_ich (.) das_ich dann Immer HATte;
58        <<all> und wo ich mir gedacht hab>-
59        so_n SCHEIß ich WILL des net.
60        (.) ich WILL dieses-
61        °hh dieses BILD von einer tOdbrIngenden krAnkheit (in_meim)
             SPERma nicht haben;
62        °h und des hat DANN funktioniert mit_den_medikaMENten
63        und der VIruslast.
64        (--) tz in DEM momEnt-
65        wo der VIrus nicht mehr nAchweisbar war.
66        (--) <<all> ich_mir_gedacht_hab>-
67        na PRIma jetz ist wieder SAUber.
68        ((schmunzelt))
69   I:   ((grinst))
70   K:   also gAnz,
71        (-)
72   M:   bis auf die nEUnunVIERzig.
73   K:   na bei mIr sind sie ZWANzig.
74        also bei (.) <<all> (vorname [name) macht er Anderes
75   M:                               [( ) (name)
76   K:   [testverfAhren unter ZWANzig>.
77   M:   [ich hab die NEUNzehn.
78   I:   wie_sie_sie sOnst-
```

```
79            was ist neunundVIERzig;=
80    K:      =((räuspert sich)) h°
81            na früher hat man diese VIruslast also unter FÜNFzig;
82            (-) einundfünfzig (.) pro: (.) wAs wEIss ICH;
83    I:      hm_hm
84    K:      °h so wie so:-
85            (--) <<all> EInundfünfzig wäre NACHweisbar gewesn>-
86            <<all> aber FÜNFzig nich mehr>.
87            (--)
88    I:      [okey
89    M:      [alles was DRUNter is-
90            kann man nicht mehr MESsen.
91    I:      hm_hm
92    M:      °h und von daher;
93            (.) aber wenn der NEUere test-
94            (-) also was unter ZWANzig is-
95            °h äh bloß (.) auslässt-
96            dann (-) [<<dim> ist ja nochmal BESser>.
97    I:               [hm_hm
98    K:      [((atmet den zigarettenrauch aus))
99    M:      [das find ich a SCHÖnes bIld.
100           ((atmet lachend aus))
```

Im Verlauf des Interviews sowie kurz vor der vorliegenden Gesprächsstelle haben Michael und Kai berichtet, dass und wie sie bei den HIV/AIDS-Aufklärungskampagnen aktiv mitgewirkt haben. Beide verfügen daher über ein umfassendes Wissen rund um die HIV-Infektion, wie beispielsweise über Ansteckungswege, Verhütungs- und Behandlungsmöglichkeiten sowie den Infektionsverlauf. Der Interviewer stellt nun in Zeilen 01–07 in Abgrenzung zur fachlichen Expertise der Interviewten eine Frage nach den persönlichen Vorstellungen *BILD* (Z. 02), *so_ne VORstellung* (Z. 03) seiner Gesprächpartner von der HIV-Infektion, die durch die universale Existenzialfragenkonstruktion *gIbts_so* (Z. 01) eingeleitet, an beide Gesprächsteilnehmer adressiert und durch Formulierungsschwierigkeiten gekennzeichnet ist. Die Vagheits- und Unsicherheitssignale *so irgend so ein* (Z. 01) und *so ungefähr* sowie die Reformulierung selbst (Z. 03) deuten auf die Vorsichtigkeit des Interviewers hin, der seine Gesprächspartner, die ja als Experten bereits andere beraten und dabei medizinisch-präventives Wissen über HIV/AIDS vermittelt haben, nach ihrem subjektiven Erleben der HIV-Infektion fragt.

Die konversationelle Einbettung der Belegerzählung beginnt zunächst mit der Ankündigung (vgl. Sacks 1974) eines Bildes *ich HAB es* (Z. 08), die als Antwort auf die Frage des Interviewers erfolgt und als Erwartungsindizierung im Interaktionsprozess fungiert. Kais Ankündigung und Lächeln (Z. 08) projizieren die Erwartung eines ausführlicheren Redebeitrags, die er zu Beginn seines Turns durch einen evaluativen Kommentar *is WITzig* (Z. 10) in Bezug auf die gestellte

Frage *dass du das jetzt so FRAGST* (Z. 11) und anschließend mit der Belegerzählung erfüllt. Kais Ankündigung *ich HAB es* (Z. 08) und sein evaluativer Kommentar der Frage *is WITzig* (Z. 10–11) fungieren also im sequenziellen Aufbau der Turn-Konstruktion als Türöffner in den Erzählprozess.

Die Versetzung in den gedanklichen Bezugsraum des Erzählenden findet in Zeilen 12–14 statt, in denen die besonderen Umstände *ich hab gerad eben als ich PINkeln war* (Z. 12) des zeitlich unmittelbar vor diesem Gesprächsthema stattgefundenen Ereignisses *hab ich geDACHT* (Z. 13) für die narrative Rekonstruktion von mentalen Bildern vorgestellt werden. Kai nimmt dabei sofort eine Reformulierung *is mir das wIEder EINgefallen* (Z. 14) vor, um mit *wIEder* zu zeigen, dass er diese Gedanken häufig hat. Diese Detailinformationen bilden somit den Orientierungsteil des Narrativs und fungieren als transitionaler Konnektor (vgl. Hanke 2001) zwischen dem aktuellen Gesprächsverlauf und der narrativen Rekonstruktion von Gedanken, wodurch ein längerer Redebeitrag angekündigt wird.

Die rekonstruktive Handlungskomplikation der Belegerzählung hinsichtlich des ersten iterativen Denkereignisses wird in Zeilen 15–17 eingeleitet und beginnt in Zeile 18 *dann DACHte ich mir*. Sie konstituiert die erste Erzählphase (HIV in absentia) und behandelt in Abgrenzung vom darauf folgenden HIV-infiziert-Sein zunächst die subjektive Vorstellung des Betroffenen von Gesundheit, die er auf die Qualität seines Spermas projiziert, nämlich die Potenzialität der Fruchtbarkeit seines Spermas vor der Diagnose der HIV-Infektion: *milLIO:nen von KINdern schwimmen dadrin rum* (Z. 19).

Die Handlungskomplikation leitet Kai mit dem Temporaladverb der Zeitdauer *IMmer* (Z. 15) ein, dass er durch eine längere Pause von den nachfolgenden Konditionalsätzen (Z. 15–17) absetzt. Durch die Absetzung von *IMmer (1.0)* (Z. 15) hebt Kai gleichzeitig das Wiederkehrende sowohl der Denk-Ereignisse als auch der drei bedingenden Handlungen, die diese Denk-Ereignisse ausgelöst haben, hervor. Die iterative Kodierung von *immer* bezieht sich zunächst auf das für Kai relevante Erlebnis *wenn ich mein SPERma gesEhen hab* (Z. 15), wobei er *SPERma* als Fokusobjekt des Narrativs auf der kommunikativen Ebene sowie als Auslöser von mentalen Vorstellungen auf der kognitiven Ebene einführt und sowohl prosodisch als auch durch die Herstellung des Blickkontakts mit dem Interviewer als relevant markiert. Daraufhin vermittelt Kai in den Konditionalsätzen *wenn ich mir_nen runtergeholt hab* (Z. 16) und dem alternativen *oder mit_irgen_nem tYpen im BETT war* (Z. 17) die Detailinformationen über wiederkehrende Umstände und konkrete Handlungen, die zu diesem Erlebnis geführt haben. Das nächste iterative Ereignis in der temporalen Abfolge *dann DACHte ich mir,* (Z. 18) ist die emergierende Konsequenz des verbalisierten Ereignisses in Zeile 15; es ist als Hauptsatz realisiert und fungiert trotz der Drittplatzierung in der Ereigniskette als erster narrativer Satz der Belegerzählung aus formaler Perspektive (vgl. Labov/Waletzky 1973; Labov 1978). Kai leitet damit einen Übergang in die imaginative Dimension der Erzählung ein. Sein mentales Bild vom eigenen Sperma vor der HIV-Diagnose verbalisiert Kai in der metaphorischen Äußerung °h <<cresc> milLIO:nen von KINdern schwimmen dadrin rum;, (Z. 19) wodurch er den positiven Aspekt der Fruchtbarkeit seines nicht-infizierten Spermas zum Ausdruck bringt.

Das nächste Ereignis in der kausal-temporalen Abfolge von iterativen Ereignissen lässt sich in Anlehnung an Lavov/Waletzky (1973) und Labov (1978) in Zeile 27 *und fand das immer SCHÖN* ermitteln, das die positive Evaluation des vorgestellten mentalen Bildes ausdrückt und zusammen mit der nachgeschobenen konkludierenden Reformulierung *rIchtig rIchtig SCHÖN* (Z. 30) die erste Erzählphase abschließt. Die abschließende Evaluation seiner Vorstellung als *rIchtig rIchtig SCHÖN* begleitet Kai mit Streichelbewegungen der rechten Hand auf der Tischoberfläche und unterstreicht dadurch seine positive Evaluation.

Mit der Thematisierung des biographischen Bruches *°h (-) und (.) NACH der infektion- oder nach dem TESTergebnis,* (Z. 31–32) beginnt eine zweite Erzählphase, in der Kai eine Veränderung seiner Vorstellung vom Sperma in der Zeit nach Bekanntgabe des positiven Ergebnisses ankündigt. Kai liefert dadurch zugleich Orientierungsinformationen für die narrative Rekonstruktion des nächsten kognitiven Ereignisses in der Ereignisabfolge *hab_mir gedacht* (Z. 34), das nun von der HIV-Infektion geprägt ist. Das Narrativ der aktuellen Erzählphase behandelt dabei die Zeitspanne zwischen dem positiven Testergebnis, das eine biographische Zäsur im Leben des Betroffenen gesetzt hat, und dem Aufkommen moderner Therapien, die die Viruslast unter die Nachweisgrenze senken können.

Nach einer Unterbrechung, die der Interviewer mit seiner Nachfrage verursacht hat (Z. 35–37), setzt Kai den Erzählprozess *da hab ich dort REINgeguckt und dann DENK ich mir* (Z. 39–40) fort, der durch die Bündelung multimodaler Ressourcen zur Darstellung des zweiten mentalen Bildes nach dem positiven Testergebnis geprägt ist (Abb. 1). Mit Beginn von *NEIN* (Z. 38) zieht Kai seine Hände, die ruhig auf der Tischoberfläche lagen, auseinander, dreht sie mit der Handfläche zum Körper und legt sie wieder auf die Tischoberfläche. Sein Blick ist nach unten auf die Tischoberfläche gerichtet. Die Handform sowie der nach unten gerichtete Blick erwecken dabei den Eindruck, als ob Kai von der rechten Hand etwas ablesen würde. Diese Körper- und Handhaltung mit leichten Bewegungen der rechten Hand bewahrt Kai, während er die metaphorische Äußerung *da hab ich dort REINgeguckt* (Z. 39) verbalisiert.

Abbildung 1

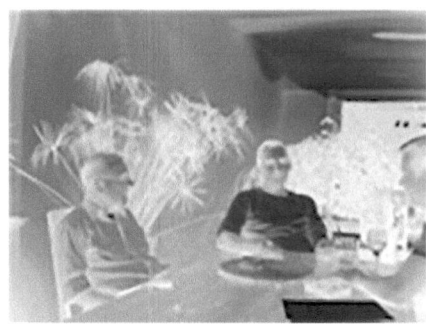

Aus dieser Verbindung der redebegleitenden Geste und des auf die Hand fokussierten Blickes, die Kai zur Visualisierung des Betrachtens oder Anschauens einsetzt, mit der verbalisierten metaphorisch-deiktischen Äußerung (Z. 39) bildet Kai eine multimodale Metapher zur Reinszenierung des kommunizierten Ereignisses. Das Zusammenspiel von verbal vermittelten Informationen, Blick und gestischer Visualisierung inszeniert einen Verweisraum und erfüllt die Funktion, „dasjenige, was durch die Wahrnehmung nicht verfügbar ist, zu substituieren, und somit potenzielle Demonstrata sowie potenzielle Lokalisierungsräume zu erzeugen" (Fricke 2009: 177). Dank der Reinszenierung des Hineinschauens verringert Kai die „immanente Distanz [...] zum Geschehen" (Günthner 2009: 311), womit er zusätzlich die Spannung des dramatischen Effektes aufbaut. Mit seinem körperlich-gestischen Verhalten inszeniert somit Kai das vorgestellte Phantasma (vgl. Bühler 1934) als in den geteilten Wahrnehmungsraum von Hier und Jetzt projiziert und im aktuellen Erzählprozess befindlich. Im verbalen Display bildet Kai eine metaphorische Äußerung, indem er mit Hilfe des Deiktikons *dort* die Kohärenz zu *Sperma* herstellt, das er bereits in Zeile 15 wenn ich mein SPERma gesEhen hab eingeführt hat. Kai setzt die Inszenierung des Anschauens jedoch so lange fort, bis er SCHEIße (Z. 44) verbalisiert hat. Während also Kai visuell das Anschauen weiterinszeniert, kommuniziert er im verbalen Display und dann DENK ich mir (Z. 40) seine nächste Handlung, nämlich einen neuen kognitiven Denkprozess. Kai rekonstruiert anschließend seine Gedanken, indem er sie als animierte Redewiedergabe (vgl. Günthner 2009; Ehmer 2011) reinszeniert (Z. 41–42, 44). Die Reinszenierung von erlebten Gedanken vollzieht Kai in Form einer elliptisch realisierten Evaluation des imaginativ Gesehenen ALles VIren (Z. 41), die er wortwörtlich wiederholt (Z. 42), um das Gesagte zu unterstreichen. Auf das Hineinlachen von Michael (Z. 43) nimmt Kai in keiner Weise Bezug; er konzentriert sich auf die Darstellung und schiebt den evaluativen Kommentar mit der Interjektion *Oh (.) SCHEIße* (Z. 44) zum Ausdruck seines emotionalen Zustandes nach. Die prosodische Gestaltung der Evaluation und deren Wiederholung in Zeilen 41–42, die aus der Kombination von nur zwei zweisilbigen Wörtern mit je zwei Hauptakzenten besteht, haben einen stark exklamativen Charakter und erzeugen eine dramatische Spannung im Erzählprozess. Bei der Inszenierung des Verbalen gibt Kai zusätzlich seinen emotionalen Zustand zum Zeitpunkt des dargestellten Ereignisses wieder.

Nachdem Michael mit seinem Kommentar *alles völlig unNÖtig* (Z. 49) und anschließendem Lachen eine allgemeine Erheiterung ausgelöst hat (Z. 50–51), nimmt Kai den Erzählprozess wieder auf, um zu zeigen, dass es ihm nicht um den spontan aus der Interaktion heraus kreierten Witz geht. Die mit dem Diskursmarker *also* eingeleiteten Reformulierungen in Zeilen 55–56, die Wiederholung mit prosodischer Akzentuierung der Gradpartikel *WIRKlich* (Z. 54, 56), der zuerst zu Michael und dann zum Interviewer (Abb. 2) gerichtete Blick sowie die gestische Visualisierung (Abb. 2) zeigen an, dass Kai vom scherzhaften zum ernsthaften Modus der aktuellen Face-to-face-Interaktion wechseln will.

Abbildung 2

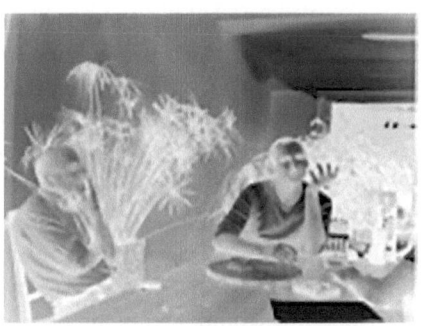

Die Verbalisierung von *WIRKlich a BILD* (Z. 56) wird von einer Bewegung der linken Hand mit gespreizten Fingern zum Interviewer hin begleitet. Die interaktive Beziehung zwischen der metaphorischen Äußerung und der referenziellen Geste, die ikonisch eine Kralle abbildet, konstituiert eine multimodale Metapher zur Darstellung der mentalen Vorstellung als eine existierende Entität. Synchron zum prosodisch akzentuierten *BILD* erreicht die ausgeführte Geste die Kopfebene und hält kurz an. Die ausgeführte Geste erfüllt dabei mehrere Funktionen, nämlich eine kommunikative und eine pragmatische Funktion als Teil der multimodalen Metapher. Zum einen visualisiert sie die mentale Vorstellung als eine Entität und unterstreicht dadurch deren Vorhandensein, was konversationell notwendig wurde. Zum anderen erfüllt sie eine aufmerksamkeitsfokussierende Funktion, indem durch die Positionierung der Hand in Richtung des Interviewers dessen Aufmerksamkeit gesichert wird. Mit der Verbalisierung des Wortes BILD greift Kai nämlich die Frage des Interviewers (Z. 2) wieder auf und stellt die Kohärenz im interaktiven Erzählprozess erneut her.

Bei der Verbalisierung der Turneinheiten in Zeilen 56–60 hält Kai seine linke Hand an der linken Wange und wechselt die Blickrichtung mehrmals zwischen Michael und Interviewer. Die metaphorische Äußerung °hh dieses BILD von einer tOdbrIngenden krAnkheit (in_meim) SPERma nicht haben; (Z. 60) ist die sprachliche Ratifizierung und Zusammenfassung der kognitiv elaborierten subjektiven Vorstellung, die durch die Inszenierung der Handlung und durch die Animierung von Gedanken in Zeilen 40–42 sowie 44 veranschaulicht wurde. Die nur sprachliche Realisierung und Ratifizierung der Metapher gilt nicht mehr der Darstellung und Veranschaulichung der mentalen Vorstellung, sondern vielmehr dem Ausdruck eines expressiven Wunsches und wird daher umso mehr sowohl prosodisch durch die deutliche Artikulation der einzelnen Wörter als auch syntaktisch durch die Bildung eines vollständigen wohlgeformten Satzes konturiert. Damit schließt Kai die zweite Erzählphase ab.

In Zeile 62 leitet Kai eine dritte Erzählphase ein, in der er seine Vorstellung vom Sperma während der medikamentösen Behandlung darstellt. Die neue Erzählphase beginnt mit °h und des hat DANN funktioniert mit_den_ medikaMENten und der VIruslast (Z. 62–63) und stellt eine noch nicht abgeschlossene Phase moderner Therapien zum Zeitpunkt des Interviews dar. Der nächste relevante Wendepunkt in der Vorstellung von der HIV-Infektion fällt mit der erfolgreichen medikamentösen Behandlung zusammen: in DEM momEntwo der VIrus nicht mehr nAchweisbar war (Z. 64–65) und kündigt eine neue biographische Phase an, in der seine Viruslast unter der Nachweisgrenze liegt. Die Auflösung der Handlungskomplikation mit der darin enthaltenen Evaluation erfolgt mit der Verbalisierung des letzten chronologischen Denkereignisses ich_mir_gedacht_hab (Z. 66), in dem das letzte mentale Bild, nämlich das eines sauberen Spermas vermittelt wird na PRIma jetz ist wieder SAUber (Z. 67). Zur Relevanzmarkierung seines evaluativen Kommentars sieht Kai abwechselnd erst Michael und dann den Interviewer an und verleiht seiner Aussage vom sauberen Sperma durch den Einsatz des Intensivierungsmarkers gAnz (Z. 70) noch mehr Nachdruck. Der Nachschub mit dem Intensivierungsmarker *ganz* in also gAnz (Z. 70) ruft dabei eine präzisierende Intervention Michaels hervor (Z. 72) und stiftet eine konversationell motivierte Einbettung einer Erklärung (Z. 72–96), die als Teamarbeit beider Betroffenen realisiert wird.

Nach der beendeten Erklärung ist schließlich Michael derjenige, der mit dem konkludierenden evaluativen Kommentar das find ich a SCHÖnes bIld (Z. 99) sowie mit dem zu Kai gerichteten Blick die Kohärenz zu Kais Erzählung wiederherstellt, das Narrativ ratifiziert und dessen Ende (Koda) setzt.

3. Das Narrativ als multimodales Meta-Verfahren zur Kommunikation von SKT

Die sequenzielle Analyse hat gezeigt, dass ein Narrativ als ein multimodales veranschaulichendes Meta-Verfahren vom Betroffenen zur Kommunikation seiner subjektiven Vorstellungen von der HIV-Infektion sukzessive und unter Beteiligung seiner Gesprächspartner kollaborativ konstruiert wurde. Auf der Basis der Gedankenrekapitulation erfolgte eine chronologische narrative Rekonstruktion von Denkereignissen hinsichtlich der Qualität des eigenen Spermas des Betroffenen, die er in drei wichtigen Lebensphasen kognitiv erlebt hatte.

Die von Bergmann (2000) festgestellte Dreiteilung der narrativen Rekonstruktion von religiösen Bekehrungserlebnissen mit zwei Phasen, nämlich der Zeit davor, dem Wendepunkt und der Zeit danach, ist auch auf Krankheitserzählungen anwendbar (vgl. Surmann 2005). Im vorgestellten Narrativ konstruiert jedoch der Betroffene bei der sukzessiven Rekonstruktion seiner Vorstellungen von der HIV-Infektion eine Drei-Phasen-Erzählung mit zwei Wendepunkten, in der eine Differenzierung in die Zeit vor seiner HIV-Infektion, die Zeit nach der Bekanntgabe des Ergebnisses NACH der infektion- (Z. 31) sowie die Zeit seit/nach der Entwicklung moderner Therapien tz in DEM momEntwo der VIrus nicht mehr nAchweisbar war (Z. 64–65) vorgenommen wird. Ins Narrativ fließen somit ein: die Vorstellungen über das Sperma in der Zeit vor der HIV-Infektion, die Vorstellungen in der Phase nach der Infektion, d.h. der Zeitpunkt nach der Bekanntgabe des positiven HIV-Ergebnisses, bevor neuere Testverfahren und moderne Therapien entwickelt wurden, sowie schließlich die Vorstellungen der dritten noch andauernden Phase, sozusagen in der Zeit mit HIV, seit es neue Medikamente und moderne Therapien gibt. Die narrative Dreiteilung bei der Rekonstruktion von veränderten mentalen Vorstellungen, die der Betroffene hinsichtlich seines Spermas hatte, spiegelt somit die Entwicklung der HIV-Infektion von einer tödlichen zu einer behandelbaren Erkrankung mit chronischem Charakter wider. Oder anders formuliert: Der chronische Charakter der HIV-Infektion war nicht das Ziel, sondern vielmehr Voraussetzung für die Konstruktion des vorliegenden Narrativs.

Aus der sequenziellen Feinanalyse des Narrativs lässt sich ferner feststellen, dass sowohl eine Theorie von Gesundheit, die sich in der verbal realisierten

Metapher (Z. 19) über die Potenzialität der Fruchtbarkeit des Spermas vor der Diagnose der HIV-Infektion offenbart, als auch eine sich verändernde Theorie von Krankheit kommuniziert wurden. Des Weiteren sind mehrere Elemente der subjektiven Krankheitstheorie ausgeprägt. So werden in der zweiten Erzählphase des Narrativs beispielsweise Auswirkungen und Konsequenzen der HIV-Infektion `ALles Viren` (Z. 41–42) sowie external-fatalistische Kontrollüberzeugungen `dieses BILD von einer tOdbrIngenden krAnkheit (in_meim) SPERma` (Z. 61) bei der Rekonstruktion der biographischen Zäsur vermittelt. Subjektive Vorstellungen des Erzählenden über Auswirkung und Konsequenzen der HIV-Infektion für sein körperliches Befinden werden durch die Bündelung mehrerer Verfahren und multimodaler Ressourcen geprägt, die das veranschaulichende Verfahren der Reinszenierung konstituieren, wodurch dieser rekonstruierten biographischen Phase eines emotional stark geprägten Copings eine besondere Relevanz zukommt. Die Reinszenierung konstruiert also die Erstmaligkeit des Ereignisses nach der Zäsur als relevant und führt zum Aufbau des dramatischen Effektes im Narrationsprozess. Die external-fatalistischen Kontrollüberzeugungen werden kraft der Metapher in Zeile 61 kommuniziert, in der die subjektive Vorstellung darüber, dass der Betroffene die Auswirkungen der Infektion nicht beeinflussen kann und dass sie unheilbar ist, sprachlich vermittelt wird. Diese Metapher von HIV wurde bereits durch die Reinszenierung initiiert und durch die Visualisierung als Entität elaboriert sowie multimodal dargestellt. Die nur sprachliche Realisierung und Ratifizierung der Metapher dient der Veranschaulichung der subjektiven Vorstellung über die Unheilbarkeit der HIV-Infektion. Daher wird die ratifizierte Metapher umso mehr sowohl prosodisch durch die deutliche Artikulation der einzelnen Wörter als auch syntaktisch durch die Bildung eines vollständigen wohlgeformten Satzes markiert. Diese Metapher wurde im Online-Prozess aus der Interaktion heraus realisiert und liefert Zugang zu emotionalen Einstellungen des Erzählenden im aktuellen dramatischen Erzählmoment. Die subjektive Vorstellung hinsichtlich der Unheilbarkeit der HIV-Infektion gipfelt in den in der Reinszenierung vermittelten Auswirkungen und Konsequenzen der Infektion und rundet die durch die multimodale Metapher (Abb. 2) authentifizierte subjektive Theorie, in die nur negativ besetze Elemente mit einfließen, ab.

In der dritten Erzählphase werden externale Kontrollüberzeugungen und Kurabilität der HIV-Infektion, seitdem es moderne Therapien gibt, thematisiert. Die Rekonstruktion von Gedanken `na PRIma jetz ist wieder SAUber` (Z. 67) in der Zeit, `wo der VIrus nicht mehr nAchweisbar war` (Z. 64), erfolgt nur verbal, nämlich durch den Einsatz einer metaphorischen Äußerung mit niedriger Metaphorizität, wodurch sie eine gewisse Nüchternheit erlangt.

Sie konstruiert die Überzeugungen des Betroffenen über die medikamentöse Therapierbarkeit der HIV-Infektion als relevant und bildet den letzten Stand der subjektiven Krankheitstheorie zum Zeitpunkt des Interviews ab. Die hier festgestellten Verfahren beziehen sich somit nicht nur auf die einzelnen Elemente der subjektiven Theorie, sondern sie sind auch an die einzelnen Erzählabschnitte angepasst, in denen jeweils eine biographische Phase mit einem bestimmten Aspekt der Subjektiven Theorie rekonstruiert wurde.

4. Zusammenfassung

Zusammenfassend lässt sich sagen, dass im narrativen Interaktionsprozess mehrere veranschaulichende Verfahren in das Narrativ als ein veranschaulichendes Makro-Verfahren eingebettet sind. Das Narrativ ist eine größere Kommunikationseinheit, in die kleinere Einheiten integriert sind, die sich mosaikartig aus dem interaktiven Erzählprozess heraus hervortun. Eine wichtige Rolle im narrativen Prozess spielen (multimodale) Metaphern, die jeweils unterschiedliche konversationell motivierte Aufgaben erfüllen, wie beispielsweise als Basis einer Reinszenierung oder bei der Visualisierung eines mentalen Bildes, damit das Erzählte glaubwürdig erscheint. Jedes einzelne Verfahren entsteht dabei aus dem interaktiven Online-Prozess heraus und wird durch das vorangehende Verfahren bedingt. Die Qualität der Veranschaulichungsverfahren, d. h. die Einbettung von einzelnen Veranschaulichungsverfahren, ist sowohl mit einer bestimmten Funktion in der sequenziellen Ereigniskette des Narrativs als auch an ein bestimmtes Element der subjektiven Vorstellungen verknüpft.

Die Analyse des vorliegenden Narrativs bestätigt schließlich die Ansicht von Leventhal/Meyer/Nerenz (1980) und Leventhal/Nerenz/Steele (1984) über die Veränderbarkeit von SKT und zeigt, dass und wie sich die subjektiven Vorstellungen in Verbindung mit dem Infektionsverlauf und der Behandelbarkeiten der HIV-Infektion verändern. Diese Veränderungen gehen vor allem mit den infektionsbedingten Einschnitten wie dem positiven Testergebnis oder neuen Testverfahren sowie modernen Therapien einher. Das vorliegende Narrativ offenbart dank der detaillierten Analyse nicht nur die idiosynkratische Quelle für die Entstehung der SKT, sondern auch deren Struktur und Zusammenhänge zwischen der Konstruktion und dem Einsatz bestimmter linguistischen Verfahren und einzelnen Dimensionen von Subjektiven Krankheitstheorien, die in einer bestimmten biographischen Phase verankert sind und die eigene Perspektive des Betroffenen auf die HIV-Infektion mit dem jeweiligen Stand der Infektionsforschung in Verbindung setzen.

5. Literaturverzeichnis

Baum, Andrew/Singer, Jerome (Hrsg.) (1984). *A handbook of psychology and health*. Hillsdale: Lawrence Erlbaum Associates.

Bergmann, Jörg R. (2000). „Reinszenierungen in der Alltagsinteraktion." In: Streeck, Ulrich (2000). 203–221.

Birkner, Karin (2006). „Subjektive Krankheitstheorien im Gespräch." *Gesprächsforschung – Online-Zeitschrift* 7. 152–183.

Brünner, Gisela/Gülich, Elisabeth (2002). „Verfahren der Veranschaulichung in der Experten-Laien-Kommunikation." In: Brünner, Gisela/Gülich, Elisabeth (2002). 17–93.

Brünner, Gisela/Gülich, Elisabeth (Hrsg.) (2002). *Krankheit verstehen. Interdisziplinäre Beiträge zur Sprache in Krankheitsdarstellungen*. Bielefeld: Aisthesis.

Bühler, Karl (1934/1982). *Sprachtheorie. Die Darstellungsfunktion der Sprache*. Stuttgart: Fischer.

Buss, Mareike/Habscheid, Stephan/Jautz, Sabine/Liedtke, Frank/Schneider, Jan Georg (Hrsg.) (2009). *Theatralität des sprachlichen Handelns. Eine Metaphorik zwischen Linguistik und Kulturwissenschaften*. München: Fink.

van Dijk, Teun A. (Hrsg.) (1985). *Handbook of Discourse Analysis*. London: Academic Press.

Dittmar, Norbert/Rieck, Bernd-Otto (Hrsg.) (1978). *Sprache im sozialen Kontext. Beschreibung und Erklärung struktureller und sozialer Bedeutung von Sprachvariation*. Kronberg: Scriptor.

Ehmer, Oliver (2011). *Imagination und Animation. Die Herstellung mentaler Räume durch animierte Rede*. Berlin: de Gruyter.

Filipp, Sigrun-Heide/Aymanns, Peter/Ferring, Dieter/Freudenberg, Elke/Klauer, Thomas (1987). *Elemente subjektiver Krankheitstheorien: Ihre Bedeutung für die Krankheitsbewältigung, soziale Interaktion und Rehabilitation von Krebskranken*. Trier: Universität Trier.

Förster, Charis/Taubert, Steffen (2006). „Subjektive Krankheitstheorien und Selbstregulation von Tumorpatienten." *Zeitschrift für Medizinische Psychologie* 15. 117–127.

Franke, Alexa (2010). *Modelle von Gesundheit und Krankheit*. Bern: Huber.

Fricke, Ellen (2009). „Deixis, Geste und Raum: Das Bühlersche Zeigfeld als Bühne." In: Buss, Mareike/Habscheid, Stephan/Jautz, Sabine/Liedtke, Frank/Schneider, Jan Georg (2009). 165–186.

Gaab, Jens (2010). „Die Bedeutung der subjektiven Perspektive auf die Behandlung von HIV." *Zeitschrift für Gesundheitspsychologie* 18:1. 13–20.

Goldmann, Ulrich Andreas (2009). *Entwicklung eines Instrumentes zur Erfassung von subjektiven Krankheitstheorien bei Psychotherapiepatienten.* Ketsch: Mikroform.

Groß, Alexandra (2013): „Prediagnostic utterances in the HIV-consultation – Constituting and modifying asymmetries in the doctor/patient-encounter." *LPQR Journal* 4(1): 1–20.

Günthner, Susanne (2009). „Eine Grammatik der Theatralität? Grammatische und prosodische Inszenierungsverfahren in Alltagserzählungen." In: Buss, Mareike/Habscheid, Stephan/Jautz, Sabine/Liedtke, Frank/Schneider, Jan Georg (2009). 293–317.

Hanke, Michael (2001). *Kommunikation und Erzählung. Zur narrativen Vergemeinschaftungspraxis am Beispiel konversationellen Traumerzählens.* Würzburg: Königshausen & Neumann.

Ihwe, Jens (Hrsg.) (1973). *Literaturwissenschaft und Linguistik. Eine Auswahl. Texte zur Theorie der Literaturwissenschaft.* Frankfurt/Main: Athenäum.

Koerfer, Armin/Obliers, Rainer/Köhle, Karl (2005). „Das Visitengespräch – Chancen einer dialogischen Medizin." In: Neises, Mechthild/Ditz, Susanne/Spranz-Fogasy, Thomas (2005). 256–284.

Labov, William/Waletzky, Joshua (1973). „Erzählanalyse: mündliche Versionen persönlicher Erfahrung." In: Ihwe, Jens (1973). 78–126.

Labov, William (1978). „Der Niederschlag von Erfahrungen in der Syntax von Erzählungen." In: Dittmar, Norbert/Rieck, Bernd-Otto (1978). 2.

Leventhal, Howard/Meyer, Daniel/Nerenz, David R. (1980). „The commonsense representation of illness danger." In: Rachman, Stanley (1980). 3–26.

Leventhal, Howard/Nerenz, David R./Steele, David J. (1984). „Illness representations and coping with health thearts." In: Baum, Andrew/Singer, Jerome (1984). 219–252.

Neises, Mechthild/Ditz, Susanne/Spranz-Fogasy, Thomas (Hrsg.) (2005). *Psychosomatische Gesprächsführung in der Frauenheilkunde. Ein interdisziplinärer Ansatz zur verbalen Intervention.* Stuttgart: Wissenschaftliche Verlagsgesellschaft.

Norrick, Neal R. (2000). *Conversational Narrative. Storytelling in Everyday Talk.* Amsterdam: John Benjamins B. V.

Polanyi, Livia (1985). „Conversational Storytelling." In: Dijk, Teun A. van (1985). 183–201.

Polanyi, Livia (1989). *Telling the American Story. A Structural and Cultural Analysis of Conversational Storytelling.* Cambridge: The MIT Press.

Rachman, Stanley (Hrsg.) (1980). *Contributions to medical psychology.* Oxford: Pergamon.

Rauman, Richard/Sherzer, Joel (Hrsg.) (1974). *Explorations in the Ethnography of Speaking*. Cambridge: Cambridge University Press.

Reinecker, Hans (Hrsg.) (1998). *Lehrbuch Klinische Psychologie*. Göttingen: Hogrefe.

Sacks, Harvey (1974). „An Analysis of the Course of a Joke's Telling." In: Rauman, Richard/Sherzer, Joel (1974). 337–353.

Schulz, Peter/Hellhammer, Dirk (1998). „Psychologische Aspekte chronischer Krankheiten." In: Reinecker, Hans (1998). 624–649.

Selting, Margret/Auer, Peter/Barth-Weingarten, Dagmar (2009). „Gesprächsanalytisches Transkriptionssystem 2 (GAT 2)." *Gesprächsforschung – Online-Zeitschrift zur verbalen Interaktion*. 353–402.

Surmann, Volker (2005). Anfallsbilder. *Metaphorische Konzepte im Sprechen anfallskranker Menschen*. Würzburg: Königshausen & Neumann.

Bettina Lindorfer

Affekte in der Zweitsprache verbalisieren: Psychoanalysen in L2

1. Einleitung

Zweifellos ist individuelle Mehrsprachigkeit ein „transnationales sprachliches Kapital", durch das Wirtschaftsräume nutzbar und transnationale Beziehungen auf beruflicher wie auf privater Ebene vervielfacht werden (vgl. Gerhards 2010: 15–17.). Doch welche Konsequenzen hat es für die Einzelnen, permanent eine Zweitsprache[1] zu verwenden und sich weitgehend von der jeweiligen Erstsprache zurückzuziehen? Welche Auswirkungen auf Erleben und Ausdruck von Emotionalität oder auch auf Kindheitserinnerungen zeigen sich? Diese Fragen bilden den Ausgangspunkt des vorliegenden Beitrages, in dessen Zentrum MigrantInnen stehen, die sich in ihrer Zweitsprache (L2) einer Psychoanalyse unterzogen und damit zentrale Erinnerungen, Assoziationen und Konflikte in L2 artikuliert haben. Ihre Erfahrungen mit Zweisprachigkeit, besonders ihr Umgang mit in der Erstsprache (L1) Erlebtem, stehen im Folgenden im Zentrum.

Ob Migration generell ein Risikofaktor für die Ätiologie psychischer Erkrankungen darstellt und welchen Einfluss soziale Faktoren wie Bildung, Geschlecht, Einkommen oder Alter haben, lassen die dürftigen statistischen Dokumentationen offen, die sich ohnehin nur auf die großen Gruppen beziehen, z. B. in Deutschland auf türkisch- oder russischsprachige Menschen mit Migrationshintergrund.[2] Davon ausgehend, dass individuelle Mehrsprachigkeit durch Migration zumindest phasenweise durch eine reduziertere Ausdrucksmöglichkeit im Gastland erkauft wird, bleibt doch weitgehend ungeklärt, welche Rolle dieser

---

1 Im Folgenden stehen Zweitsprache bzw. L2 synekdochisch für jede über eine Erstsprache hinausgehend verwendete Sprache; analog kann Zweisprachigkeit auch Mehrsprachigkeit bedeuten.
2 Vgl. das Positionspapier der Deutschen Gesellschaft für Psychiatrie, Psychotherapie und Nervenheilkunde (DGPPN) zum Thema Perspektiven der Migrationspsychiatrie in Deutschland (http://www.dgppn.de/aktuelles/startseite-detailansicht/article/100/positionspap-2.html, 12.10.2012), das davon ausgeht, dass MigrantInnen doppelt so häufig psychisch erkranken wie nicht Migrierte.

kommunikativen Beschränkung in der Entstehung psychischer Erkrankungen zukommt.[3]

Im Folgenden stehen die sprachlichen Konstellationen in der psychoanalytischen Auseinandersetzung unter den Bedingungen der Migration im Vordergrund. Nach einem kurzen Forschungsüberblick (2.) und der näheren Charakterisierung der untersuchten Personengruppe (3.) werden Methode und Erkenntnisinteresse erläutert (4.), bevor erste Ergebnisse ausschnitthaft präsentiert werden (5.). Abschließend wird das rekurrente Thema des Leidens an Zweisprachigkeit diskutiert.

2. Forschungsüberblick

Bei Bilingualen nach dem Zusammenhang von Sprache und Kognition zu fragen, ist nach der Demontage der Sapir-Whorf-Hypothese[4] weniger gewagt als es scheint, wenn dies in einer Mikroperspektive geschieht; denn dann steht das mehrsprachige Individuum im Zentrum (keine in sich homogenen Sprachgruppen) und mit ‚Kognition' wird weniger das abstrakte Denkvermögen als Emotionalität, Selbstwahrnehmung oder Erinnerungsleistung verknüpft.

Auch wenn es Hinweise gibt, dass selbst bei früher Zweisprachigkeit die Fähigkeit, Affekte auszudrücken in den jeweiligen Sprachen unterschiedlich ausgebildet ist (vgl. Wierzbicka 1999 und Hoffman 1989), kommen die meisten Untersuchungen zu Konsequenzen dauerhafter Verwendung von Zweitsprachen zu dem Ergebnis, dass der Zeitpunkt des Erwerbs der jeweiligen Sprache von fundamentaler Bedeutung ist für Affektleben, -ausdruck und Erinnerungsleistung in ihr. Nicht alle Untersuchungen zu Mehrsprachigkeit und Emotionalität unterscheiden kategorisch zwischen doppeltem Erstspracherwerb und konsekutivem Zweitspracherwerb, was vermutlich mit den fließenden Übergängen zwischen beiden Formen der Zweisprachigkeit zu tun hat.

In Bezug auf emotionale Ausdrucksfähigkeit kombinieren Pavlenko und Dewaele im Jahr 2001 in der Untersuchung von 389 Personen quantitative und qualitative Methoden und zeigen, dass Sprachdominanz der entscheidende Faktor ist (vgl. Dewaele 2009: 114). Dies unterstreicht auch Pavlenkos qualitative Analyse von autobiographischen Erzählungen, die belegt, dass eine Zweitsprache die

---

3   Ansätze liefert der *Bilingual Emotional Vocabulary Test* (*BEVT*), der den Anspruch hat zu zeigen, dass Störungen umso größer sind, je weniger Wörter für Emotionen zur Verfügung stehen (vgl. Altarriba 2003: 315).
4   Vgl. dazu Deutscher 2011: 265–267 sowie für die historische Einordnung und Diskussion Trabant 2006 und 2012.

emotionalere sein kann, wenn die sprachliche Sozialisation dies begünstigt (vgl. Pavlenko 2005). Allerdings scheinen Tabuwörter eindeutig emotionaler in L1 wahrgenommen zu werden (Dewaele 2009: 121).

In der Selbstwahrnehmung von 1039 Zwei- und Mehrsprachigen – sowohl späten Zweisprachigen als zweisprachig Aufgewachsenen – geben zwei Drittel an, zumindest in manchen Kontexten mit dem Sprachwechsel auch eine Veränderung der Persönlichkeit an sich wahrzunehmen (vgl. Pavlenko 2006: 27). Auch Koven 1998 stellt in Bezug auf 23 französisch-portugiesische Zweisprachige (mit doppeltem Erstspracherwerb) fest, dass sich ihre Selbst- und Fremdwahrnehmung mit dem jeweiligen Sprachwechsel verändert. Seiner quantitativen und qualitativen Fallstudie zu einer in Frankreich aufgewachsenen Tochter portugiesischer Eingewanderter zufolge (vgl. Koven 2007) nimmt sich die junge Frau auf Französisch nicht nur selbst als intensiver und weniger reserviert wahr als auf Portugiesisch, sondern wird auch von Dritten so wahrgenommen.[5]

Die Frage nach einer unterschiedlichen Erinnerungsfähigkeit konsekutiv Zweisprachiger in ihren verschiedenen Sprachen untersuchen Schrauf/Rubin bei Hispanics in den USA mit dem Fokus auf zwei Teilaspekte: a) den Einfluss der jeweiligen Sprache der Erinnerungswiedergabe auf Detailgenauigkeit und Affektivität des Erinnerten, und b) die Frage, ob emotionalere Details erinnert werden, wenn in derselben Sprache verbalisiert wird, in der eine Erfahrung stattfand.[6] Die UntersuchungsteilnehmerInnen sind immer in der Spätadoleszenz bzw. im frühen Erwachsenenalter in die USA immigrierte L1-SpanischsprecherInnen, die zum Zeitpunkt der Untersuchung mindestens 50 Jahre alt waren. Sie wurden stets an einem Tag auf Englisch und an einem anderen auf Spanisch jeweils mindestens 90 Minuten zu autobiographischen Erinnerungen befragt.[7]

---

5   Koven 1998 und 2007 haben drei Zugänge zu sprachlichen Darstellungen Bilingualer in ihren beiden Idiomen: Zunächst analysiert die Autorin mehrere L1- und L2-Darstellungen ein und desselben Ereignisses. Nach der linguistischen Analyse werden die Zweisprachigen zu ihrer Selbstwahrnehmung beim Sprechen der jeweiligen Sprache befragt und schließlich beurteilen demographisch ähnlich situierte Zweisprachige die Erzählungen in Bezug auf Emotionalität, Intensität etc.
6   Schrauf unterscheidet vier Faktoren: Untersuchungssprache, Erlebnissprache, Erlebnisalter und Häufigkeit des Wiedererinnerns (vgl. Schrauf 2006: 299), sowie drei Arten von sprachlichen Erinnerungen: explizite Inhalte (wie z. B. Zitate), inneres Sprechen (das z. B. durch Lautdenken manifest gemacht werden kann) und Denken (*propositional thought*).
7   Schrauf/Rubin arbeiten mit unterschiedlichen Settings (*key words*, thematischen Interviews etc.) und unterschiedlichen Gruppen von Befragten (Männern 65+ vs. gemischtgeschlechtlichen Gruppen 42+, deren Herkunft zwischen Argentinien, Kuba,

Ihre Antworten zeigen, dass manches einzelsprachlich erinnert wird, dabei aber die Sprache der Erinnerungswiedergabe kaum von Bedeutung ist, da sie weder die Affektivität noch die Detailgenauigkeit wesentlich beeinflusst. Nicht bestätigt wird also die Annahme, dass das vor der Migration Erlebte besser durch die Erstsprache erinnert wird.[8] Die Schlussfolgerung, dass Erlebnisse nur z. T. in der jeweiligen Sprache gespeichert werden (vgl. Schrauf/Rubin 1998: 437), widerspricht allerdings nur scheinbar der Untersuchung russischer US-MigrantInnen von Marian/Neisser, die zu dem Ergebnis kommen, dass die Erstsprache eine Art Königsweg zu den Kindheitserinnerungen darstellt; denn bei Marian/Neisser sind die Befragten durchschnittlich nur 22 Jahre alt und leben erst sieben Jahre in den USA. Auch wenn Schrauf/Rubin (vgl. 1998: 449) betonen, dass Zweisprachige den gleichen Zugang zu ihren Erinnerungen in ihren beiden Sprachen haben und die Sprachwahl keinen Einfluss auf Erinnerungsdetails hat, so liefert ihre Untersuchung gleichzeitig Hinweise darauf, dass die aus der Zeit vor der Migration erinnerten Erlebnisse häufiger mit L1 verknüpft sein müssen; denn zehn der 12 Personen geben im Nachgang zur jeweiligen Sitzung an, dass die Sprache, in der sie erinnerten (*internal language*), manchmal nicht mit der Befragungssprache übereingestimmt habe.[9]

Neben der Erinnerungsleistung ist auch Intensität ein Thema der kognitionspsychologischen Zweisprachigkeitsforschung. Dazu bestätigen Schrauf/Rubin 2004 in ihrer Untersuchung von 30 etwa 70-jährigen US-Puerto RicanerInnen das Ergebnis von Marian/Kaushakaya 2004: „Some emotional intensity is lost [in L2]" (Schrauf/Durazo-Arvizu 2006: 306). Höhere Intensität sei nämlich dann

---

Guatemala und Spanien variiert). In einigen Studien werden die Ergebnisse mit denen einer Kontrollgruppe sesshafter US-AmerikanerInnen verglichen (vgl. Schrauf/Rubin 1998: 446).

8   Die Hypothese „that the recall for events prior to immigration would emerge more readily when cued in the mother tongue" (vgl. Schrauf/Rubin 1998: 437) hatten Untersuchungen von Otoya 1987 und Marian/Neisser 1997 nahegelegt; auch Bugelski 1977 „points in the direction of differential sampling of memory according to language" (Schrauf/Rubin 1998: 440).

9   Allerdings liegt der spanischsprachige Anteil der vormigratorischen Erinnerungen bei 82 % gegenüber dem englischsprachigen von nur 18 %, während nachmigratorische Erinnerungen zu 65 % englischsprachig gegenüber 35 % spanischsprachig wahrgenommen werden (vgl. Schrauf/Rubin 1998: 450). Schrauf/Rubin (1998: 450) vermuten deshalb, „that memories which are recalled specifically in English correspond to events which happened only after an individual had begun cognitive processing in English during exercised contact with the language".

im Spiel, wenn Erinnerungssprache (*language of retrieval*) und Erlebnissprache (*language of encoding*) identisch seien. Zusammenfassend ist festzuhalten, dass das Alter bei Spracherwerb und Befragung wie auch die Sprachkompetenz für die Erinnerungsleistung, das Affekterleben und den Affektausdruck in der jeweiligen Sprache eine entscheidende Rolle spielen. Während zum Stellenwert der Einzelsprache in Bezug auf die Erinnerungsfähigkeit widersprüchliche Ergebnisse vorliegen, scheint ihre Bedeutung für das Affekterleben unbestritten. Dies signalisieren neben den kognitionslinguistischen Untersuchungen auch psychoanalytische Behandlungsberichte. So legen Javiers Fallbeispiele nahe, dass seine in L2 behandelten PatientInnen mit ihrer Erstsprache auch unliebsame Konflikte und Erinnerungen abwehren (vgl. Javier 1995 und 1996).[10] Die Vermutung, dass L2 als Abwehr gegen mit L1 verknüpften Konflikten eingesetzt werden kann, wird indirekt durch Behandlungsberichte bestätigt, in denen der spontane Einsatz von L1 durch die TherapeutInnen neue Bewegung in den Behandlungsprozess brachte (vgl. Pérez Foster 1992 und 1996). Auch Äußerungen zweisprachiger PatientInnen, die sich in der jeweiligen Sprache als andere Persönlichkeiten als in L1 wahrnahmen (vgl. Rozensky/Gomez 1983, Santiago-Rivera/Altarriba 2002), scheinen diese Spaltung zu bestätigen.

Angesichts dieser zum Teil widersprüchlichen Ergebnisse scheint die systematische Befragung von Zweisprachigen, die sich einer psychoanalytischen Behandlung in einer L2 unterzogen haben, vielversprechend.

3. Korpus

Im Mittelpunkt der vorliegenden Untersuchung stehen mehrsprachige MigrantInnen mit mehrjährigen Psychoanalyseerfahrungen in (einer) ihrer Zweitsprache(n). Allein durch diese Therapieerfahrung dürfte dieser Personenkreis besonders sensibilisiert sein für Mechanismen und Probleme der Artikulation persönlichen Erlebens in und mit einer Zweitsprache. Darüber hinaus handelt es sich durchweg um Menschen, die im weitesten Sinne SpracharbeiterInnen sind, d. h. Individuen, für die Sprache das zentrale Instrument ihrer beruflichen Tätigkeit darstellt: SprachlehrerInnen, ÜbersetzerInnen, [angehende] Psychoanalytike-

---

10 Von den Mäandern der Assoziationen bei seinen mehrsprachigen PatientInnen berichtet schon Freud. Das berühmteste Beispiel hierfür ist „der Wolfsmann", ein russischer Patient mit französischer Kinderfrau und langjährigen Auslandsaufenthalten (vgl. Freud 1940). Einen dezidierten Fokus auf Mehrsprachigkeit haben die psychoanalytischen Studien von Amati Mehler/Argentieri/Canestri 2010; Grinberg 1990; Kronsteiner 2003; Möhring 1995; Pedrina 1999 und Zeul 1995.

rInnen und JournalistInnen. Neben ihren Erfahrungen mit ihrer Zweisprachigkeit in der Psychotherapie fokussiert die vorliegende Untersuchung die sprachlichen Besonderheiten, die sie in den in der Regel zweisprachig geführten Gesprächen manifestieren. Um ihr sprachliches Verhalten in L1 und L2 möglichst authentisch zu erfassen, wird in der nach Schütze konzipierten Technik des „thematischen Interviews" versucht, durch pointierte offene Fragen die monologische Dominanz der InterviewpartnerInnen zu erreichen (vgl. Schütze 1983).

Bislang wurden 19 Gespräche geführt.[11] Das Kernkorpus besteht aus 17 mehrsprachig (Deutsch, Französisch, Englisch und Italienisch) und zwei einsprachig Deutsch[12] geführten Gesprächen einer Dauer zwischen 29:21 und 96:27 (durchschnittliche Dauer: ca. 40 Min). Die meisten Interviews wurden zweisprachig, zwei wurden dreisprachig und zwei einsprachig geführt. Die InformantInnen sind ausnahmslos erwachsene MigrantInnen der ersten Generation, die in einer Großstadt leben (Berlin, Rom, Paris); etwa drei Viertel kommen aus zweisprachigen Familien (bei sieben Befragten waren die Eltern, bei dreien ein Großelternteil anderssprachig), mehr als ein Drittel sind TransmigrantInnen (sieben Befragte); zumindest für die Zeit ihrer mehrjährigen Therapie waren alle „sesshaft". Zwei der InformantInnen waren sowohl in L1 als in L2 in einer mehrjährigen Psychoanalyse, drei haben zumindest kürzere therapeutische Erfahrungen auch in L1. Alle lebten zum Zeitpunkt der Psychoanalyse mindestens 5 Jahre in der neuen Heimat. 16 der Befragten sind weiblich, drei männlich; ihr Alter lag zum Zeitpunkt der Befragung zwischen 32 und 67 Jahren (Durchschnittsalter: ca. 43 Jahre).

4. Methode und Erkenntnisinteressen

Nach der Kontaktaufnahme bekamen die TeilnehmerInnen die schriftlichen Unterlagen für die Studie: ein Informationsblatt, einen Fragebogen und ihre jeweilige Einverständniserklärung. Es wurde ein Termin für ein ca. einstündiges Gespräch vereinbart und darum gebeten, den Fragebogen zu sprachlicher Herkunft, Zweitspracherwerb, Sprachkompetenz und Sprachgebrauch ausgefüllt mitzubringen.

Am Anfang des Gesprächs wurde die Methode des thematischen Interviews kurz erläutert und die TeilnehmerInnen dazu aufgefordert, in ihren Antworten

---

11 Da es schwierig ist, geeignete „echte" PatientInnen zur Teilnahme zu gewinnen, sind viele TeilnehmerInnen (12 von 19) zukünftige TherapeutInnen, die selbst ein quasi-professionelles Interesse an der Fragestellung haben.

12 Hier sind die Erstsprachen Syrisch/Arabisch und Türkisch. Die ersten drei Gespräche mit einer Syrerin, einer Türkin und einem Briten waren ursprünglich als Pré-Enquête vorgesehen, erwiesen sich aber ebenfalls als verwertbar.

zu „erzählen". Die dazu vorbereiteten Fragen gaben möglichst offene Impulse. Ihnen lag ein Leitfaden zugrunde, der für die Einzelnen – wenn mir dies möglich war – in ihren jeweiligen Sprachen vorbereitet worden war. Drei Themenkreise standen dabei im Vordergrund:

- Unterschiede im Erleben und im Ausdruck von Emotionalität zwischen L1 und L2
- sowohl der berichtete als auch der zu beobachtende Umgang mit erinnerten emotional besetzten Wörtern in L1
- die Selbst- und Fremdwahrnehmung beim Sprechen in L2 vs. L1

Die erste Frage war in jedem Interview die nach der persönlichen Bedeutung der Zweisprachigkeit (*Was bedeutet es für Sie, zweisprachig zu sein?*). Die Fragen, die das Gespräch im weiteren Verlauf strukturierten, wurden dem jeweiligen Gespräch angepasst, um einen möglichst natürlichen Verlauf zu gewährleisten.[13] In einem unmittelbar nach dem Interview verfassten Kurzprotokoll wurden allgemeine Eindrücke und parasprachliche Auffälligkeiten festgehalten.

5. Ergebnisse

Um Erfahrung und Sprachgebrauch der Befragten ausschnitthaft zu beleuchten, werden im Folgenden zunächst performative und inhaltliche Gemeinsamkeiten der Gespräche festgehalten. Auf der Performanzebene beschränke ich mich dabei auf „transkodische Markierungen" (vgl. Lüdi/Py: ³2003: 141).

5.1. Performanzebene

I. „Transkodische Markierungen"

- Fast alle GesprächspartnerInnen haben in unterschiedlichen Ausprägungen einen Akzent oder Auffälligkeiten in der Satzmelodie ihrer Zweitsprache. Besonders beeindruckend ist, dass drei Teilnehmerinnen einen „ausländischen" Akzent in **all** ihren während des zwei- oder dreisprachig geführten Interviews verwendeten Codes manifestieren (P5, P6 und P10). Darauf angesprochen, bewertet nur eine ihre überall als **fremd** wahrgenommene Aussprache bzw.

---

13 Die Interviews wurden mit einem Voice Recorder (Olympus Linear PCM Recorder LS-5) aufgezeichnet, Auszüge mit Hilfe der frei verfügbaren Transkriptionssoftware f5 transkribiert.

Wortwahl als positiv (P10 43:19),[14] während P5 und P6 angeben, unter dieser durchgehenden Markierung zu leiden.
- Von den in den Interviews selbst zu beobachtenden Interferenzen sei das zweimalige *Ich habe die Analyse unterbrochen* statt *abgebrochen* der italienischen L1-sprachlich italienischsprachigen P12 (12:10 und 14:23) angeführt und das Gespräch mit der französischen L1-sprachlich französischsprachigen P11, die seit mehr als 25 Jahren in Deutschland lebt und arbeitet, so dass es ebenfalls schwerfällt, ihre Fehlleistungen einer unzureichenden Sprachkompetenz zuzuschreiben: In ihrer zweimaligen Klage *meine Muttersprache *verharmt immer mehr* (P11: 2:58 und 35:32), wird man durch das hyperkorrektive *h* zum einen auf dt. *verhärmt* ‚verbittert' gestoßen, und zum anderen an dt. veraltet *Harm* ‚Kummer, Qual' erinnert. Später spricht sie – vermutlich aufgrund von frz. *se plonger dans* – davon, dass sie 1989 nach ihrer Ankunft in Deutschland *erstmal ins Deutsche *untergetaucht* (P11: 35:49) sei.
- Eine weitere Auffälligkeit sind Codeswitchings (P6, P15), die übrigens weit seltener bei ausgebildeten AnalytikerInnen vorkommen als bei denjenigen, die in der Ausbildung sind bzw. die Behandlung aus therapeutischen Gründen durchgeführt hatten.
- Nur zwei Interviewte neigten zum Verdoppeln von Teilen ihrer Äußerungen in der jeweils anderen Sprache (vgl. Bechert/Wildgen 1991: 6 f.), wie *tipo, de genre* (P9 32:31), *nuclei, noyaux* (P9), *Le do la mia autorizzazione. Ich kann Ihnen meine Erlaubnis geben* (P15: 34:46).

5.2. Inhalts- oder Berichtsebene

II. Kommunikationsstrategien in L2

Schon die Wahl der AnalytikerInnen, von der ca. ein Viertel der Befragten angibt, sie aufgrund von deren (supponierter) Migrationserfahrung gewählt zu haben (z. B. als Italienerin in Berlin zu einer spanischen Analytikerin zu gehen), ist als eine Kommunikationsstrategie zu werten.

Obwohl die meisten Befragten in ihren mehrjährigen Behandlungen offenbar nie in ihrer Erstsprache gesprochen haben, erinnern sich sieben von ihnen an signifikante Ausdrücke, die sie zuerst in L1 gesagt und dann wörtlich für den Behandler/die Behandlerin übersetzt haben: *prima lo dicevo in italiano e poi lo tra-*

---

14 Die Teilnehmerin gibt an, dass diese Markierungen völlig charakteristisch für sie seien. Sie sei *absolument enchantée de ça*, weil sie sich tatsächlich nirgendwo vollkommen zugehörig fühle.

ducevo in tedesco (P2: 28:39). In diesen Kontext gehört, dass der englischsprachige P13 in dem französisch-englisch geführte Interview die vielsagende Formulierung gebraucht, dass er sich in seiner jetzigen Therapie [in L2 Französisch] *autorisiere*, etwas zunächst auf Englisch zu sagen, um es erst dann ins Französische zu übersetzen (P13: 21:10).

III. Verständigungsprobleme in L2

Alle Befragten berichten von der Erfahrung, dass sie in ihrer Behandlung nur unzureichend Dinge in L2 darstellen konnten, die sie in L1 erlebt hatten. Die meisten führen dies auf eigene Mängel in L2 zurück, manche jedoch auf objektive sprachliche Gegebenheiten, wie die arabischsprachige P4: *hab ich so die Limits gespürt, dass ich bestimmte Dinge nicht transportieren konnte, weil die deutsche Sprache nicht darüber* [poetische Metaphern] *verfügt* (P4: 27:37). Auch unterstreichen nahezu alle TeilnehmerInnen ihre Zweifel an der Übersetzbarkeit zentraler Begriffe und können sich trotz der zeitlichen Distanz zu ihrer Behandlung an L1-Ausdrücke erinnern, für die sie erfolglos nach einer für sie befriedigenden Entsprechung in L2 gesucht hatten:

- engl. *something I have to get off my chest* ‚etwas von der Brust haben müssen' [etwas loswerden wollen] (P13: 9:18)
- sard. *inpoiare* ‚schwimmen/nackt sein' (P2: 13:35)
- türk. *ayip* ‚Scham, Schande [‚das gehört sich nicht']' (P3: 38:55)
- arab. *bersek* ‚neben dem Bauch' [‚Schamhaare'] (P4: 27:37)
- türk. *öküz* ‚Ochse' [derbes türk. Schimpfwort] (P3: 68:14)
- thai. *Thong pai* ‚Goldblatt' [Name der Kinderfrau] (P6: 15:10)
- dt. *Feierabend* und *Loyalität* (P8: 24:17)
- ital. *la mia donna* ‚meine Frau/Herrin' (P1: 08:58)

IV. Sprachlich bedingte Missverständnisse

Nicht überraschen dürfte, dass die Befragten von vielsagenden sprachlichen Missverständnissen berichten, die in ihren Behandlungen z. T. auch thematisiert und interpretiert wurden. Hierbei geht es um

- Interferenzen durch zu wörtliche Übertragung einer Redewendung aus einer Sprache in die andere. So sagt P12 (L1: Italienisch) aufgrund der italienischen Redewendung *lo sa meglio di me* zu ihrer deutschen Analytikerin: *das wissen Sie besser als ich* statt *genauso gut* (P12: 17:51) oder P1 (L1 ebenfalls Italienisch) interpretiert die Frage ihrer deutschen Analytikerin *Was fehlt Ihrem Kind?* als Vorwurf ihrer „Verfehlung" als Mutter (P1: 70:46)

- Verwechslungen ähnlicher Wörter in L2 – fast klassisch ist die Fehlleistung, die P10 [L1: Französisch] aus ihrer italienischsprachigen Analyse erinnert: Statt *la penna* ‚Füller' habe sie *[il] pene* ‚Penis' gesagt (P10: 05:16).

Wie schon zu sehen war, finden solche Versprecher, bei denen die unzureichende Sprachbeherrschung oftmals nur an der Oberfläche eine tiefgründigere Mitteilungsebene verdeckt, auch in den Interviews statt.

V. Leiden an L2 – das unerreichte Ideal

Ein vielleicht überraschendes Ergebnis ist, dass vier der 19 akademisch gebildeten Befragten angeben, ihre Mehrsprachigkeit nicht vorrangig als Bereicherung, sondern oft mehr als Verarmung, nämlich der Erstsprache, zu erleben. Sie deklassieren die eigene Zweisprachigkeit primär als *Verarmung* (P11: 02:58), geben an, sich von ihren Sprachen *dominiert* zu fühlen (P6: 42:00) oder heben das Unzureichende ihrer Sprachkompetenz hervor (*überall fehlt was*: P3: 67:22).

Zweifellos wird oft an Sprache etwas festgemacht, das sich auch in anderen Dingen manifestieren könnte (P6 räumt an einer Stelle ein: *c'est ma projection*; 37:23). Doch diese kritische Selbsteinschätzung in Bezug auf die Sprachkompetenz ist keineswegs nur ein neurotischer Tick. Sie verdankt sich vielmehr einer idealisierten Vorstellung von ‚Zweisprachigkeit'. Dies zeigen zum einen die drei Antworten auf die Eingangsfrage (*Was bedeutet es für Sie zweisprachig zu sein?*), die die Zweisprachigkeit für die eigene Person in Abrede stellen (wohlgemerkt nach zehn Jahren im Gastland und intensivem Gebrauch der Zweitsprache). Zum anderen demonstrieren dies die Klagen über *Lücken, Verarmungen* und *fehlende Tiefe* in L1 (P3: 67:22) mit zunehmendem Auslandsaufenthalt. Hier soll nicht der Unterschied zwischen doppeltem Erstspracherwerb mit gleichbleibendem Kontakt zu beiden Sprachen (wie bei P3) und einem Zweitspracherwerb im Erwachsenenalter in Abrede gestellt werden. Aber die selbstkritischen Äußerungen verraten Idealvorstellungen, die die Einzelnen mehr hemmen als anspornen und die für die unter ihrem Anderssein leidenden unter ihnen zumindest mitverantwortlich sein dürften.

Die psychoanalytische Behandlung bietet in dieser Hinsicht einen Freiraum, in dem es möglich ist, alles zu sagen – auch das grammatisch nicht ganz Korrekte,[15] den indes nicht alle nutzen können (vgl. P12).

---

15 *Ich hatte nie diesen Druck gehabt, ich müsste unbedingt eine perfekte* [sic] *Deutsch sprechen. Das war nie meine* [sic] *Anliegen – wenigstens nicht in der Analyse* (P2: 18:23).

- Im *Gefühl, etwas verpasst* (P2: 03:29), oder in der Vermutung, *sicher mehr Emotionalität in L1* zu haben (P2: 6:51), wünschen sich drei Befragte, irgendwann eine Analyse in L1 machen zu können.

- Verbunden mit der kritischen Selbstwahrnehmung entwerfen vier Interviewte Fantasien über einsprachige *Sprachparadiese* (P1: 5:11 und P6: 31:53) oder über andere, *geniale* Zweisprachige, die *nie mischen* und die sprachlich *alles besser* können (P5: 12:10; vgl. P9: 32: 20).

In dieselbe Richtung geht ein Aspekt, der hier aus Raumgründen nur angedeutet werden kann: Das Problem der Scham, das in gut der Hälfte der Interviews – ohne dass eine Frage in diese Richtung lenkte – zentral thematisiert und regelmäßig mit der Sprache bzw. dem Sprechen verknüpft wurde: Man schämt sich für die eigene Aussprache einzelner Laute ([r] – P5: 24:01–), über den französischen Akzent der eigenen Mutter im Deutschen (P7: 27:43), die eigene (türkische – P3: 23:09 –, oder italienische – P5: 22:45 –) Schamkultur oder bemängelt falsche Ausdrücke für ‚Schamhaare' in L2 (P4: 14:52). Drei TeilnehmerInnen erklären, dass sie in ihrer Erstsprache zu viele Schamgefühle hätten für eine Psychoanalyse. In dieselbe Richtung weist die völlige Blockade, über die P9 (L1 Italienisch) aus ihrer französischsprachigen Analyse berichtet: Dazu aufgefordert, etwas über ihre Mutter in ihrer Erstsprache zu sagen, habe sie vor Aufregung kein Wort herausbringen können (*J'ai éprouvé une émotion terrible, je n'ai pas pu parler*; P9: 11:10).

6. Schluss

Etwa die Hälfte der Befragten gibt an, dass sie in der Zweitsprache *distanzierter* und *freier* über innere Konflikte und Erfahrungen sprechen konnten.[16]

Diese Erfahrung teilen die Befragten mit vielen in einer Zweitsprache schreibenden SchriftstellerInnen,[17] wie der anglo-kanadischen Schriftstellerin Nancy Huston, die als Studentin in Paris zum Französischen als der Sprache des Schreibens überging:

> la langue française (et pas seulement ses mots tabous) était, par rapport à ma langue maternelle, moins chargée d'affect et donc moins dangereuse. Elle était froide, et je l'abordais froidement. Elle m'était égale. C'était une substance lisse et homogène, autant dire neutre. Au début, je m'en rends compte maintenant, cela me conférait une immense liberté dans l'écriture (Huston 1999: 63).

---

16 *Mi sono sentita libera di poter parlare di tutto di maniera distante* (P1 35:37), vgl. P3: 21:40 und P9 46:32.

17 Z. B. Beckett, Jerzy Kosinski, Nancy Huston, Josip Novakovich, Eva Hofmann – Literatur dazu in Hyland 2003, Obendiek 2000 sowie in Amati Mehler 2010.

Die Psychoanalytikerin Amati Mehler geht aus der Erfahrung ihrer Behandlung von mehrsprachigen PatientInnen in einer L2 noch einen Schritt weiter:

> Wir sind immer mehr davon überzeugt, dass das Erlernen einer neuen Sprache – in welchem Alter auch immer – eine entscheidende Möglichkeit bietet, intrapsychische Verhältnisse neu auszuhandeln oder wiederherzustellen und auf diese Weise unsere Innenwelt grundlegend zu verändern (Amati Mehler 2010: 356).

Dass durch eine Zweitsprache psychische Verhältnisse „neu ausgehandelt" werden können, ist der größeren Distanz zu ihr zuzuschreiben, die dazu führt, dass die Wörter hier nicht denselben Affekt transportieren wie die Entsprechungen in der Erstsprache. Hinzu kommt, dass die Zweitsprache oft nicht in gleicher Weise „unter Kontrolle" ist: Was wie ein lockereres Verhältnis zu den Wörtern und den Regeln der Grammatik aussieht, lässt auch Schlupflöcher für schiefe Redewendungen und vielsagende Versprecher entstehen, wodurch Assoziationen eine völlig neue Richtung einschlagen können.

Doch welche Konsequenzen ergeben sich daraus, dass die Arbeit in einer Zweitsprache etwas anderes ist als „dieselbe Arbeit" in der Erstsprache? Sprachtheoretisch ist die Konsequenz, dass Wörter nicht nur ein Instrument der Kommunikation sind, sondern auch eine kognitive Funktion haben (das bestreitet nicht einmal der eingangs zitierte Gerhards) und, dass man mit den scheinbar äquivalenten Äußerungen in einer anderen Sprache offenbar doch etwas anderes tut.[18] Sprachpolitisch bedeutet es, dass das Verhältnis von L1 und L2 auf keinen Fall als striktes Entweder-Oder zu begreifen ist, wie dies jedoch de Swaans suggeriert, wenn er schreibt:

> Still, I think that parents and children [of migrant families and other ethnic minorities] would prefer to learn the national language as well as possible than to forever float about in the wash water of their native language (572).

De Swaans Polemik gegen das „rewarding of their knowledge of their home language with a grade", das nur den ewigen Verbleib im Sumpf der Muttersprache befördere, ist absolut unangebracht. Naiv ist dabei vor allem das „than": Denn es geht nicht darum, mit dem Erlernen einer Zweitsprache das „wash water" der *native language* möglichst schnell für immer zu verlassen und wirklich unterzutauchen in L2 (um mit P11 zu sprechen). Es geht darum, beiden Sprachen einen inneren Raum zu geben.

---

18 Diese Dimension beschreibt Jakobsons *poetische Funktion* der Sprache, die die Orientierung auf den Ausdruck als solchen, auf seine sprachliche Gestaltung ins Zentrum stellt.

Die Interviews mit den SpracharbeiterInnen in L2 zeigen: Man läuft nicht einfach zu L2 über, selbst wenn man über Jahre nur in dieser Sprache spricht, arbeitet die Erstsprache weiter. Die Erstsprache ist „der Lebenssaft" – oder wie es eine rumänische Studentin, seit vier Jahren auf einem internationalen Campus in Deutschland in die englische Sprache eingetaucht, formuliert: *my native language is a part of me, my blood, what flows through me, daily.*

Literaturverzeichnis

Altarriba, Jeanette (2003). „Does *cariño* equal 'liking'? A theoretical approach to conceptual nonequivalence between languages." International Journal of Bilingualism 7:3. 305–322.

Amati Mehler, Jacqueline/Simona Argentieri/Jorge Canestri (2010). *Das Babel des Unbewussten. Muttersprache und Fremdsprachen in der Psychoanalyse.* (Aus dem Italienischen von Klaus Laermann. Mit einem Geleitwort von Marco Conci, einem Vorwort von Otto F. Kernberg und einer Einleitung von Tullio De Mauro.) Gießen: Psychosozial-Verlag.

Auer, Peter/Li Wei (Hrsg.) (2009a). *Handbook of Multilingualism and Multilingual Communication.* Berlin, New York: Mouton de Gruyter.

Auer, Peter/Li Wei (2009b). „Introduction: Multilingualism as a problem? Monolingualism as a problem?" In: Auer/Wei (2009a). 1–12.

Bausch, Karl-Richard/Herbert Christ/Hans-Jürgen Krumm (Hrsg.) (⁴2003). *Handbuch Fremdsprachenunterricht.* Tübingen: Francke.

Bechert, Johannes/Wolfgang Wildgen (1991). *Einführung in die Sprachkontaktforschung.* Darmstadt: Wissenschaftliche Buchgesellschaft.

Deller, Jürgen (1996). „Interkulturelle Eignungsdiagnostik." In: Thomas (1996). 283–316.

Deller, Jürgen/René Kusch/Julia Meyer (2007). „Internationale Entsendungen von Mitarbeitern deutscher Unternehmen – Erste Ergebnisse einer empirischen Studie." In: Rausch (2007). 581–595.

Deutscher, Guy (2011). *Through the Language Glass. Why the World Looks Different in Other Languages.* London: arrow books.

Dewaele, Jean-Marc (2009). „Becoming bi- or multi-lingual later in life." In: Auer/Wei (2009a). 101–130.

Erfurt, Jürgen/Maria Amelina (Hrsg.) (2008). *Elitenmigration und Mehrsprachigkeit.* Osnabrücker Beiträge zur Sprachtheorie (OBST) 75.

Freud, Sigmund (⁶1940). „Aus der Geschichte einer infantilen Neurose." (1917). In: Freud, Sigmund. *Gesammelte Werke. Werke aus den Jahren 1917–1920,* hg.v. Anna Freud u. a. Bd. IX. Frankfurt am Main: Fischer. 27–158.

Gerhards, Jürgen (2010). *Mehrsprachigkeit im vereinten Europa: transnationales sprachliches Kapital als Ressource in einer globalisierten Welt.* Wiesbaden: VS Verlag für Sozialwissenschaften.

Grinberg, León/Rebeca Grinberg (Hrsg.) (1990). *Psychoanalyse der Migration und des Exils.* München etc.: Verlag Internationale Psychoanalyse.

Hoffman, Eva (1989). *Lost in translation. A life in a new language.* Harmondsworth etc.: Penguin Books.

Holtus, Günter/Michael Metzeltin/Christian Schmitt (Hrsg.) (2001). *Lexikon der Romanistischen Linguistik.* Bd. 1, 2. Tübingen: Niemeyer.

Huston, Nancy (1999). Nord perdu *suivi de* Douze France. Arles: Actes Sud.

Hyland, Ken (2003). *Second language writing.* Cambridge etc.: Cambridge UP.

Javier, Rafael (1995). „Vicissitudes of Autobiographical Memories in a Bilingual Analysis." In: *Psychoanalytic Psychology*, 12,3. 429–438.

Javier, Rafael (1996). „In Search of Repressed Memories in Bilingual Individuals." In: Pérez Foster/Moskowitz/Javier (1996). 225–241.

Jostes, Brigitte (2012). „Altersstarrsinn oder Altersweisheit? Die sprachliche Bildung der Älteren." In: Lindorfer/Malatrait (2012). 43–68.

Kielhöfer, Bernd (2001): „Spracherwerb." In: Holtus/Metzeltin/Schmitt (2001). 34–63.

Klein, Wolfgang (1987²). *Zweitspracherwerb. Eine Einführung.* Frankfurt am Main: Athenäum.

Kluge, Bettina (2005). *Identitätskonstitution im Gespräch. Südchilenische Migrantinnen in Santiago de Chile.* Frankfurt am Main: Vervuert. 88–128.

Koven, Michèle (1998). „Two languages in the self / the self in two languages: French Portuguese bilinguals' verbal enactments and experiences of self in narrative discourse." *Ethos* 26:4. 410–455.

Koven, Michèle (2007). *Selves in two languages. Bilinguals' verbal enactments of identity in French and Portuguese.* Amsterdam etc.: Benjamins.

Krefeld, Thomas (2004). *Einführung in die Migrationslinguistik. Von der Germania italiana in die Romania multipla.* Tübingen: Narr.

Kronsteiner, Ruth (2003). *Kultur und Migration in der Psychotherapie.* Frankfurt am Main: Brandes & Apsel.

Lindorfer, Bettina/Solveig Kristina Malatrait (Hrsg.) (2012). *Alter(n) in der Stadt. Viellir en ville. Sprach- und literaturwissenschaftliche Beiträge aus Romanistik und Germanistik.* Berlin: Frank & Timme.

Lüdi, Georges/Bernard Py (³2003). *Être bilingue. Zweisprachigkeit durch Migration.* Bern etc.: Lang.

Mey, Günter/Katja Mruck (Hrsg.) (2010a). *Handbuch. Qualitative Forschung in der Psychologie*. Wiesbaden: VS Verlag für Sozialwissenschaften.

Mey, Günter/Katja Mruck (2010b). „Interviews." In: Mey/Mruck (2010a). 423–435.

Möhring, Peter (Hrsg.) (1995). *Interkulturelle psychoanalytische Therapie*. Frankfurt am Main: Brandes & Apsel.

Moosmüller, Alois (2007). „Lebenswelten von Expatriates." In: Straub (2007). 480–488.

Nohl, Arnd-Michael/Karin Schittenhelm/Oliver Schmidtke/Anja Weiß (2006). „Kulturelles Kapital in der Migration." *Forum Qualitative Sozialforschung* 7:3 [online] http://www.qualitative-research.net/index.php/fqs/article/view/142/311 (16.10.2012).

Obendiek, Edzard (2000). *Der lange Schatten des babylonischen Turmes: das Fremde und der Fremde in der Literatur*. Göttingen: Vandenhoeck & Ruprecht.

Oksaar, Els (2003). *Zweitspracherwerb. Wege zur Mehrsprachigkeit und zur interkulturellen Verständigung*. Stuttgart: Kohlhammer.

Pavlenko, Aneta (2005). *Emotions and Multilingualism*. New York: Cambridge UP.

Pavlenko, Aneta (Hrsg.) (2006). *Bilingual Minds. Emotional Experience, Expression and Representation*. Clevedon etc.: Multilingual Matters Ltd.

Pedrina, Fernanda (1999). *Kultur, Migration, Psychoanalyse. Therapeutische Konsequenzen theoretischer Konzepte*. Tübingen: Edition Diskord.

Pérez Foster, Rose Marie (1996). „Assessing the Psychodynamic Function of Language in the Bilingual Patient." In: Pérez Foster/Moskowitz/Javier (1996). 243–263.

Pérez Foster, Rose Marie (1992). „Psychoanalysis and the Bilingual Patient: Some Observations on the Influence of Language Choice on the Transference." *Psychoanalytic Psychology* 9/1. 61–76.

Pérez Foster, Rose Marie/Michael Moskowitz/Rafael Javier (Hrsg.) (1996). *Reaching Across Boundaries of Culture and Class. Widening the Scope of Psychotherapy*. Nothvale, London: Jason Aronson.

Rausch, Karin (Hrsg.) (2007). *Organisation gestalten – Struktur mit Kultur versöhnen*. Lengerich: Pabst.

Rozensky, Ronald/Gomez, Madeleine (1983). „Language switching in psychotherapy with bilinguals. Two problems, two models and case examples." *Psychotherapy. Theory, Research and Practice*, 20,2. 152–160.

Santiago-Rivera, Azara/Jeanette Altarriba (2002). „The Role of Language in Therapy with the Spanish-English Bilingual Client." *Professional Psychology. Research and Practice*, 33,1. 30–38.

Schrauf, Robert W./Ramon Durazo-Arvizu (2006). „Bilingual Autobiographical Memory and Emotion: Theory and Methods." In: Pavlenko (2006). 284–311.

Schrauf, Robert W./David C. Rubin (1998). „Bilingual Autobiographical Memory in older Adult Immigrants: A Test of cognitive Explanations." *Journal of Memory and Language* 39. 437–457.

Schrauf, Robert W./David C. Rubin (2000). „Internal Languages of Retrieval: The bilingual encoding of memories for the personal past." *Memory & Cognition* 28:4. 616–623.

Schrauf, Robert W./David C. Rubin (2001). „Effects of Voluntary Immigration on the Distribution of Autobiographical Memory over the Lifespan." *Applied Cognitive Psychology* 15. S75-S88.

Schrauf, Robert W./David C. Rubin (2004). „The 'language' and 'feel' of bilingual memory: Mnemonic traces." *Estudios de Sociolingüística* 5:1. 21–39.

Schütze, Fritz (1983). „Biographieforschung und narratives Interview." *Neue Praxis* 3. 283–293.

Straub, Jürgen (Hrsg.) (2007). *Handbuch Interkulturelle Kommunikation und Kompetenz. Grundbegriffe, Theorien, Anwendungsfelder*. Stuttgart: Metzler.

Swaan, Abram de (2004). „Endangered languages, sociolinguistics, and linguistic sentimentalism." *European Review* 12:4. 572.

Thomas, Alexander (Hrsg.) (1996). *Psychologie interkulturellen Handelns*. Göttingen: Hogrefe.

Trabant, Jürgen (2006). *Europäisches Sprachdenken: von Platon bis Wittgenstein*. München: Beck.

Trabant, Jürgen (2012). *Weltansichten. Wilhelm von Humboldts Sprachprojekt*. München: Beck.

Wierzbicka, Anna (1999). *Emotions across languages and cultures: diversity and universals*. Cambridge: Cambridge UP.

Zeul, Mechthild (1995). *Rückreise in die Vergangenheit*. Wiesbaden: VS Verlag für Sozialwissenschaften.

Nadine Rentel

Geschriebene Erzählungen über Schmerzen und Emotionen: italienische Geburtsberichte im Internet

1. Einleitung

Der Diskurs über die Schwangerschaft, insbesondere Erzählungen über die Geburt eines Kindes und die Darstellungen damit verbundener Schmerzen und Emotionen, gehören zum privat-intimen Diskursbereich der betroffenen Frauen und waren traditionell auf mündliche Formen der Narration beschränkt. Die (meist weiblichen) Personen, denen das Ereignis mitgeteilt wurde, stammten in der Regel aus dem Verwandten- und Freundinnenkreis der jungen Mütter. Durch die Realisierung von Diskursen in den Neuen Medien nutzen Frauen zunehmend die Möglichkeit, in Internetforen, Weblogs, sozialen Netzwerken oder auf persönlichen Homepages über den Verlauf ihrer Schwangerschaft und das Geburtserlebnis zu berichten. Aufgrund der damit verbundenen medial schriftlichen Realisierung und der Verlagerung in den öffentlich-massenmedialen Raum werden die Diskursparameter grundlegend modifiziert, wodurch die behandelten Kommunikationsinhalte, deren thematische Progression und die Wahl der sprachlichen Strategien wesentlich modifiziert werden. Dabei ist zu beachten, dass man nicht von „dem" Diskurs über Schwangerschaft und Geburt in den Neuen Medien sprechen kann, sondern es handelt sich vielmehr um ein Kontinuum bzw. vielfältige Cybergenres.[1] Eine differenzierte Beschreibung und Analyse des Diskursbereichs bedarf somit empirischer Einzelanalysen, die unterschiedliche Konstellationen kommunikativer Parameter und insbesondere die primäre Funktion der entsprechenden Cybergenres berücksichtigen. Eine bedeutende Rolle spielt dabei der Grad an Öffentlichkeit der Geburtserzählungen.

---

1 Zur Schwierigkeit der Bezeichnung von Online- bzw. Hypertexten, die vor allem aus der funktionalen Heterogenität hypertextueller Strukturen resultiert, siehe z. B. Schröder (2012). Anders als bei „traditionellen" Textsorten werden in Hypertexten oftmals viele unterschiedliche Textfunktionen realisiert. Die in diesem Beitrag analysierten Geburtserzählungen aus dem Internet zeichnen sich jedoch durch eine weitgehende funktionale Homogenität aus bzw. es ist möglich, ein begrenztes Repertoire dominierender Textfunktionen zu determinieren.

Nur wenige sprachwissenschaftliche Studien haben sich bislang mit der Analyse der Relation zwischen Sprache und Emotion beschäftigt, sowohl aus methodisch-theoretischer Perspektive als auch im Rahmen konkreter Textanalysen. Die empirischen Einzelanalysen, die sich der Untersuchung der sprachlichen Ausdrucksmöglichkeiten von Emotionen widmen, konzentrieren sich auf den Diskursbereich der Ärztin-PatientInnen-Interaktion (vgl. z. B. die Studie von Overlach (2008)). In Hinblick auf die Textsorte **Geburtsbericht im Internet** lässt sich konstatieren, dass bisher kaum einschlägige Studien vorliegen; insbesondere der Bereich der romanischen Sprachen ist in diesem Zusammenhang nur unzureichend erforscht (vgl. dazu aber die Studie von Pietrini (2012)). Ziel des Beitrags ist es, die Relation von Sprache und Emotion anhand der Textsorte **Geburtsbericht im Internet** für die Einzelsprache Italienisch näher zu untersuchen. Zu diesem Zweck wurde mit der Methodik der Text- und Diskursanalyse ein Korpus von 20 italienischen Geburtsberichten aus dem Jahr 2011 (veröffentlicht auf der Internetseite www.pianetamamma.it) ausgewertet. Im Zentrum der Beschreibung stehen sowohl die narrative Struktur (Teiltextabfolge) der Erzählungen über das Ereignis der Geburt als auch der Zusammenhang zwischen Emotionen und ihren sprachlichen Manifestationen.

2. Sprache und Emotion – ein lange vernachlässigter Forschungsbereich

Emotionen sind für das menschliche Leben und Erleben konstitutive Phänomene. Emotionen bestimmen einen Großteil unserer Bewusstseinszustände sowie Denk- und Handlungsprozesse und spiegeln sich in allen Bereichen menschlicher Existenzerfahrung wider. Aspekte der Emotionalität waren jedoch lange aus der sprachwissenschaftlichen Untersuchung ausgeschlossen, da man Sprache und Kognition als autonome, von Gefühlen nicht oder nicht wesentlich bestimmte Systeme betrachtete. Die mangelnde Berücksichtigung von Affekten in der sprachwissenschaftlichen Forschung findet sich in ähnlicher Form in der Emotionsforschung wieder, die über einen langen Zeitraum hinweg die Rolle der Sprache für das Herausbilden von Emotionen vernachlässigt hat. Seit einigen Jahren zeichnet sich jedoch eine „emotionale Wende" in der Wissenschaft ab (vgl. Schwarz-Friesel 2007: 1):

> Ein Desiderat der wissenschaftlichen Publikationslandschaft […] ist einerseits ein einführender Forschungsüberblick, der sowohl spezifisch sprachliche, also lexikalische und grammatische […] Faktoren des Themenkomplexes Sprache und Emotion erklärt, kohärent aufeinander bezieht sowie seine konkreten, textuell manifestierten Phänomenbereiche erschließt. (Schwarz-Friesel 2007: 3)

Seit der „emotionalen Wende" gilt das Interesse der Sprachwissenschaft verstärkt der Erforschung der Relation von Sprache und Emotionen. Im Zentrum der Überlegungen stehen dabei sowohl das Entwickeln eines theoretisch-methodischen Analyseinstrumentariums als auch die Analyse einzelner Textsorten bzw. eines Textsortenspektrums, um herauszuarbeiten, anhand welcher sprachlichen Strategien den intersubjektiv nicht unmittelbar zugänglichen Emotionen Ausdruck verliehen wird.

Bei Emotionen handelt es sich um auf innere und äußere Erlebniskomponenten bezogene Bewertungen, die anhand der drei zentralen Parameter der Intensität, der Wertigkeit und der Dauer näher beschrieben werden können:

> Emotionen sind mehrdimensionale, intern repräsentierte und subjektiv erfahrbare Syndromkategorien, die sich vom Individuum ichbezogen introspektiv-geistig sowie körperlich registrieren lassen, deren Erfahrenswerte an eine positive oder negative Bewertung gekoppelt sind und die für andere in wahrnehmbaren Ausdrucksvarianten realisiert werden (können). Die Prozesse der Bewertung betreffen Einschätzungen, mit denen ein Individuum entweder sein eigenes Körperbefinden, seine seelische Befindlichkeit [...] beurteilt. (Schwarz-Friesel 2007: 55)

Mittels Sprache drücken Menschen Gefühle und Empfindungen aus, und mit Hilfe sprachlicher Zeichen teilen wir unseren KommunikationspartnerInnen mit, wie wir uns fühlen, ob wir wütend, böse, glücklich oder empört sind. Sprache fungiert hier als kommunikatives Instrument, um subjektive emotionale Zustände intersubjektiv zu kodifizieren und auf diese Weise mitteilbar zu machen (vgl. Schwarz-Friesel 2007: 11). Bei der Analyse öffentlich zugänglicher Geburtserzählungen lässt sich in Hinblick auf die Art und die Qualität der Emotionen erwarten, dass entsprechend der geltenden gesellschaftlichen Konventionen und der Erwartungen der LeserInnenschaft die Darstellung positiver Gefühle überwiegt.[2] Interessant erscheint daher in besonderer Weise die Frage, ob und wenn ja, anhand welcher sprachlichen Strategien auch negative Empfindungen vermittelt werden. Insbesondere die Kommunikation über Schmerzen gestaltet sich häufig als schwierig, weil nicht nur für eine subjektive Schmerzempfindung ein intersubjektiv nachvollziehbarer Ausdruck gefunden werden muss, sondern weil die mit dem Geburtsvorgang einhergehenden Schmerzen in „westlich" geprägten Gesellschaften mit Tabus belegt sind.

---

2   Für halb-öffentliche, passwortgeschützte Diskussionsforen, in denen einander die erzählenden Frauen durch einen sich über mehrere Monate oder auch länger erstreckenden Austausch relativ gut kennen, zeigt sich, dass auch negative Empfindungen sprachlichen Ausdruck finden. Dies betrifft insbesondere die während der Phase der Wehen oder des Geburtsvorgangs empfundenen Schmerzen.

3. Kommunikative Parameter und Funktionen von Geburtsberichten

Die zentrale Funktion der untersuchten Geburtsberichte im Internet besteht darin, Emotionen sprachlich Ausdruck zu verleihen und durch den zielgerichteten Gebrauch sprachlicher Mittel gleichzeitig Gefühlsregungen auf der RezipientInnenseite auszulösen, d.h. eine emotionale Reaktion der Leserin hinsichtlich der dargestellten Sachverhalte hervorzurufen. Die Gefühlsrepräsentation in den Texten soll zu Empathie (Mitfühlen) und Identifikation (eigenes Erleben von Gefühlen) führen. Weiter ist davon auszugehen, dass Geburtsberichte eine emotionale Entlastungsfunktion für die Erzählerinnen haben, denn die Narrationen helfen bei der kognitiven und emotionalen Verarbeitung des Erlebten. Zudem bieten öffentliche Geburtsberichte im Internet eine Plattform für die Selbstdarstellung der betroffenen Frauen, wenn sie die erfolgreich verlaufene Geburt, den souveränen Umgang mit Schmerzen und den Stolz über das neugeborene Kind in den Vordergrund stellen.

Bei den zentralen Kommunikationsparametern, anhand derer sich Textsorten voneinander abgrenzen lassen, handelt es sich um textexterne Klassifikationskriterien bzw. um die situative Dimension von Textsorten, die als Basis für die Analyse der textinternen Kriterien (Teiltextstruktur, sprachliche Gestaltung) dienen (vgl. Brinker 1997). Wie bereits in der Einleitung erwähnt, zeichnen sich Geburtsberichte im Internet in Hinblick auf den Zeichentyp durch ihre medial schriftliche Realisierung aus, bedingt durch die Zwischenschaltung des Mediums Computer in den Interaktionsprozess (zu den Charakteristika der *Computer Mediated Communication* vgl. z.B. Herring (1996)). Dies zieht Einschränkungen in der Verwendung non- und paraverbaler Ausdrucksressourcen nach sich, wodurch sich die Textsorte deutlich von den traditionell mündlichen Erzählformen abgrenzen lässt.[3] Bezüglich der zeitlichen Dimension ist festzuhalten, dass die Textsorte nicht *per se* dialogisch konzipiert ist, da auf einen ins Netz gestellten Geburtsbericht, anders als z.B. in der Forenkommunikation, nicht unbedingt eine unmittelbare, semi- bzw. quasi-synchrone Reaktion erfolgen muss. In diesem Charakteristikum von Geburtsberichten im Internet liegt ein weiterer Unterschied zur dialogisch geprägten *face-to-face*-Kommunikation. Eine Reaktion (z.B. in Form eines Kommentars) kann auch Tage oder Wochen nach der Veröffentlichung des Geburtsberichts (oder überhaupt nicht) erfolgen. Die Entlastungsfunktion von Geburtsberichten wird jedoch gerade durch die Monologizität und das fehlende unmittelbare HörerInnen-Feedback

---

3   Es stellt sich die Frage, ob die Einschränkungen dieser Art durch den Einsatz bestimmter sprachlicher und grapho-stilistischer Mittel ausgeglichen werden bzw. ob Spuren des mündlichen Erzählens Eingang in die Textsorte finden.

gewährleistet. Analog zur zeitlichen Distanz bzw. Asynchronizität zeichnet sich die kommunikative Konstellation, in die Geburtsberichte im Internet eingebettet sind, durch die fehlende Ko-Präsenz der InteraktionspartnerInnen, bedingt durch die räumliche Distanz aus, was wiederum Auswirkungen auf die zur Verfügung stehenden Ausdrucksressourcen haben kann. Die Kommunikationsrichtung der zu beschreibenden Textsorte ist im Spannungsfeld zwischen Monologizität einerseits und Dialogizität andererseits anzusiedeln. Da die Zahl der AdressatInnen, anders als in der mündlich realisierten *face-to-face*-Kommunikation, potentiell unbegrenzt[4] ist, ist der Grad an Vertrautheit und Intimität zwischen den KommunikationspartnerInnen vergleichsweise gering. Die *one-to-many*-Kommunikation frei zugänglicher Geburtsberichte divergiert deutlich von der traditionellen *one-to-one* bzw. *one-to-few*-Erzählung im engen Freundinnenkreis oder auf passwortgeschützten Seiten im Internet.

4. Die narrative Struktur von Geburtsberichten

Ziel dieses Abschnitts ist es darzustellen, welche Erzählpassagen in italienischen Geburtsberichten im Internet als obligatorisch und welche als fakultativ zu charakterisieren sind und in welcher Hierarchie diese Teiltexte zueinander stehen. Die Analyse der narrativen Struktur der italienischen Geburtsberichte zeigt, dass sich die Erzählungen sowohl aus Kern-Teiltexten als auch aus Passagen, die optional hinzugefügt werden können, zusammensetzen. Während die meisten Berichte mit dem Einsetzen der Wehen und der Schilderung der Fahrt ins Krankenhaus beginnen und

---

4 An dieser Stelle sei darauf hingewiesen, dass es sich bei Geburtsberichten im Internet nicht um eine homogene Textsorte handelt, die sich aufgrund der diskutierten kommunikativen Parameter von der traditionell mündlich realisierten Erzählform abgrenzen lässt. Vielmehr handelt es sich um ein Textsortenspektrum, dessen Subtextsorten sich zwar allesamt durch ihre Zugehörigkeit zur *Computer Mediated Communication*, durch mediale Schriftlichkeit und durch die räumliche Trennung der KommunikationspartnerInnen charakterisieren lassen; hinsichtlich der Parameter der zeitlichen Asynchronizität, des Dialogizitätsgrades und der Zahl der AdressatInnen bestehen jedoch graduelle Unterschiede, auf deren Grundlage sich unterschiedliche Untertextsorten differenzieren lassen, die sich wiederum durch voneinander abweichende Erzählstrukturen und einen unterschiedlichen Gebrauch sprachlicher Mittel auszeichnen. So ist bei einem passwortgeschützen Diskussionsforum zum Thema Schwangerschaft und Geburt, anders als bei öffentlich uneingeschränkt zugänglichen Berichten, davon auszugehen, dass der AdressatInnenkreis begrenzt ist (*one-to-few*), aufgrund eines höheren Grades an Vertrautheit andere Aspekte thematisiert bzw. mit anderen sprachlichen Mitteln dargestellt werden und dass eine zeitnahe Reaktion auf das Berichtete erwünscht ist (erhöhter Dialogizitätsgrad).

die einzelnen Etappen des Geburtsverlaufs den Kern der Narration darstellen, gefolgt von der Beschreibung des Neugeborenen und der Schilderung der Emotionen beim ersten Kontakt mit dem Kind, erfolgen die einleitende Erzählung über die lang ersehnte Schwangerschaft, verursacht durch Schwierigkeiten bei der Empfängnis, die Schilderung des Verlaufs der Schwangerschaft und der explizite Dank an die GeburtshelferInnen am Ende der Erzählung nicht in allen Fällen:

- [Bericht über die lang ersehnte Schwangerschaft, Schwierigkeiten beim Verlauf der Schwangerschaft]
- Einsetzen der Wehen, Fahrt ins Krankenhaus
- Etappen des Geburtsverlaufs
- Emotionen beim ersten Kontakt mit dem Kind; Beschreibung des Kindes
- [Dank an Hebammen, ÄrztInnen und den Kindsvater am Ende der Erzählung]

Die Erzählungen werden ausnahmslos im Präsens realisiert, vermutlich um die Unmittelbarkeit des Erzählten zu steigern. In ca. 50 % der analysierten Geburtsberichte wird die Erzählung diskursiv gerahmt, d. h. metakommunikativ eröffnet und abgeschlossen. Diese Strategie spiegelt die explizite RezipientInnenorientierung der erzählenden Mütter wider. Die Eröffnung kommt dabei häufiger vor als der Abschluss:

1. *Eccomi, oggi vi* **racconterò** *la nascita del mio primogenito:* [‚Hier bin ich, und heute erzähle ich euch von der Geburt meines Erstgeborenen']⁵

2. *Vi* **racconto** *il mio parto ...* [‚Ich erzähle euch von meiner ersten Geburt']

3. *Eccomi a* **raccontare** *il giorno più bello che una mamma possa avere!* [‚Hier bin ich, um vom schönsten Tag zu erzählen, den man als Mama erleben kann!']

4. *Salve a tutte sono qui a* **scrivere per raccontare** *la mia bellissima esperienza dalla nascita della mia seconda bimba.* **Inizio** *con il precisare che [...].* [‚Hallo zusammen, ich bin hier, um von der wunderschönen Erfahrung der Geburt meiner zweiten Tochter zu erzählen. Ich beginne damit, ...']

Die Eröffnung erfolgt in der Regel durch das Verb *raccontare* (‚erzählen'). In Beispiel 4 thematisiert die Verfasserin die Medienkonvergenz (den Übergang von der mündlichen *face-to-face*-Kommunikation hin zur schriftlich realisierten Erzählung im Internet) bzw. die Modifikation der Diskurstradition, was durch die Verben *scrivere* (‚schreiben': medial schriftlich) und *raccontare* (medial traditionell eher mündlich) seinen Ausdruck findet. Zudem lässt sich eine Textdeixis

---

5 Die Übersetzung der italienischen Belegstellen und die Hervorhebungen wurden durch die Verfasserin vorgenommen.

zwecks einer expliziten Strukturierung der Erzählung nachweisen; in Beleg 4 wird durch *Inizio con il precisare che [...]* die Eröffnung der Erzählung markiert (*iniziare* = ‚eröffnen, beginnen').

5. *Bene, ecco il mi racconto ... spero sia piaciuto.* [‚Gut, hier kommt meine Geschichte ... Ich hoffe, sie hat euch gefallen.']
6. *Questo è tutto* .... [‚Das ist alles ....']
7. *Concludo dicendo che il momento del parto per me è stato il momento più bello della mia vita.* [‚Ich komme zum Schluss, indem ich sage, dass der Moment der Geburt für mich der schönste Augenblick meines Lebens war.']

Der Abschluss der Erzählung wird in Beispiel 5 durch den Diskursmarker *bene*, der die Funktion der Gesprächsbeendigungs-Initiative hat, eingeleitet. In Beleg 6 bezieht sich der anaphorische Verweis anhand des Demonstrativpronomens *questo* auf die gesamte Erzählung, und auch in Beispiel 7 dient die explizite Textdeixis (*concludere* = ‚schließen, beenden') der performativen Markierung des Endes der Erzählung (*Concludo dicendo che [...]*).

5. Die sprachliche Manifestation positiver Emotionen

Die Analyse der sprachlichen Manifestation von Emotionalität in den italienischen Geburtsberichten im Internet konzentriert sich auf die Teiltexte, die im Rahmen der Untersuchung der Erzählstruktur als obligatorisch identifiziert worden sind: Einsetzen der Wehen, Geburtsverlauf, Emotionen beim Anblick des Kindes/Beschreibung des Kindes. Der sprachlichen Analyse liegen die diskutierten Parameter zugrunde, anhand derer sich Emotionen beschreiben lassen: Wertigkeit/Qualität, Intensität und Dauer. Dabei stehen die folgenden Fragen im Zentrum: Mit welchen sprachlichen Mitteln wird auf die Intensität von Emotionen Bezug genommen? Und: Mit welchen Strategien werden positive bzw. negative Bewertungen vorgenommen?

Zu Beginn sei festgehalten, dass das Thematisieren positiver und negativer Emotionen in den Teiltexten komplementär distribuiert ist: Die positiven Emotionen finden sich in keinem einzigen Fall in den Schilderungen des Geburtsverlaufs, sondern ausschließlich im Rahmen der Beschreibungen des Kindes, während negative Gefühle in allen Fällen auf einen als schmerzhaft empfundenen Geburtsverlauf referieren, nicht aber die Beschreibung des Neugeborenen betreffen.

Die in italienischen Geburtsberichten im Internet verwendete Sprache zeichnet sich durch ein differenziertes Spektrum lexikalischer, syntaktischer und textueller

Ausdrucksmöglichkeiten für positive Emotionen aus, von denen im Folgenden eine Auswahl dargestellt werden soll.

8. *È bellissimo [...] e due occhi cosi spalancati da fare paura.* [‚Er ist wunderschön [...] und zwei Augen, die derart funkeln, dass man Angst bekommen kann.']

9. *È la cosa più bella che mi potesse mai accadere.* [‚Er/sie ist das Schönste, das mir je widerfahren konnte.']

10. *Io era tranquillissima, le contrazioni continuavano [...].* [‚Ich war sehr ruhig, während die Kontraktionen wiederkehrten.']

11. *Che cucciolo!* [‚So ein süßer Welpe!']

12. *Il mio angioletto, finalmente tra le mie braccia!!!* [‚Mein kleiner Engel, endlich in meinen Armen!!!']

13. *Incantata da quel fagottino rosa.* [‚Ich war bezaubert von diesem kleinen, rosigen Bündel.']

14. *Il suo pianto ... la musica più bella che abbia mai sentito!!!* [‚Sein/Ihr erster Schrei ... die schönste Musik, die ich je gehört habe!!!']

15. *[...] una bambola di porcellana, un angelo sceso dal cielo.* [‚ein Porzellanpüppchen, ein Engel, der aus dem Himmel herabgestiegen ist']

Während in den Beispielen 8 bis 10 Superlative zur Beschreibung des neugeborenen Kindes verwendet werden (*bellissimo, la cosa più bella, tranquillissima*), lassen sich in den Belegen 11 bis 15 Diminutive bzw. Metaphern nachweisen; so wird der Säugling in Beispiel 13 als *fagottino* (‚Bündel') bezeichnet, um der starken Zuneigung der Mutter Ausdruck zu verleihen.

Über die lexikalischen Strategien hinausgehend verwenden die Verfasserinnen syntaktische Figuren, z. B. Triasformen und Parallelismen, um ihrer Bewunderung für die Schönheit des neugeborenen Kindes Nachdruck zu verleihen und somit die Intensität des Erlebten bzw. Empfundenen sprachlich zu steigern:

16. *Quel bambino tanto atteso, cercato e voluto a tutti i costi.* [‚Dieses so sehnsüchtig erwartete und um jeden Preis gewollte Kind.']

17. *Nè sporca, nè gonfia, nè storta, eri bianca e rosa.* [‚Du warst weder schmutzig, noch aufgeschwemmt oder verdreht, sondern weiß und rosa.']

Während in Beleg 16 der lang gehegte Kinderwunsch herausgestellt und auf diese Weise die Tatsache unterstrichen wird, dass es sich um ein Wunschkind handelt (*quel bambino tanto atteso, cercato e voluto a tutti i costi* = ‚dieses um jeden Preis erwartete, gewünschte und gewollte Kind'), wird in Beispiel 17 die Schönheit des Neugeborenen durch die syntaktische Struktur hervorgehoben (*nè sporca, nè gonfia, nè storta*): Das neugeborene Mädchen weist somit nicht das nach den Strapazen des Geburtsvorgangs charakteristische Aussehen auf, sondern zeichnet sich durch eine makellose weiße bzw. leicht rosige Haut aus. Zudem fällt auf, dass der Bericht in der 2. Person Singular verfasst ist (*eri bianca e rosa*) und sich somit (fiktiv) an das Neugeborene wendet – die intendierte LeserInnenschaft hingegen ist eine andere.

Die Funktion, die große Freude über die Ankunft des Neugeborenen auszudrücken, haben grapho-stilistische Mittel wie im folgenden Beleg; durch die durchgehende Schreibung mit Majuskeln wird konventionalisiert die paraverbale Ausdrucksressource der Lautstärke imitiert: *FINALMENTE LA TESTA ERA FUORI!!!* [‚ENDLICH WAR DER KOPF DRAUßEN!!!'].

6. Die sprachliche Manifestation negativer Emotionen

Nach der systematischen Analyse der Textpassagen, in denen die Verfasserinnen negative Emotionen schildern, fällt, wie bereits erwähnt, auf, dass es sich in ausnahmslos allen Fällen um die Schilderung des Geburtsverlaufs handelt, nicht jedoch um Empfindungen beim ersten Kontakt mit dem Neugeborenen. Im Zentrum dieser Erzählpassagen steht die sprachliche Verarbeitung von Angst und Unsicherheit, von körperlicher Anstrengung/Erschöpfung und vor allem von Schmerzen. Diese Themenbereiche werden in der Regel durch ausgewählte Ausdrucksressourcen betont drastisch-expressiv kommuniziert, wobei die verwendeten lexikalischen und syntaktischen Ausdrucksmittel ebenso bei der Schilderung positiver Emotionen auftreten.

In Beleg 18 wird die empfundene Angst der werdenden Mutter anhand des Superlativs *durissima* gesteigert, während es der Verfasserin in Beispiel 19 genügt, das negativ denotierte Lexem *dolori* (‚Schmerzen') mittels des ebenfalls negativ denotierten Adjektivs *atroci* (‚grausam') näher zu beschreiben, wenn sie ihre Machtlosigkeit gegenüber den körperlichen Schmerzen darstellt:

18. *Prima calda poi freddina, avevo la panica durissima!* [‚In einem Moment war mir heiß, dann wieder sehr kalt, ich war voller Panik!']

19. *Mi preparano e intanto non riesco più a trattenere i miei dolori atroci.* [‚Sie bereiten mich für die Geburt vor, und unterdessen schaffe ich es nicht mehr, meine furchtbaren Schmerzen zu beherrschen']

In Beleg 20 verwendet die Verfasserin des Geburtsberichts einen Vergleich, um zu beschreiben, in welcher Form eine Nachbarpatientin ihrem körperlichen Schmerz Ausdruck verleiht (*gridare come una forsennata* = ‚wie eine Verrückte schreien'):

20. *[...] io tranquillo [sic] però esaurita! Perché un'altra paziente gridava come una forsennata!* [‚Ich war ruhig, aber völlig erschöpft! Weil eine andere Patientin schrie wie eine Verrückte!']

Im Zentrum der Belege 21–23 steht die Darstellung körperlichen Schmerzes und physischer Anstrengung anhand lexikalischer Repetitionen:

21. *Intanto le contrazioni aumentano e nel passare dal letto alla tavola operatoria ce n'è une forte forte, tengo duro, respiro.* [‚Unterdessen werden die Wehen stärker, und auf dem Weg vom Bett zum Operationstisch kommt eine besonders starke, ich halte durch und atme.']

22. *L'ostetrica di turno mi dice „dai andiamo in sala travaglio [...]", nel frattempo continuiamo a camminare e camminare e ancora camminare ...* [‚Die diensthabende Hebamme sagt mir „Los, wir gehen in den Kreißsaal [...]", in der Zwischenzeit gingen wir weiter auf und ab, und auf und ab, und auf und ab.']

23. *Spingevo – spingevo – spingevo e lei non usciva – non usciva – non usciva.* [‚Ich drückte und drückte und drückte, und sie kam und kam nicht heraus.']

In Beispiel 21 wird die Intensität einer schmerzhaften, durch Wehen bedingten Kontraktion anhand der zweifachen Wiederholung des Lexems *forte* herausgestellt, während in Beleg 22 die Anstrengungen der werdenden Mutter beim Einleiten der Geburt geschildert werden. Die Unmittelbarkeit des Erzählten wird in diesem Beispiel zusätzlich durch den Gebrauch der direkten Redewiedergabe gesteigert (*l'ostetrica di turno mi dice „dai andiamo in sala travaglio"*): die diensthabende Hebamme macht der Gebärenden den Vorschlag, sich in den Kreißsaal zu begeben. Diese setzt in der Zwischenzeit ihre Strategie fort, auf dem Gang entlang zu spazieren, ungeduldig darauf wartend, dass die Geburt beginnt (*camminare e camminare e ancora camminare*). Durch die dreifache Wiederholung des Verbs *camminare* (‚spazieren') sowie des Adverbs *ancora* (‚nochmals; immer wieder') wird der Erschöpfung der Erzählenden anschaulich Ausdruck verliehen. In der Wiedergabe direkter Rede dieses Belegs findet sich in der Aufforderung der Hebamme der Diskursmarker *dai*, eine Manifestation konzeptioneller Mündlichkeit im schriftlich realisierten Geburtsbericht im Internet.

Grapho-stilistische Mittel schließlich dienen, wie bei der Versprachlichung positiver Emotionen bereits nachgewiesen, der Simulation paraverbaler Mittel (Lautstärke, Intonation) durch Großschreibung. Im folgenden Beleg verleiht die Berichtende mit dieser Strategie ihrem Zustand völliger körperlicher Erschöpfung und Müdigkeit sowie ihrem Bedürfnis nach Schlaf und Erholung Ausdruck: *IO HO VOGLIO DORMIRE!* [sic] [‚ICH MÖCHTE EINFACH NUR SCHLAFEN!'].

7. Zusammenfassung und Ausblick

Die Analyse italienischsprachiger, öffentlich zugänglicher Geburtsberichte im Internet hat hinsichtlich der narrativen Struktur der Texte ergeben, dass sich diese sowohl aus fakultativen als auch aus obligatorischen Erzähletappen zusammensetzen, welche den Kern der Narration darstellen. Ausnahmslos in jedem Geburtsbericht wird über den Geburtsverlauf und den ersten Kontakt mit dem neugeborenen Kind berichtet, während einleitende Passagen zur lang ersehnten und mit Schwierigkeiten verbundenen Empfängnis oder der die Erzählung abschließende Ausdruck des Danks an das GeburtshelferInnenteam als zusätzliche narrative Strukturelemente angesehen werden können.

Im Rahmen der Analyse der sprachlichen Manifestation von Emotionen wurden daher auch nur die obligatorischen Erzählpassagen berücksichtigt. Die von den Autorinnen verwendeten lexikalischen, syntaktischen und textuellen Ausdrucksressourcen variieren nicht signifikant zwischen den beiden einander diametral opponierten Polen der Darstellung negativer und positiver Emotionen; jedoch lässt sich festhalten, dass die Schilderung des Geburtsverlaufs ausschließlich mit negativen Empfindungen (körperlicher Schmerz, Angst, Verzweiflung, Erschöpfung) assoziiert ist, während der Erstkontakt mit dem Neugeborenen ausnahmslos positive Emotionen hervorruft. Während positive Emotionen, die durch den Anblick des Neugeborenen ausgelöst werden, auf lexikalischer Ebene mittels Superlativen, Diminutiven, Kosenamen und Metaphern, auf syntaktischer Ebene durch Parallelismen und weiterhin anhand grapho-stilistischer Gestaltungsressourcen ausgedrückt werden, werden negative Emotionen, insbesondere die Beschreibung des Geburtsschmerzes, über diese Ausdrucksressourcen hinaus mittels lexikalischer Repetitionen versprachlicht, die in besonders anschaulicher Weise das lange Warten, die Erschöpfung und die Ungeduld der werdenden Mutter widerspiegeln. Diminutiva und Kosenamen treten hingegen nicht auf.

Da die Wechselbeziehungen zwischen Sprache und Emotion allgemein und insbesondere ausgewählter Textsorten bisher kaum sprachwissenschaftlich erforscht sind, bestehen zahlreiche Desiderata. In einem ersten Schritt soll das Textsortenspektrum des Geburtsberichts im Internet anhand des Grades an Öffentlichkeit bzw. der Bekanntheit der KommunikationspartnerInnen weiter differenziert werden, da hier, trotz der Gemeinsamkeit der medial schriftlichen Realisierung, Unterschiede in der inhaltlichen und sprachlichen Gestaltung der Erzählungen zu erwarten sind. Spannende Ergebnisse ließe weiterhin ein systematischer Vergleich von Geburtsberichten im Internet mit traditionell mündlich realisierten Geburtserzählungen erwarten, was jedoch mit einem nicht unerheblichen empirischen und methodischen Aufwand verbunden wäre. Interessant erscheint weiterhin ein Ausblick auf Foren medizinischen Charakters, da davon auszugehen ist, dass in dieser eher fachlich orientierten Kommunikationssituation negative Emotionen, d. h. körperliche Schmerzen, mit Hilfe anderer sprachlicher Strategien geschildert werden als in privaten oder (halb-)öffentlichen Erzählungen. Schließlich sollten die Geburtsberichte im Internet einem kontrastiven Vergleich unterzogen werden, da die sprachliche Kodifizierung bzw. die Ausdrucksformen für emotionale Zustände kulturell geprägt sind und zwischen den Einzelsprachen divergieren können. Hierzu soll das Italienische in einer sprach- und kulturkontrastiven Analyse mit dem Französischen und dem Spanischen verglichen werden.

Bibliographie

Brinker, Klaus (1997). *Linguistische Textanalyse. Eine Einführung in Grundbegriffe und Methoden.* Berlin: Erich Schmidt Verlag.

Herring, Susan C. (Hrsg.) (1996). *Computer-mediated communication: linguistic, social, cross-cultural perspectives.* Amsterdam: John Benjamins.

Kämper, Heidrun/Ludwig M. Eichinger. (Hrsg.) (2008). *Sprache – Kognition – Kultur.* Berlin, New York: de Gruyter.

Kalverkämper, Hartwig/Klaus-Dieter Baumann (Hrsg.) (1996). *Fachliche Textsorten. Komponenten – Relationen – Strategien.* Forum für Fachsprachen-Forschung Bd. 25. Tübingen: Gunter Narr Verlag.

Koch, Peter/Wulf Oesterreicher (^{2}2011). *Gesprochene Sprache in der Romania: Französisch, Italienisch, Spanisch.* Berlin: de Gruyter.

Menz, Florian/Johanna Lalouschek/Marlene Sator/Karin Wetschanow (2010). *Sprechen über Schmerzen: Linguistische, kulturelle und semiotische Analysen.* Universitätsverlag Rhein-Ruhr.

Overlach, Fabian (2008). *Sprache des Schmerzes – Sprechen über Schmerzen. Eine grammatisch-semantische und gesprächsanalytische Untersuchung von Schmerzausdrücken im Deutschen.* New York: de Gruyter.

Pietrina, Daniela (2012). „Von den ‚amici di penna‘ zu den ‚amiche di mouse‘: die sprachliche Konstruktion der virtuellen Freundschaft." In: Reutner (2012). 165–191.

Reutner, Ursula (Hrsg.) (2012). *Von der digitalen zur interkulturellen Revolution.* Baden-Baden: Nomos.

Schröder, Tilman (2012). *Marketingstrategien auf Unternehmenswebsites im internationalen Vergleich. Eine hypertextlinguistische und kulturkontrastive Analyse kommerzieller Websites aus Deutschland, Frankreich, Spanien, Großbritannien und den USA.* Tübingen: Narr.

Schwarz-Friesel, Monika (2007). *Sprache und Emotion.* Tübingen: Francke.

Schwarz-Friesel, Monika (2008). „Sprache, Kognition und Emotion: Neue Wege in der Kognitionswissenschaft." In: Kämper/Eichinger (2008). 277–301.

II. Diskursanalyse

Martin Döring

Von der *verfettenden* zur *verschlankenden* Stadt? Eine linguistische Analyse der impliziten Fettideologie im wissenschaftlichen Diskurs zu *obesogenic environments*

Gesundheit ist das höchste Gut,
ein perfekter Körper die oberste Bürgerpflicht.
(Juli Zeh, Corpus Delicti)

Fett sein ist peinlicher als Drogen.
(Phyllis Kiehl, Fettberg)

1. Einleitung: Übergewicht und Fettleibigkeit *go public*

Fette sind in aller Munde. Folgt man den Darstellungen und Analysen in unterschiedlichen nationalen und internationalen Studien sowie Fachzeitschriften, so z. B. der International Association for the Study of Obesity, dann scheint sich seit Beginn der 1980er Jahre ein Zeitalter des Übergewichts und der Fettleibigkeit abzuzeichnen, das „westliche" Gesellschaften vor neue gesundheitspolitische und gesellschaftliche Herausforderungen stellen wird. Kaum ein Tag vergeht, an dem nicht in Zeitungsartikeln oder Fernsehnachrichten die gesundheitsgefährdenden Aspekte abdominalen Specks thematisiert werden. Häufig verwendete Metaphern wie *Fettleibigkeits-Epidemie* oder gar *Speck-Tsunami* warnen eindringlich vor den anschwellenden gesundheitsökonomischen Folgen einer grassierenden Epidemie des Übergewichts für westliche Gesundheitssysteme, während sich eine in ihrem Umfang expandierende Ratschlagliteratur über Diäten und Fitnessprogramme der Eindämmung eines kontinuierlich wachsenden Bauchumfangs annimmt. Zeitungsberichten wie z. B. der Übernahme des BMI in Schulzeugnisse in Malaysia (vgl. *Financial Times Deutschland* 2011: 18) oder Reportagen über XXL-Krankenwagen für Adipöse (vgl. *Hamburger Morgenpost* 2011: 5) stehen Sendungen im Fernsehen zur Seite, in denen Kinder in Diätcamps gegen überflüssige Pfunde ankämpfen. Vor- und Nachteile von Magenbändern werden in Talkshows diskutiert und Unterhaltungsprogramme wie z. B. die Abnehmshow *The Biggest Loser* thematisieren kontinuierlich gesundheitsgefährdende Aspekte von Übergewicht und Adipositas (vgl. Sender/Sullivan 2008). Übergewichtige oder gar adipöse Körper[1] werden jenseits gesundheitlicher Erwägungen als unästhetischer und sichtbarer Ausdruck mangelnder Affektkontrolle und Disziplin gerahmt (vgl. Klotter 2008). Folgerichtig wird die Bemühung zur Gewichtsreduktion in *The Biggest Loser* im Format eines Bootcamps inszeniert, in dem das Ringen um einen normkonformen und vermeintlich gesünderen Körper als Leidensweg und Abbitte vorher begangener Ernährungssünden dargestellt wird (vgl. Silk/Francombe/Bachelor 2009). Der korpulente oder gar übergewichtige Körper wird heute als Indikator eines gesellschaftlich-moralischen Verfalls durch Maßlosigkeit verstanden, er verkörpert im zeitgenössischen Übergewichtsdiskurs die fleischgewordenen Sünden der Völlerei und der Faulheit und ist neuerdings Mitauslöser des Klimawandels (vgl. Egger 2008 und Edwards/Roberts 2009).

Angesichts dieses facettenreichen und teilweise absonderlichen Diskurses stellt sich die Frage, was diese anhaltende Beschäftigung mit abnormem Übergewicht antreibt. Woher kommen die zwanghaften Disziplinierungsversuche, dicke Körper zu bändigen? Es ist zu vermuten, dass nicht nur die Sorge um den Erhalt der Gesundheit oder die Förderung von Wohlergehen an sich Triebfeder dieses Diskurses sind, vielmehr speist sich seine Vehemenz aus einer kulturell tief verankerten protestantischen Ethik und Ideologie, in der ein durch Askese und Verzicht geformter Körper Pflichterfüllung und Leistungsfähigkeit repräsentiert (vgl. Labisch 1992). Dicke oder übergewichtige Körper verstoßen gegen diese Grundwerte, und das erklärt, warum sich der soziale und politische Druck auf dicke Menschen anhaltend verschärft. Ein guter Indikator für diese Entwicklung sind z. B. hinter vorgehaltener Hand immer wieder artikulierte und angedachte Disziplinierungsmaßnahmen wie Fettsteuern, verpflichtende Bewegungsnachweise und Extrasteuern für energiedichte Lebensmittel. Ziel dieser ethisch nicht ganz unproblematischen Überlegungen, denen Begründungslogiken normative Vorannahmen und eine Fettideologie zugrunde liegen und die einer eingehenden Analyse bedürfen, ist die Reduktion der Kalorienzufuhr (vgl. Lemke 2007: 153).

Dies trifft in besonderem Maße auf den hier untersuchten Forschungszweig der Obesogenic Environments (OEs) zu, da sich dieser Strang der Präventionsforschung stereotyper Denk- und Interpretationsmuster für die Ursachen von Übergewicht und Fettleibigkeit bedient, diese jedoch konzeptionell erweitert und

---

1 Der Begriff *Übergewicht* bezeichnet generell ein numerisch berechnetes zu hohes Körpergewicht. Hierfür gibt es unterschiedliche Messverfahren wie z. B. den Body Mass Index (BMI) oder die Waist to Hip Ratio. Der Begriff *Adipositas* wiederum verweist auf ein starkes Übergewicht mit einer übermäßigen Vermehrung des Körperfettanteils, die von krankhaften Auswirkungen begleitet wird.

in ein städteplanerisch motiviertes Modell für Verhältnisprävention überführt. Die grundlegende Idee des Ansatzes besteht darin, die komplexe Relation von innerem Stoffwechsel, sozialer wie räumlicher Umwelt durch die Stellschraube Stadt- und Raumplanung so zu justieren, dass normalgewichtige und damit gesunde Körper hergestellt werden. Eine kritische Analyse normativer Vorannahmen in diesem Präventionsansatz scheint mehr als angebracht, da sich in ihm unausgesprochene Vorstellungen von Körper, Gesundheit und Gesellschaft finden lassen, die in den Forschungsgebieten der Fat Studies (vgl. Rothblum/Solovay 2009), der Critical Obesity Studies (vgl. Gard 2009) und der Critical Weight Studies (vgl. Monaghan/Hollands/Pritchard 2010: 40) immer wieder thematisiert werden. Grundlegendes Ziel dieser noch recht jungen und sich weiter annähernden Forschungsstränge ist es, natürliche, soziale und historische Kontingenzen in den naturwissenschaftlichen Erklärungs- und Präventionsansätzen für Fettleibigkeit und Übergewicht aufzuspüren und offenzulegen. Analytisch geht es darum, die „[...] preconceived moral and ideological beliefs about fatness [...]" (Gard/Wright 2005: 3) aufzudecken, mit denen Körpergewicht medikalisiert (vgl. Conrad 2007; Jutel 2001; Jutel 2006; Payer 1992) und als primäre Determinante für die Bewertung von Gesundheit interpretiert wird (vgl. Evans/Rich/Davies/Allwood 2008: 13).

Für eine Analyse der Medikalisierung fetter Körper durch ideologisch gefärbte Denkmuster bietet sich eine sprachwissenschaftlich informierte Diskursanalyse foucaultscher Provenienz an, mit der Interpretationsschemata auf ihre normativen Vorannahmen und eine Fettideologie hin untersucht und kritisch analysiert werden können. Datengrundlage für die vorliegende Studie ist ein Korpus wissenschaftlicher Artikel und Reviews, in denen DiabetologInnen, KardiologInnen, PräventionsmedizinerInnen, Stadt- und RaumplanerInnen sowie WissenschaftlerInnen aus dem Gebiet *Public Health* das Themengebiet OEs adressieren und den Willen zu einer verschlankenden Stadt durch präventive Raum- und Stadtplanung darlegen. Zusammenfassend betrachtet hat der vorliegende Beitrag also das Ziel, mit einer sprachwissenschaftlich motivierten Diskursanalyse normative Werthaltungen empirisch aufzuspüren, zu systematisieren und kritisch zu reflektieren. Der hier nur skizzierte und später noch detailliert auszuführende theoretische Ansatz ist notwendig, um die inhärente Fettideologie im Forschungsgebiet der OEs adäquat erfassen und untersuchen zu können. Vorher ist es jedoch notwendig, die Entwicklung des Konzepts OEs und den derzeitigen Stand der Forschung zu verfettenden Umwelten darzulegen (Abschnitt 2). Vor diesem Hintergrund erfolgt die Darstellung sowie Zusammenführung theoretischer und methodischer Aspekte (Abschnitt 3), an die die Analyse und Interpretation repräsentativer Beispiele aus dem Datenkorpus anschließt (Abschnitt 4). Am Ende steht ein kurzes Fazit (Abschnitt 5), in dem angesichts einer sich verfestigenden Fettideologie für die Entwicklung einer Fettethik plädiert wird.

2. *Fat and the City*: Zur Genese des Konzepts *Obesogenic Environments*

Die Idee zum Konzept der OEs entwickelte sich um die Jahrtausendwende aus der vermeintlichen Einsicht in eine angeblich weltweit zunehmende Prävalenz von Übergewicht und Fettleibigkeit. Dieser Einschätzung liegt der Bericht *Obesity: Preventing and Managing the Global Epidemic* der World Health Organisation (WHO) aus dem Jahr 2000 zugrunde (vgl. WHO 2000), in dem das globale Ausmaß von Übergewicht und Adipositas auf der Grundlage nationaler und internationaler Studien offiziell als epidemisch bezeichnet wurde. Mit ihm waren der Vorstellung eines *Obesity Epidemic* durch die WHO höchste offizielle und institutionelle Weihen zuteil geworden – auch wenn es sich hier definitiv nicht um den Ausgangspunkt der bis heute weit verbreiteten Pandemie- oder Epidemiemetapher für Adipositas handelt. Diese geht vielmehr auf den amerikanischen Arzt und Ernährungswissenschaftler William Dietz zurück (vgl. Oliver 2006a). Dietz war von einem signifikanten Anstieg der Adipositas in den Städten der USA überzeugt, die seiner Meinung nach nicht nur die Gesundheit sozial schwacher Bevölkerungsschichten, sondern auch das amerikanische Gesundheitssystem in seiner Funktionsfähigkeit bedrohte. 1997 wechselte er von der Tufts University an die Division for Nutrition and Physical Activity des National Center for Disease Control and Prevention. Dort hatten er und sein Kollege Ali Mokdad die bahnbrechende Idee, Übergewicht und Adipositas verräumlicht abzubilden: Sie stellten die Zunahme von Fettleibigkeit in den USA nicht mehr in Zahlenreihen oder Säulendiagrammen dar, sondern projizierten die Daten auf Landkarten der USA sowie auf einzelne US-Bundesstaaten. Diese neue Form der Visualisierung half erstmals die Zunahme von Übergewicht und Adipositas in ihrer räumlichen Extension abzubilden und als seuchenartig zu interpretieren (vgl. Mokdad/Serdula/Dietz/Bowman/Marks/Koplan 1999): Durch die topographische Visualisierung war die Grundlage für die Idee des Obesity Epidemic gelegt. Da Dietz und Mokdad die Karten über das Internet der wissenschaftlichen Öffentlichkeit zugänglich machten, fanden diese weite Verbreitung und verfestigten durch ihre anhaltende Verwendung in Vorträgen und Aufsätzen von KollegInnen das Bild einer Fettleibigkeitsepidemie (vgl. Oliver 2006b).

Angetrieben durch diesen *spatial turn* wurden erstmals topographische und stadtplanerische Erklärungs- und Präventionsmodelle für Übergewicht und

Adipositas denkbar. Zu den wichtigsten Publikationen in diesem Bereich gehören neben Eggers und Swinburns (1997) Aufsatz *An Ecological Approach to the Obesity Pandemic* Postons und Foreyts (1999) Aufsatz *Obesity is an Environmental Issue* sowie der Beitrag von Swinburn/Egger/Raza (1999) in der Fachzeitschrift *Preventive Medicine* mit dem Titel *Dissecting Obesogenic Environments: The Development and Application of a Framework for Identifying and Prioritizing Environmental Interventions for Obesity*. Das Ziel dieses vor mehr als einem Jahrzehnt entwickelten Präventionsansatzes bestand darin, die „sum of influences that the surroundings […] have on promoting obesity […]" (Swinburn/Egger/Raza 1999: 564) aufzuspüren, zu analysieren und gesundheitsfördernd zu verändern. Da die physiologischen Grundlagen des menschlichen Körpers als unveränderbar angesehen werden und sich die lebensstilbedingte Energieaufnahme aufgrund zunehmend energiedichter Nahrungsangebote und sesshafter Lebensstile kontinuierlich erhöht, steht für eine präventive Regulierung des Stoffwechsels nur die strukturelle Veränderung der Lebensumwelt zur Verfügung.

Diese analytische Blickrichtung machte eine Klassifikation für die Bewertung entsprechender Umwelten notwendig, mit der die obesogenicity (Swinburn/Egger/Raza 1999: 564) qualitativ erfasst werden sollte. Unterschieden wurde und wird zwischen sogenannten „macro-environmental and micro-environmental settings" (Swinburn/Egger/Raza 1999: 565), die entlang einer Matrix in physische, ökonomische, politische und soziokulturelle Bereiche unterteilt werden. Vereinende Bezugsgröße und Bemessungsgrundlage für den übergewichtsbefördernden Grad der *obesogenicity* ist körperliche Aktivität und die daraus resultierende positive oder negative Energiebilanz. So werden z. B. Mikroumwelten wie Nachbarschaften oder Wohngebiete, deren räumliche Struktur zur Bewegung anregt, als dünnmachend veranschlagt, weil sie zu einer negativen Energiebilanz beitragen. Makrostrukturelle Umwelten wie z. B. gesundheitspolitische Regulierungsmaßnahmen sind durch die mangelnde Kennzeichnung und Kontrolle energiedichter Lebensmittel wie z. B. Chips als obesogen (dickmachend) zu veranschlagen. Dieses zugegebenermaßen grobe Raster reflektiert nicht im Ansatz die räumlichen und sozialen Komplexitäten von Ernährung und Lebensführung. Es zielt lediglich auf eine triviale Unterteilung räumlicher und abstrakter Lebensbereiche in obesogene und leptogene (verschlankende) Umwelten ab: Das Ziel des Konzepts besteht darin, Ansatzpunkte für präventive Maßnahmen aufzuspüren, mit denen Übergewicht und mit ihm verbundene chronische Erkrankungen wie z. B. Typ-2-Diabetes, Herzinfarkt oder Schlaganfall vermieden werden können. Diese kausale Verknüpfung von Symptom (Übergewicht oder Adipositas) und Krankheit (z. B. Herzinfarkt oder Schlaganfall) ist in Fachkreisen jedoch umstritten, da sie epidemiologisch – also quantitativ – begründet wird, kausal funktionelle Gründe jedoch selten aufgeführt werden. Trotz dieser Defizite stellt die epidemiologische Vorgehensweise nach wie vor die Bemessungsgrundlage für das Risiko einer Erkrankung von Individuen, gesellschaftlichen Gruppen und – im Kontext von OEs – den gesundheitsgefährdenden Grad wie auch immer gearteter physischer, ökonomischer, politischer und soziokultureller Umwelten bereit.

Gerade die Fülle und vorausgesetzte Praktikabilität der im Ansatz zu OEs immer wieder aufgeführten umweltbezogenen Interventionsmöglichkeiten wie z. B. der Ausbau von Gehwegen, Sport- und Spielanlagen oder der Rückbau von Fast Food Restaurants sorgte und sorgt für eine vermehrt positive Rezeption in einer Vielzahl unterschiedlicher Fachrichtungen, die von medizinischen oder ernährungswissenschaftlichen bis hin zu raum- oder stadtplanerischen Ansätzen reicht. Diese fachliche Vielfalt bildet sich insbesondere in der Anzahl interdisziplinärer Co-AutorInnenschaften in unterschiedlichen Fachjournalen ab. Erreicht die Anzahl der zwischen 1999 und 2005 publizierten Zeitschriftenartikel pro Jahr im Durchschnitt fünf Beiträge, so beginnt ab 2006 bis 2011 eine verstärkte Publikationstätigkeit, die die Anzahl von insgesamt 35 Beiträgen pro Jahr in unterschiedlichen Fachzeitschriften übersteigt. Hinzu kommt die Einrichtung von interdisziplinären Arbeitsgruppen und Netzwerken, wie z. B. das North East Obesogenic Environment Network (NEOeN) an der Universität Newcastle sowie die Publikation programmatischer Sammelbände (vgl. Lake/Burgoine/Greenhalgh/Stamp/Tyrrell 2010; Lee/McAlexander/Banda 2011; Pearce/Witten 2010) und Themenbände wie z. B. in der Fachzeitschrift *Health and Place*, die darauf hindeuten, dass sich das Konzept der OEs einer zunehmenden Akzeptanz und Verbreitung in den Bereichen Präventivmedizin, Public Health, Gesundheitsgeographie, Raum- und Stadtplanung erfreut.

Die fachliche Etablierung und Ausdifferenzierung der OEs verlief in zwei mehr oder minder aufeinanderfolgenden Phasen: War die erste Phase bis zum Beginn dieses Jahrtausends noch von theoretischen Fragen bestimmt, so entwickelte sich mit der Konsolidierung und langsamen Verbreitung des Konzepts OEs seit Mitte der 2000er Jahre eine intensive Auseinandersetzung mit methodischen Problemen. Kernpunkt dieser Diskussionen sind vornehmlich Fragen der quantitativen Datenerhebung: Welche neuen Indikatoren sollten entwickelt und wie korreliert werden? Welcher Grad der räumlichen Auflösung ist erstrebenswert? Wie können der durchschnittliche BMI, eine durchschnittliche Bewegungsintensität sowie alltägliche Ernährungsgewohnheiten mit der räumlichen Dispersion von Fast-Food-Restaurants in einem Stadtteil ermittelt und funktionell angemessen in Beziehung gesetzt werden?

Diese Fragen ergeben sich insbesondere durch eine seit 2008 beginnende Verwendung geographischer oder räumlicher Informationssysteme (GIS oder RIS), mit denen obesogene Brennpunkte oder übergewichtsbefördernde städtische Umwelten erfasst und kartiert werden. Solche computergestützten Verfahren werden seit zwei Jahren durch erste Simulationsmodelle erweitert, mit denen Prognosen für Entwicklungszeiträume von bis zu 40 Jahren möglich sein sollen. Die sich abzeichnende computertechnologisch angetriebene Innovation fokussiert explizit auf die Herstellung von Planungswerkzeugen, mit denen Adipositasbrennpunkte lokalisiert, ihre Entstehung und Weiterentwicklung in Form von Szenarien abgeschätzt und ein zielgerichtetes Übergewichtsmanagement eingeleitet werden kann.

Zusammenfassend betrachtet entspricht die noch recht junge Forschungsrichtung der OEs konzeptionell aktuellen wissenschaftlichen Trends, die das dynamische und interaktive Moment vom Innen und Außen lebender Systeme wieder in das Zentrum des wissenschaftlichen Interesses rückten und diese computertechnologisch simulierten: Stoffwechsel und Umwelt materialisieren in gleichem Maße Körper – und dies spielt auch für die Prävention eine wichtige Rolle. Welche Vorstellungen und normativen Vorannahmen von Stoffwechsel, Gesundheit, gesunder Ernährung und gesunder Lebensführung die Forschung zu OEs prägen, soll im übernächsten Abschnitt anhand einer sprachlich motivierten Diskursanalyse der Forschungsliteratur gezeigt werden. Vorher ist es jedoch notwendig, die theoretischen und methodischen Grundlagen für die vorliegende Untersuchung der Fettideologie darzulegen, mit deren Hilfe das Textkorpus zusammengestellt, qualitativ analysiert und abschließend bewertet wurde.

3. Theoretische und methodische Grundlagen für die Analyse präventiver Umwelten

Untersuchungsgegenstand des vorliegenden Beitrags sind in Fachzeitschriften publizierte Aufsätze zum Themengebiet OEs, die in ihrer semantisch-diskursiven Strukturierung Übergewicht und Adipositas als körperlich ungesund, gesundheitsökonomisch belastend und moralisch unverantwortlich konstruieren. Theoretische Grundlage sind sprachbezogene diskursanalytische Ansätze, wie sie z. B. von Fairclough (1989), Chouliaraki/Fairclough (1999), Wodak/Meyer (2003), Keller (2004; 2005), Keller/Hirseland/Schneider/Viehöver (2005), Jäger/Jäger (2007), Lupton (1997), Prior (2003), Potter/Wetherell (1987) oder Wetherell/Potter (1988) entwickelt wurden. Diese einander in ihrer kritischen Perspektive ergänzenden Analysen[2] werden mit diskursanalytischen Studien aus dem Gebiet der Fat Studies oder Critical Obesity Studies (vgl. Gaesser 1996; Klotter 2001; Gard/Wright 2005; Oliver 2006; Schmidt-Semisch/Schorb 2008; Rothblum/Solvay 2009; Schorb 2009; Monaghan/Hollands/Pritchard 2010; Gard 2011) kombiniert. Beiden Forschungssträngen ist die grundlegende Forschungsfrage, „[...] ob das, was selbstverständlich ist, wirklich selbstverständlich sein muss [?]" (Jäger/Jäger 2007: 7) gemein. Die zentrale Überlegung besteht also darin, wie und mit welchen Mitteln vermeintliche Selbstverständlichkeiten konstruiert, dargelegt, legitimiert und analytisch in Frage gestellt werden können. Für den Gegenstand Übergewicht und Adipositas bedeutet dies, dass eine kritische Perspektive auf evidenzbasierte wissenschaftliche Forschung eingenommen wird, die Übergewicht prinzipiell als gesundheitsgefährdend bestimmt. Ist das wirklich so? Wie sind die Argumente für das Konzept der Gesundheitsgefährdung durch Übergewicht sprachlich strukturiert? Worin bestehen die artikulierten und nicht artikulierten normativen Vorstellungen von Gesundheit, gesunder Lebensführung, Körpergewicht und Körper? Gibt es eine Fettideologie und durch welche Vorannahmen ist sie strukturiert?

Michel Foucault skizziert diese kritische Vorgehensweise in einer oft zitierten Textpassage aus seinem Buch *Dispositive der Macht* folgendermaßen:

> Jede Gesellschaft hat ihre eigene Ordnung der Wahrheit, ihre allgemeine Politik der Wahrheit: d.h. sie akzeptiert bestimmte Diskurse, die sie als wahre Diskurse funktionieren lässt, es gibt Mechanismen und Instanzen, die eine Unterscheidung von wahren und falschen Aussagen ermöglichen und den Modus festlegen, in dem die einen oder die anderen sanktioniert werden [...]. (Foucault 1978: 51)

Das, was als wahr gilt, wird Foucault folgend also nicht entdeckt, sondern unter bestimmten Bedingungen hergestellt: „Wahrheiten werden der Wirklichkeit zugewiesen" (Jäger/Jäger 2007: 7). Diese Perspektive birgt für eine sprachwissenschaftlich orientierte Diskursanalyse fruchtbare Anknüpfungspunkte, da ihr Gegenstand die Produktionsbedingungen und Semantiken etablierter Bedeutungs- und Interpretationsmuster sind. Für die analytische Systematisierung dieser sprachlich beeinflussten Seh- und Deutungsgewohnheiten von Übergewicht und Fettleibigkeit bietet sich der Ansatz der Interpretative Repertoires (IRs) von McKinley und Potter (1989) an, in dem rekurrente sprachliche Strukturen wie

---

2 Es allerdings zu beachten, dass teilweise sehr unterschiedliche Diskursfelder untersucht werden. So decken die Analysen Themengebiete ab, die von Nachhaltigkeitsdiskursen über Müll (vgl. Keller 1998) bis hin zur diachronen und synchronen Konstruktion nationaler Identitäten (vgl. Wodak/de Cilla/Reisigl, Martin/Liebhart 1999) reichen.

Lexeme, Metaphern oder exemplarische Sätze Bedeutungsmuster bilden, die als IRs Diskurse semantisch strukturieren. IRs werden als sprachlich-semantisch gestützte Strukturmuster der Bedeutungsproduktion und -reproduktion verstanden (vgl. Keller 2004: 7), für deren Analyse die „[…] internally consistent, bounded language units […]" (Wetherell/Potter 1988: 171) genauer untersucht werden. Der analytische Vorteil der IRs besteht jedoch darin, dass sie explizit als kontextualisierte, flexible, prozessurale und sinnstiftende Bedeutungsstrukturen veranschlagt werden. Wetherell und Potter (1988: 171) definieren IRs folgendermaßen:

> Repertoires could be seen as building blocks speakers use for constructing versions of actions, cognitive processes and other phenomena. Any particular repertoire is constructed out of a restricted range of terms used in a specific stylistic and grammatical fashion. Commonly these terms are derived from one or more key metaphors and the presence of a repertoire will be often signaled by certain tropes or figures of speech.

Die theoretische Verschränkung von Wort-, Satz- und Textebene sowie übergreifender Bedeutungsstruktur kennzeichnet das Konzept der IRs, das sich für eine sprachwissenschaftlich motivierte Analyse normativer Vorannahmen eignet: Mit ihnen kann die sprachlich-semantische Strukturierung der (vgl. Komduur/Korthals/te Molder 2009: 308) Fettideologie offengelegt werden. Beide Aspekte sind im Kontext wissenschaftlicher, technischer und medizinischer Innovationen relevant, denn „these developments are not neutral but contain norms and suggest policies." (Komduur/Korthals/te Molder 2009: 308). Der hier favorisierte theoretische Ansatz unterstreicht also die Relevanz von Wetherells und Potters (1988) IR-Konzept für die Analyse einer Fettideologie und ihre normativen Vorannahmen, die durch die Untersuchung sprachlich-semantischer Strukturen systematisch offengelegt und kritisch hinterfragt werden können.

Vor dem Hintergrund dieser theoretischen Überlegungen wurde im Rahmen des vorliegenden Beitrags eine iterative Herangehensweise für die Entwicklung einer hinreichenden Datengrundlage gewählt. Ausgehend von der vorgefundenen Vielfalt unterschiedlichster Forschungsstränge, Publikationsorte und beteiligter Disziplinen wurden in einem ersten Schritt unterschiedliche Quellen wie Internetseiten, Zeitungsartikel, wissenschaftliche Artikel und Reviews sowie Konferenzankündigungen, Monographien und Sammelbände für den Zeitraum zwischen 1995 und 2011 interpretativ ausgewertet. Die Gegenüberstellung der unterschiedlichen Textsorten eröffnete einen strukturell vielschichtigen und kontrastiven Einblick in die Diskussionen und Kontexte die Forschung zu OEs. Nachdem generelle Entwicklungen anhand des iterativ gewonnenen Datenmaterials skizziert und nachvollzogen worden waren, wurde in einem zweiten Durchlauf eine Liste von Schlagwörtern für die Suche begutachteter Artikel erstellt, die Gegenstand der Analyse werden sollten.³ Begrifflichkeiten wie *obesogenic, leptogenic, obesogenic environments, obesity, obesity and environment, ecology of obesity, Foodscapes* sowie *Food Environments* stellten sich bei der Suche in Bibliographien als adäquat und treffsicher heraus.

Das Textkorpus von 132 Artikeln wurde mit Hilfe der Medline-Bibliographie zusammengestellt, von denen 56 über den Zugang der Universität Hamburg freigeschaltet waren. Um Einblicke in die innerfachliche Rezeption und interdisziplinäre Verbreitung der Publikationen zu gewinnen, wurden alle 56 Artikel im ISI-Citation-Index auf ihre quantitative Rezeption hin untersucht. Danach wurden alle Artikel im pdf-Format aus dem Internet heruntergeladen, ausgedruckt, entsprechend ihres Erscheinungsdatums geordnet und einer ersten Lektüre unterzogen. In einem zweiten Durchlauf wurden entsprechend den methodischen Vorgaben einer kritischen Diskursanalyse (vgl. Miell/Wetherell 1998; Wodak/Meyer 2001; Wetherell/Taylor/Yates 2002; Wetherell/Taylor/Yates 2003; Keller 2005) die Texte eingehend analysiert. Die sich aus dieser empirischen Vorgehensweise entwickelnden thematischen Verdichtungen und ihre jeweiligen Textabschnitte wurden in einem weiteren Schritt thematisch gruppiert und auf ihre interne sprachliche Strukturierung hin untersucht. Im Fokus dieser sprachlichen Analyse standen redundant verwendete lexikalische Elemente wie z. B. *Obesity*, Metaphern wie z. B. *the fight against obesity*, Metonymien wie z. B. *scientific evidence suggests*, stilistische und textliche Merkmale wie z. B. *we are currently witnessing an exceptional increase in overweight and obesity among western populations*, mit denen das Konzept OEs konstruiert, semantisch gefestigt und in den aktuellen Übergewichtsdiskurs integriert wurde. Die sich aus diesem Verfahren ergebenden IRs sollen nun im folgenden Abschnitt und seinen Unterabschnitten anhand paradigmatischer Beispiele dargestellt und auf normative Vorannahmen hin analysiert werden.

4. Fettpanik und Präventionsimperativ: Interpretative Repertoires in der Forschung zu Obesogenic Environments

Die Analyse des Textkorpus ermöglichte Einblicke in die konzeptuelle und intertextuelle Strukturierung des Fachdiskurses zum Themengebiet OEs. Insgesamt wurden im Rahmen der Untersuchung sieben IRs gefunden, die durch ihre sprachlichen Charakteristika unterschieden werden konnten: das Epidemie-IR, das Verbreitungs-IR, das Energiebilanz-IR, das körperliche Aktivitäts-IR, das

---

3 Da sich derzeit das Forschungsfeld OEs konsolidiert, stellten die zum Thema OEs publizierten Texte die konsistenteste Datengrundlage für eine Analyse dar.

Umwelt-IR, das Lebensstil-IR und das Gesundheitskosten-IR. Diese Strukturierung ergab sich aus der im vorangegangen Kapitel skizzierten Vorgehensweise, in der das erstellte Textkorpus mehrmals einer sprachwissenschaftlichen Analyse unterzogen wurde. Dies bedeutet konkret, dass Textauszüge mit ähnlichen und wiederholt auftretenden sprachlichen Mustern in einem ersten Schritt aus den Texten kopiert und ad hoc unter einer zusammenfassenden Überschrift gruppiert wurden. Nach einer erneuten Lektüre der Textauszüge im Kontext der jeweiligen wissenschaftlichen Publikationen kam es dann zu einer detaillierten Analyse besagter sprachlicher Muster: Substantive wurden auf Ontologisierungen sowie Verwendungshäufigkeit, Metaphern auf ihre Konzeptualisierungen, Metonymien auf Ganz-Teil Relationen, Adjektive auf topographische oder räumliche Bezugnahmen, Pronomen auf soziale Nähe oder Distanz, Verben auf ihre Modalität und Narrative auf ihre stilistischen Struktureigenschaften hin analysiert. Im Falle einer kongruenten und wiederholten Verwendung wurden entsprechende Textauszüge unter zusammenfassenden Überschriften als IR subsummiert. Dieses zweistufige Verfahren hatte den Vorteil, dass die intuitive Entwicklung von IRs in einem zweiten Schritt durch eine detaillierte Sprachanalyse untermauert und abgesichert werden konnte. Gleichzeitig eröffnete dieses Verfahren einen Zugang zu übergreifenden und sinnstiftenden Bedeutungsstrukturen, wie sie sich z. B. im häufig anzutreffenden Epidemie-IR oder Verbreitungs-IR zeigen. Beide IRs sind primär in den Einleitungen der analysierten Texte anzutreffen und weisen Merkmale des sogenannten *Disease Mongering* (Payer 1992: 89)[4] auf. So werden im Epidemie-IR mit Epidemiemetaphern wie *obesity epidemic* oder *obesity pandemic* symptomatisches Übergewicht und Adipositas als Krankheit (vgl. Sontag 1978; Oliver 2006a) konzeptualisiert, während im Verbreitungs-IR mit topographischen und räumlichen Adjektiven wie *worldwide prevalence*, *western societies* oder *increased prevalence* ein allgegenwärtiges und globalisierendes Bedrohungsszenario hergestellt wird. Beide IRs „[define] a large proportion of the population [...] as suffering from the disease [...]" und „[depict a state of health or a condition] as a deficiency or disease" (Payer 1992: 93). Zusammenfassend bleibt festzuhalten, dass die in der Analyse aufgefundenen IRs als „principle[s] of arrangement and diffusion of knowledge" (Maasen/Weingart 2000: 21) fungieren und Medikalisierungstendenzen von Übergewicht und Fettleibigkeit im wissenschaftlichen Diskurs über

---

4   Der Begriff ist recht schwierig zu übersetzen und lässt sich grob mit *Krankheitserfinder* wie in Jörg Blechs (2004) Buch *Die Krankheitserfinder – Wie wir zu Patienten gemacht werden* übersetzen.

OEs festzustellen sind.[5] Dass hierfür nicht selten eine hyperbolische Rhetorik und für sie spezifische Sprachmuster bemüht werden, zeigt die folgende Analyse der vier ersten IRs, mit denen die Existenz einer exponentiell wachsenden Zunahme von Übergewicht und Adipositas dargestellt wird.[6]

4.1 Schwerwiegende Evidenzen für eine bedrohliche Zunahme von Übergewicht und Adipositas

Betrachtet man die Einleitungen der Texte, so lässt sich feststellen, dass in fast allen analysierten Beiträgen in den ersten Zeilen das Epidemie-IR für eine Kontextualisierung der vermeintlichen Sachlage herangezogen wird: Mit ihm wird ein Interpretationshintergrund entwickelt, vor dem Fettleibigkeit als Krankheit und Übergewicht als (prä-)krank interpretiert wird. Dies zeigt sich z. B. in den folgenden Zitaten (Hervorhebungen jeweils M.D.):

1. The *rise of the obesity epidemic* seemed to begin almost currently *in most high-income countries* in the *1970s and 1980s* since then, *[…]*. (Swinburn/Sacks/Hall/McPherson/Finegood/Moodie/Gortmaker 2011: 805)

2. *Obesity has reached epidemic proportions* in the United States and *is threatening* to become a *global epidemic*." (Hill/Peters 1998: 1371)

Konstitutiv für diese Textpassagen ist der redundante Gebrauch von Epidemie- oder Pandemiemetaphern, mit denen der physiologische oder symptomatische Zustand von Fettleibigkeit in die Tatsache einer Krankheit übergeführt wird. Die damit verbundenen Implikationen einer möglichen Ansteckung oder einer raschen und bedrohlichen Ausbreitung evozieren ein Bedrohungsszenario, dessen Ursprung im ersten Zitat temporär und durch die Metonymie *most high-income countries* geographisch situiert und primär auf Bevölkerungen der „westlichen" Welt bezogen wird. Typisch für diese Textabschnitte sind zudem Personifikationen wie im zweiten Beleg, in dem die Metapher der *obesity epidemic* wiederum metaphorisiert wird und als Akteurin ein weltweites Bedrohungspotenzial entfaltet. Anzumerken ist jedoch, dass die in diesen Zitaten dargelegten Argumente von

---

5   Derzeit entwickelt sich in Großbritannien eine Schnittmenge mit der Gesundheitspolitik (vgl. Foresight 2007). Weitere Entwicklungen bleiben derzeit abzuwarten, da das Konzept OEs noch nicht breit etabliert ist.
6   Die im Folgenden analysierten Daten mögen dem/der LeserIn vielleicht allzu glatt erscheinen. Dies hat allerdings nichts mit der Auswahl der repräsentativen Beispiele zu tun, sondern vielmehr mit der Redundanz und rhetorischen Geschlossenheit des gesamten Diskurses über OEs.

kritischen Stimmen aus Forschung und Wissenschaft immer wieder angezweifelt werden, da eine quantitative Evidenz für eine seuchenartige Verbreitung von Adipositas und Übergewicht im Sinne einer Epidemie fehlt. Die normative Vorannahme eines „alle und überall sind prinzipiell bedroht" erzeugt einen Problemdruck, der zumindest wissenschaftlich nicht unumstritten (vgl. z. B. Flegal/Graubard/Williamson/Gail 2008; Wildman/Munter/Reynolds/McGinn/Rajpathak/Wylie-Rosett/Sowers 2008; Kuk/Ardern/Church/Sharma/Padwal/Sui/Blair 2011) ist und mit sprachlichen Mitteln zum Ist-Stand erhoben wird. Die ihm zugrundeliegende normative Vorannahme von Übergewicht und Adipositas als Krankheitsursache sowie die Quantifizierung der Prävalenz sind problematisch.

Die Zunahme von Adipositas wird – ebenfalls wieder in den einleitenden Textpassagen – im Verbreitungs-IR in ihrer global-temporären Extension dargestellt und sozial stratifiziert:

3. The prevalence of obesity [...] has been increasing worldwide **over the past 30 years** in both **rich and poor countries**, and in **all segments of society**. (Gortmaker/Swinburn/Levy/Carter/Mabry/Finegood/Huang/Marsh/Moodie 2011: 838)

Erscheinen solche Darstellungen noch relativ ausdifferenziert, so werden in ihnen generalisierende Formulierungen benutzt, mit denen die bis dato nicht nachgewiesene Zunahme von Adipositas als Tatsache dargestellt wird. Neben relationierenden und quantifizierenden Formulierungen wie z. B. *two thirds* oder *one billion adults are overweight* zu Dramatisierungszwecken präsentieren Verben im Indikativ wie *is* oder *are* die Zunahme von Fettleibigkeit als Tatsache:

4. *Two thirds of the adult population* [*in England*] *are now either overweight or obese.* (Moon/Quarendon/Barnard/Twigg/Blyth 2007: 29)

5. *Worldwide, more than one billion adults* **are overweight and over 300 million are obese**. *Most countries experience a dramatic rise in obesity.* (Hill/Wyatt/Reed/Peters 2003: 853)

Interessant sind auch sogenannte Metonymien wie z. B. *most countries* oder *many countries*, mit denen generalisierende Aussagen im Sinne eines pars pro toto konzeptuell gestärkt werden, jedoch nicht explizieren, wer denn nun diesen adjektivisch als dramatisch charakterisierten Anstieg der Fettleibigkeit erlebt: BürgerInnen, PolitikerInnen oder WissenschaftlerInnen dieser Länder? Die Metonymie mitsamt ihrer Bezugnahme auf vermeintliche Tatsachen evoziert eine generalisierende Betroffenheit, die im folgenden Beispiel in ein Entwicklungsszenario integriert wird:

6. *Rates of obesity are **rapidly rising**, causing an associated number of **serious medical conditions** [...]. **It has been predicted** that in the UK, by 2050 nearly 60% of the population could be obese [...].* (Townshend/Lake 2009: 909)

Neben der adverbialen Formulierung im Präsens *rapidly rising* und der kausalen Verknüpfung mit assoziierten Zivilisationskrankheiten wird ein Ist-Zustand hergestellt, der mit *It has been predicted* und der Jahresangabe *2050* Vergangenheit und Zukunft im Hier und Jetzt kausal als Ausgangspunkt zusammenzieht. Stilistisch ist die Formulierung zusätzlich interessant, da durch das Pronomen *It* nicht spezifiziert wird, wer diese Aussage getroffen hat oder auf welchen fachlichen Kenntnisstand sich diese Einschätzung bezieht. Zusammenfassend betrachtet wird im Verbreitungs-IR mit Hilfe von Metonymien sowie indikativischen Formulierungen die Annahme einer temporären, sozialen und geographischen Zunahme von Adipositas als Tatsache verfestigt. Diese rhetorische Ausweitung in Raum und Zeit stützt das vorherige Epidemie-IR auf der Grundlage fragwürdiger Bemessungsgrundlagen und folgt einer normativen Einschätzung von „Fett gleich ungesund", die zumindest wissenschaftlich nicht unumstritten ist und einer Präzisierung bedürfte.

Vor diesem als bedrohlich gezeichneten Hintergrund werden in den meisten Texten eine zu hohe Energiezufuhr und deren Umwandlung in Bauchfett als Problem ausgemacht:

7. ***Energy intake and energy expenditure** behaviors underlie today's obesity epidemic.* (Brug/Lenthe/Kremers 2006: 525)

Die lexikalische Konstruktion *energy intake* und *energy expenditure* stellt die am meisten verbreitete Opposition im Energiebilanz-IR dar, die in vielen Fällen metaphorisch als Grundlage – *underlie* – oder Ursache der *obesity epidemic* veranschlagt werden. Weiter verbreitet ist jedoch die Metapher des Energie-Ungleichgewichts, die oft durch eine metaphorisch adjektivische Spezifikation als groß oder auch als chronisch charakterisiert wird:

8. *The result is a large **energy imbalance** leading to obesity.* (Egger/Swinburn 1997: 478)

9. *Obesity is caused by a **chronic energy imbalance** involving both dietary intake [...] and physical activity patterns.* (Gortmaker/Swinburn/Levy/Carter/Mabry/Finegood/Huang/Marsh/Moodie 2011: 838)

Das problematische Moment der Gleichgewichtsmetapher besteht jedoch in der normativen Vorannahme des Energiebilanz-IRs, dass Energieeinfuhr und Energieausfuhr eine Nullsumme ergeben müssen, und dass dieses Gleichgewichtsbild mit Gesundheit gleichsetzt wird. Menschliche Körper sind jedoch keine Maschinen, individuelle Metabolismen unterscheiden sich erheblich und verstoffwechseln je nach Kontext Nahrung vollkommen anders und jenseits wie auch immer veranschlagter Standards.

Dieser Denkstil (vgl. Fleck 1999) des Energiebilanz-IRs steht in enger Beziehung zum körperlichen Aktivitäts-IR, in dem die Ausgewogenheit der Energiebilanz eine wichtige Rolle spielt. Körperliche Betätigung, vornehmlich als Mechanismus zur Steigerung des Energieverbrauchs verstanden, zielt darauf ab, eine positive Energiebilanz zu verringern und auszugleichen:

10. A *low level of physical activity* is associated with a *low daily energy requirement and will cause obesity unless food intake is limited accordingly*. (Hill/Peters 1998: 1372)

11. The *lack of physical activity in our society is particularly troubling* when the importance of activity in *human evolution is considered*. (Poston/Foreyt 1999: 205)

Hier zeigt sich deutlich die Verschränkung des Energie-IRs mit dem körperliche Aktivitäts-IR: Der lexikalisch redundant dargestellten *low physical activity – low daily energy requirement* – Beziehung liegt eine Minus-mal-Minus-gleich-Plus-Logik zugrunde, die für die Gewichtszunahme verantwortlich zeichnet und durch die Logik des Plus-mal-Minus im Energie-IR einen Lösungsansatz für das Übergewichtsproblem durch mehr Bewegung gleich Energiereduktion anbietet. Nicht selten sind in diesen Textpassagen pronominale Konstruktionen wie z.B. *our society* versteckt, die personale Nähe und Betroffenheit herstellen. Die normative Vorannahme „Bewegung ist gesund und macht dünn" und „Sesshaftigkeit macht krank und dick" wird mehr als deutlich, auch wenn es als Tatsache nachweisbar ist, dass moderat Übergewichtige signifikant seltener an kardiovaskulären Störungen erkranken also Normalgewichtige (vgl. Peters 2013).

Dem hier dargestellten und analysierten Interpretationshintergrund über die Gründe einer starken Zunahme von Adipositas und Übergewicht werden im wissenschaftlichen Diskurs drei ergänzende IRs zur Seite gestellt, mit denen weitere Erklärungshorizonte erschlossen und Präventionsstrategien festgelegt werden. Die sprachlich-semantischen Muster und Legitimationsstrategien dieser Ausweitung der Kampfzone gegen Übergewicht und Fettleibigkeit werden im folgenden Unterkapitel näher analysiert.

4.2. Die Ausweitung der Übergewichtszone: Soziale und geographische Ursachen für Übergewicht und Fettleibigkeit

Nachdem durch die vier grundlegenden IRs der vermeintliche Ist-Zustand einer Übergewichtsepidemie durch die kausale Verknüpfung von Energieein- und -ausfuhr erklärt worden ist und ein möglicher Ansatzpunkt zur Lösung dieses Problems durch die bewegungsbedingte Erhöhung des Energieverbrauchs gefunden scheint, wird hier nun das Spektrum möglicher Ursachen vor dem Hintergrund dieses Denk- oder Interpretationsstils mit zwei weiteren IRs ausdifferenziert. So geraten im Umwelt-IR umweltbezogene Faktoren oder Variablen in den Blick, für die ein Einfluss auf die individuelle Energiebilanz veranschlagt wird:

12. *In relation to obesity, environmental factors influence **both sides of the energy balance equation**;* [...] (Lake/Burgoine/Greenhalgh/Stamp/Tyrrell 2010: 666)

Verdinglicht und relationiert die räumliche Metapher *both sides* noch einmal nachdrücklich die Logik einer Energiebilanz, so werden im folgenden Beleg sogenannte Umweltfaktoren unter dem Neologismus *food environment* expliziert:

13. *In the current **food environment**, the ready availability of a **large variety of inexpensive**, **high palatable**, **high-calorie foods** [...] could eventually lead to the development of overweight and obesity.* (Thomas/Doshi/Crosby/Lowe 2011: 1574).

Die Allgegenwart und uneingeschränkte Erreichbarkeit sowie der Konsum billiger Nahrungsmittel wird als einer der wichtigsten Gründe für den Anstieg von Fettleibigkeit veranschlagt und schließt auf einer konnotativen Ebene an die vermeintliche Allgegenwart von Übergewicht an. In einem Lebenszusammenhang, in dem Nahrungsvielfalt, intensivierter Geschmack und Energiegehalt wiederholt mit Adjektiven wie *large* oder *high* metaphorisch erfasst werden, ergeben sich folgerichtig „fette" Probleme wie Übergewicht und Adipositas. Diese vermeintlich logische Argumentation erhebt einen simplifizierenden Reiz-Reaktions-Behaviorismus zwischen Individuum und nahrungsbezogener Umwelt zur Norm: Ein hohes Nahrungsangebot führt zu erhöhter oder überhöhter Nahrungsaufnahme. Komplexe soziale und kulturelle Aspekte von Nahrungszubereitung und Ernährung werden jedoch übergangen: „Food is a highly condensed social fact [...]" (Appadurai 1981: 494) und nicht ein durch Angebot und Nachfrage reguliertes Energieangebot, dem blind gefolgt wird. Trotzdem wird die umgebende Lebens- und Nahrungsumwelt, wie im folgenden Beleg, als Schuldige personifiziert, durch deren Heilung die weitere Verbreitung von Fettleibigkeit eingedämmt werden kann:

14. *The culprit is an **environment** which promotes behaviours that cause obesity. To stop and ultimately reverse the obesity epidemic, we must **"cure"** this **environment**.* (Hill/Peters 1998: 1371)

Als weiterer umweltbezogener Grund für die zunehmende Anzahl adipöser Menschen werden falsche Lebensstile veranschlagt. Die zum Lebensstil-IR aufgefundenen Textauszüge führen in wiederholtem Maße *western lifestyles* als Grund für die prävalente Gewichtszunahme an. Diese Lebensstile werden mit Adjektiven wie *inactive* oder *sedentary* charakterisiert und schließen durch die häufige Verwendung von topographischen Adjektiven – *western* oder *industrialized* – an das Energiebilanz-IR an. Während *inaktiv* noch ein relativ wertneutrales Adjektiv ist, beziehen sich *sesshaft* oder *sitzend* auf „westlichen" Lebens- und Arbeitsbedingungen, denen das Individuum zunehmend ausgesetzt ist. Dieser Ist-Zustand wird durch *compatible with human evolution* auf den aktuellen Lebensstil bezogen, der nicht der evolutionären Programmierung des menschlichen Stoffwechsels entspricht:

15. *Individuals who lead a **western lifestyle** are too inactive, particularly when compared to those who maintain lifestyles that are **compatible with human evolution**. The high **prevalence of sedentary** activity is contributing further to the **prevalence of obesity** [...].* (Poston/Foreyt 1999: 205)

Die stilistisch motivierte Wiederholung *prevalence of* [...] *prevalence of* [...] folgt in ihrer kausalen Verknüpfung der vorher dargestellten Logik einer fragwürdigen Energiebilanz, die nun auch in Bezug auf das computerbezogene Berufsleben implizit ins Feld geführt wird. *Computer* dient als eine oft verwendete Metonymie, die nicht nur für die technologische Veränderung des Berufslebens, sondern auch für den kritisch bewerteten Wechsel von körperlicher zu primär geistiger Arbeit steht. Gerade das substantivierende Lexem *Computerization* ontologisiert diesen Übergang als Zustand:

16. *With **industrialization** and **computerization** almost totally replacing physical work, this competition can take more and more the form of cognitive performance.* (Huneault/Mathieu/Tremblay 2011: e65)

Nachdem die in diesem Abschnitt analysierten zwei IRs veränderte Nahrungsumwelten und Lebensstile als Gründe für eine vermeintlich zunehmende Prävalenz von Übergewicht und Adipositas weiter ausdifferenziert haben, erfolgt nun im folgenden Abschnitt eine Analyse der in der Forschungsliteratur veranschlagten Konsequenzen. Auch diesbezüglich spielen erneut übergewichtige Lebensstile eine wesentliche Rolle, denn sie zeichnen sowohl für Klimawandel und Umweltzerstörung als auch für den prekären Zustand „westlicher" Gesundheitssysteme verantwortlich.

4.3. Der steigende „Fettdruck" auf Umwelt, Klima und Gesundheitssysteme

„Westliche" Lebensstile führen nicht nur zu Übergewicht und Adipositas, sondern auch zu Umweltzerstörung, Klimawandel und zum Kollaps „westlicher" Gesundheitssysteme. In vielen Zitaten wird der Lebensstil adjektivisch als industrieller Lebensstil spezifiziert, dessen exponentieller Energieverbrauch eine anhaltende Umweltzerstörung befördert und Mitverursacher des Klimawandels ist:

17. *It is the modern 'effort-free'* **industrial lifestyle**, *driven by our* **exponential use of non-renewable energy** *sources, and increased consumption of processed, energy-dense foods, which has also led to aspects of* **environmental deterioration** *resulting in, among other things,* **climate change**. (Egger/Dixon 2008: 244)

Die hier veranschlagte Argumentations- und Funktionskette basiert abermals auf dem vorher dargestellten Energiebilanz-IR und Lebensstil-IR und entwickelt im vorliegenden Kontext eine kausale Beziehung zwischen Mikrokosmos/Körper und dem umfangenden Makrokosmos/Klima im Sinne eines Megametabolismus: Ursachen und Auswirkungen von Fettleibigkeit und Übergewicht, Klimawandel und Umweltzerstörung werden in eine pauschal funktionelle Beziehung gesetzt, in der Übergewichtige oder Adipöse – *among other things* – durch ihren Konsum energiedichter Nahrungsmittel und ihren sesshaften Lebensstil Klimawandel und Umweltzerstörung maßgeblich mitverursachen. Ein derart simplifizierender Funktionszusammenhang ist wissenschaftlich problematisch und diskriminiert eine soziale Gruppe, deren Lebensführung und Ernährungsegoismus neben der eigenen Gesundheit nun auch die Biosphäre bedrohe. Diese Argumentationen fußen zum einen auf der normativen Vorannahme systematischer Zusammenhänge zwischen Ernährung, Lebensstil und natürlicher Umwelt und erheben zum anderen ein nicht näher definiertes Gleichgewicht des Gesamtsystems zur Norm.

Nicht nur am Klimawandel oder an Umweltproblemen, sondern auch an den signifikant steigenden Kosten „westlicher" Gesundheitssysteme sind Übergewicht und Fettleibigkeit schuld. Folgerichtig werden im Gesundheitskosten-IR beide als Ursache steigender gesundheitsökonomischer Kosten dargestellt. Viele Beispiele finden sich, in denen entweder aktuelle Kosten quantifiziert dargelegt oder aber mögliche Belastungsszenarien des Gesundheitssystems in der Zukunft dargestellt werden:

18. *Current estimates put the combined cost in England of overweight and obesity at between **6.6 and 7.4. billion pounds per year**.* (Moon/Quarendon/Barnard/ Twigg/Blyth 2007: 21)

19. *[...] in 2002 the estimated total annual cost of overweight and obesity **was nearly 7 billion pounds**, by 2050 the anticipated **wider costs of elevated BMI per annum is 49.9 billion pounds with 6.1 billion pounds** of this as predicted extra NHS costs of obesity alone."* (Burgoine/Alvanides/Lake 2011: 738)

Dabei ist zu bedenken, dass diese Quantifizierungen auf methodisch unsicheren Grundlagen beruhen, denen aufgrund ihrer statistischen Komplexität und fehlender Indikatoren bisher nur ein geringer Erkenntniswert zukommt.

Die durch individuelles Fehlverhalten entstehenden Kosten (z. B. eine zunehmende Anzahl von Arzt- und Krankenhausbesuchen) werden metaphorisch als eine sich verschärfende oder zunehmende Last eines ohnehin schon kollabierenden Gesundheitssystems dargestellt. Dieser dramatisierenden Rhetorik folgend würden Übergewicht und Fettleibigkeit eine existenzielle Bedrohung für die gesundheitliche Versorgung darstellen.

20. *Further, overweight/obesity have been associated with increased prevalence of primary-care visits, **exacerbating the load on an already overburdened health-care system**.* (Pouliou/Elliott 2010: 389)

Zusammenfassend betrachtet zeichnen die hier analysierten IRs durch ihre rhetorischen und sprachlichen Muster das Bild einer existenziellen Bedrohung nicht nur wichtiger sozialer Institutionen, sondern auch der Biosphäre durch Übergewicht und Adipositas.

4.4 Resümee: „Fette Rhetorik" und prägende IRs im wissenschaftlichen Diskurs zu OEs

Zusammenfassend betrachtet haben wir gesehen, welche grundlegende Rolle sprachliche Muster und deren Wiederholung für die Entwicklung und semantische Stabilisierung des Forschungskonzepts OEs spielen. Ihre Redundanz trägt dazu bei, IRs zu entwickeln, mit deren Hilfe der Gegenstand OEs konzeptualisiert, repräsentiert, perspektiviert sowie seine Relevanz für ein präventives Eingreifen unterstrichen wird. Wiederholt auftretende Metaphern spielen eine besondere Rolle, da mit ihnen das Abstrakte durch das Gegenständliche konzeptualisiert wird, während Metonymien Kontingenzbeziehungen nutzen, mit denen eine sachliche oder kausale Zusammengehörigkeit hergestellt, aber in vielen Fällen nicht näher expliziert wird. Von zentraler Bedeutung ist die Gleichgewichts- bzw.

Ungleichgewichtsmetaphorik, durch die die meisten IRs konzeptuell verbunden werden. Sie entwickelt einen Interpretationshintergrund, vor dem sich die Notwendigkeit einer präventiven Wiederherstellung des Gleichgewichts durch Ausgleichsmaßnahmen ergibt. Die semantische Kongruenz, und damit die interne Konsistenz des Diskurses, basiert auf dieser zentralen Metaphorik, die konzeptuell die einzelnen IRs miteinander verschränkt und mit denen implizite normative Vorannahmen sowie moralische Bewertungen in den Fachdiskurs eingeführt und etabliert werden. Dieser moralische Fokus mitsamt seinen spezifischen Werten und seiner Rhetorik führt dazu, dass im Kontext der OEs genau ein Präventionsansatz favorisiert wird: eine städtebauliche und raumplanerisch induzierte Steigerung körperlicher Aktivität und der damit erhöhte Kalorienverbrauch, mit dem das globale gesundheitliche wie ökologische Gleichgewicht wieder hergestellt werden kann. Im Rahmen der vorliegenden Analyse dürfte deutlich geworden sein, mit welchen sprachlich komplexen Mitteln IRs hergestellt werden, wie mit ihnen eine gewisse „Wahrheit" von Übergewicht und Fettleibigkeit konstruiert und wie durch implizite normative Vorannahmen eine spezifische Fettideologie hergestellt wird.

5. „Fette Ethik": Kritik am Willen zur verschlankenden Stadt

Die vorliegende Analyse hat gezeigt, dass Fettleibigkeit, Übergewicht sowie Stadt- und Raumplanung einen weiteren Kreuzungspunkt zwischen Körper, Bevölkerung, Prävention, Gesundheit und Staat darstellen (vgl. Foucault 1983: 175). Für die Entdeckung der Ursachen von Übergewicht und Fettleibigkeit sowie deren Management durch den Präventionsansatz OEs wird ein vielfältiges Arsenal sprachlicher, rhetorischer und stilistischer Mittel aktiviert, die auf überindividuelle Deutungsmuster rekurrieren und sich spezifischer Normalisierungstechniken bedienen. Das Epidemie-IR, das Verbreitungs-IR, das Energiebilanz-IR, das körperliche Aktivitäts-IR, das Umwelt-IR, das Lebensstil-IR und das Gesundheitskosten-IR zeichnen ein ideologisch gefärbtes Konglomerat von Stoffwechsel, Lebensführung, Ernährungsstil, Übergewicht, Adipositas und Gesellschaft im Kontext eines *Planet Obesity* (Egger/Swinburn 2010), in dem wissenschaftliche Fakten und normative Vorannahmen sprachlich konzeptuell hergestellt und im Sinne Hackings (2000; 2006) zu einer Fettmoral zusammengeführt werden. Eine differenzierte Überlegung über die Gründe einer wie auch immer zu bewertenden Zunahme von Übergewicht und Fettleibigkeit (vgl. Campos/Saguy/Ernsberg/Oliver/Gaesser 2005), die z. B. gesundheitspsychologische Aspekte mit Setting-Ansätzen jenseits der hier skizzierten Stereotype verbindet, scheint durch diesen Interpretationshintergrund unmöglich. Gleiches gilt für „[…] the dynamic nature of people's food relations […]" (Panelli/

Tipa 2009), die im Kontext der Forschung zu OEs zu einem technisierten *food intake* verkommt. Der OE-Diskurs zu Übergewicht und Fettleibigkeit führt zum Präventionskonzept einer verschlankenden Stadt, das mechanistische Lösungsmodelle eines erhöhten Energieverbrauchs durch Bewegung propagiert und damit den Ausgleich des Energieungleichgewichts anstrebt. Kulturelle, soziale und natürliche Unterschiede von Physiologie, Körper, Ernährung und Gesundheit werden völlig außer Acht gelassen und WissenschaftlerInnen konstruieren erneut – allerdings dieses Mal aus städte- und raumplanerischer Perspektive – eine Problemgruppe anhand körperlicher Merkmale, die allerdings die Verantwortung für ihren körperlichen und gesundheitlichen Zustand selbst trägt. Damit wird die fettreduzierende Stadt- und Raumplanung der OEs zu einer protestantisch-ethisch motivierten Körperplanung und -kontrolle, deren Fettrassismus erneut zentrale Werte wie Sparsamkeit (angemessene Nahrungsaufnahme), Disziplin (mehr Bewegung) und Leistungswille (körperliche Fitness) propagiert. Das Korrektur- und Anpassungsinstrument Stadtplanung soll anormal dicke Körper (vgl. Foucault 2007: 43) disziplinieren helfen: Fettpanik wird im Präventionskonzept der OEs zu einer Fettideologie mit Stadt- und Landschaftsgesicht. Was aber Menschen tatsächlich dazu veranlasst, zu Fuß zu gehen statt das Auto zu benutzen oder auch frisches Gemüse zu Hause zuzubereiten statt Hamburger und Pommes Frites im Imbiss an der Ecke zu konsumieren, wird durch diese Art der Stadtplanung lediglich unterstellt, nicht aber ursächlich begründet und schon gar nicht erklärt. Insofern ist der Wille zur verschlankenden Stadt in der Forschung zu OEs ein in seinen Semantiken und normativen Vorannahmen gefangenes Präventionskonzept, das zirkulär die eigene Fettideologie bestätigt und daher einer grundlegenden Reflexion bedarf: einer Fettethik.

Bibliographie

Zitierte Quellen

Brug, Johannes/Lenthe, Frank/Kremers, Stef (2006). „Revisiting Kurt Lewin: How to gain insight into environmental correlates of obesogenic behaviors." In: *American Journal of Preventive Medicine* 31, 525–529.

Burgoine, Thomas/Alvanides, Seraphim/Lake, Amelia (2011). „Assessing the obesogenic environment of North East England." In: *Health and Place* 17, 738–747.

Egger, Gary/Swinburn, Boyd (1997). „An 'ecological' approach to the obesity pandemic." In: *British Medical Journal* 315, 477–480.

Egger, Gary/Dixon, John (2008). „Should obesity be the main game? Or do we need an environmental makeover to combat the inflammatory and chronic disease epidemics?" In: *Obesity Reviews* 10, 237–249.

Gortmaker, Steven/Swinburn, Boyd/Levy, David/Carter, Rob/Mabry, Patricia/Finegood, Diane/Huang, Terry/Marsh, Tim/Moodie, Marjory (2011). „Obesity 4: Changing the future of obesity: Science, policy, and action." In: *The Lancet* 378, 838–847.

Hill, James/Peters, John (1998). „Environmental contributions to the obesity epidemic." In: *Science* 29, 1371–1374.

Hill, James/Wyatt, Holly/Reed, George/Peters, John (2003). „Obesity and the environment: Where do we go from here?" In: *Science* 299, 853–855.

Huneault, Lysa/Mathieu, Marie-Eve/Tremblay, Angelo (2011). „Globalization and modernization: An obesogenic combination." In: *Obesity Reviews* 12, e64-e72.

Lake, Amelia/Burgoine, Thomas/Greenhalgh, Fiona/Stamp, Elaine/Tyrrell, Rachel (2010). „The foodscape: Classification and field validation of secondary data sources." In: *Health and Place* 16, 666–673.

Moon, Graham/Quarendon, Gemma/Barnard, Steve/Twigg, Liz/Blyth, Bill (2007). „Fat nation: Deciphering the distinctive geographies of obesity in England." In: *Social Science and Medicine* 65, 20–31.

Poston, Walker/Foreyt, John (1999). „Obesity is an environmental issue." In: *Atherosclerosis* 146, 201–209.

Pouliou, Theodora/Elliott, Susan (2010). „Individual and socio-environmental determinants of overweight and obesity in urban Canada." In: *Health and Place* 16, 389–398.

Swinburn, Boyd/Sacks, Gary/Hall, Kevin/McPherson, Klim/Finegood, Diane/Moodie, Marjory/Gortmaker, Steven (2011). „Obesity 1. The global obesity pandemic: Shaped by global drivers and local environments." In: *The Lancet* 378, 804–814.

Thomas, Graham/Doshi, Sapna/Crosby, Ross/Lowe, Michael (2011). „Ecological momentary assessment of obesogenic eating behavior: Combining person-specific and environmental predictors." In: *Obesity* 19, 1574–1579.

Townshend, Thomas/Lake, Amelia (2009). „Obesogenic urban form: Theory, policy and practice." In: *Health and Place* 15, 909–916.

Sekundärliteratur

Antaki, Charles (Hrsg.) (1988). *Analysing Everyday Explanation: A Casebook of Methods*. London: Sage, 168–183.

Appadurai, Arjun (1981). „Gastro-politics in Hindu South Asia." In: *American Ethologist* 8, 494–511.

Blech, Jörg (2005). *Die Krankheitserfinder: Wie wir zu Patienten gemacht werden.* Frankfurt: Fischer.

Campos, Paul/Saguy, Abigail/Ernsberg, Paul/Oliver, Eric/Gaesser, Glen (2005). „The epidemiology of overweight and obesity: Public Health crisis or moral panic?" In: *International Journal of Epidemiology* 33, 55–60.

Chouliaraki, Lily/Fairclough, Norman (1999). *Discourse in Late Modernity. Rethinking Critical Discourse Analysis.* Edinburgh: Edinburgh University Press.

Conrad, Peter (2007). *The Medicalisation of Society. On the Transformation of Human Conditions into Treatable Disorders.* Baltimore: The Johns Hopkins University Press.

Edwards, Phil/Roberts, Ian (2009). „Population adiposity and climate change." In: *International Journal of Epidemiology* 38, 1137–1140.

Egger, Gary (2008). „Dousing our inflammatory environment(s): Is personal Carbon Trading an option for reducing obesity – and climate change?" In: *Obesity Reviews* 9, 456–463.

Egger, Gary/Swinburn, Boyd (2010). *Planet Obesity. How We're Eating Ourselves and the Planet to Death.* Crows Nest: Allen & Unwin.

Evans, John/Rich, Emma/Davies, Brian/Allwood, Rachel (2008). *Education, Disordered Eating and Obesity Discourse: Fat Fabrications.* London: Routledge.

Fairclough, Norman (1989). *Language and Power.* London: Longman.

Financial Times Deutschland (2011). *Übergewicht kommt in Malaysia auf Zeugnis.* Hamburg, 19 April, 18.

Fleck, Ludwik (1999). *Entstehung und Entwicklung einer wissenschaftlichen Tatsache. Einführung in die Lehre vom Denkstil und Denkkollektiv.* Frankfurt a. M.: Suhrkamp.

Flegal, Katherine/Graubard, Ben/Williamson, David/Gail, Michael (2008). „Simple examples should not be extrapolated to the US population." In: *International Journal of Obesity* 32, 875.

Foucault, Michel (1978). *Dispositive der Macht.* Berlin: Merve.

Foucault, Michel (1983). *Der Wille zum Wissen. Sexualität und Wahrheit 1.* Frankfurt a. M.: Suhrkamp.

Foucault, Michel (2007). *Die Anormalen. Vorlesungen am Collège de France (1974–1975).* Frankfurt a. M.: Suhrkamp.

Gaesser, Glenn (1996). *Big Fat Lies. The Truth about Your Weight and Your Health.* New York: Fawcett Columbine.

Gard, Michael (2011). *The End of the Obesity Epidemic.* London: Routledge.

Gard, Michael/Wright, Jan (2005). *The Obesity Epidemic. Science, Morality and Ideology.* London: Routledge.

Gard, Michael (2009). „Friends, Enemies, and the Cultural Politics of Critical Obesity Research." In: Wright/Harwood (Hrsg.) 31–44.

Hacking, Ian (2000). *The Social Construction of What?* Harvard: Harvard University Press.

Hacking, Ian (2006). *Kinds of People: Moving Targets*. British Academy Lecture 10, 1–18.

Hamburger Morgenpost (2011). *Der neue Schwerlast-Rettungswagen*. Hamburg, 5 Januar, 5.

Jäger, Margarete/Jäger, Siegfried (2007). *Deutungskämpfe. Theorie und Praxis Kritischer Diskursanalyse*. Wiesbaden: VS Verlag für Sozialwissenschaften.

Jutel, Annemarie (2001). „Does size really matter? Weight and values in Public Health." In: *Perspectives in Biology and Medicine* 44, 283–296.

Jutel, Annemarie (2006). „The emergence of overweight as a disease entity: Measuring up normality." In: *Social Science and Medicine* 63, 2268–2276.

Keller, Reiner (1998). *Müll – Die gesellschaftliche Konstruktion des Wertvollen. Die öffentliche Diskussion über Abfall in Deutschland und Frankreich*. Opladen: Westdeutscher Verlag.

Keller, Reiner (2004). *Diskursforschung. Eine Einführung für SozialwissenschaftlerInnen*. Opladen: Leske und Budrich.

Keller, Reiner (2005). *Wissenssoziologische Diskursanalyse. Grundlegung eines Programms*. Wiesbaden: VS Verlag für Sozialwissenschaften.

Keller, Reiner/Hirseland, Andreas/Schneider, Werner/Viehöver, Willy (Hrsg.) (2005): *Die diskursive Konstruktion von Wirklichkeit*. Konstanz: UVK Verlagsgesellschaft.

Kiehl, Phyllis (2012). *Fettberg*. Berlin: Kulturmaschinen.

Klotter, Christoph (2001). *Genealogie und Gesundheitsförderung aus persönlichkeitspsychologischer Sicht*. Lengerich: Pabst Science Publisher.

Klotter, Christoph (2008). „Von der Diätik zur Diät – Zur Ideengeschichte der Adipositas." In: Schmidt-Semisch/Schorb (Hrsg.) 21–34.

Komduur, Rixt/Korthals, Michiel/te Molder, Hedwig (2009). „The good life: Living for health and a life without risks? On a prominent script of Nutrigenomics." In: *British Journal of Nutrition* 101, 307–316.

Kuk, Jennifer/Ardern, Chrsitopher/Church, Timothy/Sharma, Arya/Padwal, Raj/Sui, Xuemei/Blair, Steven (2008). Edmonton obesity staging system: „Association with weight history and mortality risk." In: *Applied Physiology, Nutrition and Metabolism* 36, 570–576.

Labisch, Alfons (1992). *Homo Hygienicus. Gesundheit und Medizin in der Neuzeit*. Frankfurt a. M.: Campus.

Lake, Amelia/Townshend, Tim/Alvanides, Seraphim (Hrsg.) (2010): *Obesogenic Environments. Complexities, Perceptions and Objective Measures*. London: John Wiley.

Lee, Rebcca/McAlexander, Kristen/Banda, Jorge (2011). *Reversing the Obesogenic Environment*. Champaign: Human Kinetics.

Lemke, Thomas (2007). *Biopolitik zur Einführung*. Hamburg: Junius.

Lupton, Deborah (1997). *The Imperative of Health. Public Health and the Regulated Body*. London: Sage.

Maasen, Sabine/Weingart, Peter (2000). *Metaphors and the Dynamics of Knowledge*. London: Routledge.

McKinely, Andrew/Potter, Jonathan (1989). „Model discourse: Interpretative repertoires in scientists' conference talk." In: *Social Studies of Science* 17, 443–463.

Miell, Dorothy/Wetherell, Margaret (Hrsg.) (1998). *Doing Social Psychology*. London: Sage.

Mokdad, Ali/Serdula, Mary/Dietz, William/Bowman, Barbara/Marks, James/Koplan, Jeffrey (1999). „The spread of the obesity epidemic in the United States, 1991–1998." In: Journal of the American Medical Association 282, 1519–1522.

Monaghan, Lee/Hollands, Robert/Pritchard, Gary (2010). „Obesity epidemic entrepreneurs: Types, practices and interests." In: *Body and Society* 16, 37–71.

Oliver, Eric (2006a). The politics of pathology: „How obesity became an epidemic disease." In: *Perspectives in Biology and Medicine* 49, 611–627.

Oliver, Eric (2006b). *Fat Politics. The Real Story behind America's Obesity Epidemic*. Oxford: Oxford University Press.

Panelli, Ruth/Tipa, Gail (2009). „Beyond foodscapes: Considering geographies of indigenous well-being." In: *Health and Place* 15, 455–465.

Payer, Lynne (1992). *Disease Mongers. How Doctors, Drug Companies, and Insurers are Making You Feel Sick*. New York: John Wiley and Sons.

Pearce, Jamie/Witten, Karen (Hrsg.) (2010): *Geographies of Obesity. Environmental Understandings of the Obesity Epidemic*. Farnham: Ashgate.

Peters, Achim (2013). *Mythos Übergewicht: Warum dicke Menschen länger leben. Was das Gewicht mit Stress zu tun hat – überraschende Erkenntnisse aus der Hirnforschung*. München: Bertelsmann.

Poston, Walker/Foreyt, John (1999). „Obesity is an environmental issue." In: *Atherosclerosis* 146, 201–209.

Potter, Jonathan/Wetherell, Margaret (1987). *Discourse and Social Psychology: Beyond Attitudes and Behaviour*. London: Sage.

Prior, Lindsay (2003). *Using Documents in Social Research*. London: Sage.

Rothblum, Esther/Solovay, Sondra (Hrsg.) (2009): *The Fat Studies Reader*. New York: New York University Press.

Schmidt-Semisch, Henning/Schorb, Friedrich (Hrsg.) (2008): *Kreuzzug gegen Fette. Sozialwissenschaftliche Aspekte des gesellschaftlichen Umgangs mit Übergewicht und Adipositas*. Wiesbaden: VS Verlag für Sozialwissenschaften.

Schorb, Friedrich (2009). *Dick, doof und arm? Die große Lüge vom Übergewicht und wer von ihr profitiert*. München: Droemer.

Sender, Katherine/Sullivan, Margaret (2008). „Epidemic of will, failures of self-esteem: Responding to fat bodies in The Biggest Loser and what not to wear." In: *Continuum: Journal of Media and Cultural Studies* 22, 573–584.

Silk, Michael/Francombe, Jessica/Bachelor, Faye (2009). *The Biggest Loser: The discursive constitution of fatness*. Bath: Department of Education.

Sontag, Susan (1978). *Illness as Metaphor*. London: Peguin.

Swinburn, Boyd/Egger, Gary/Raza, Fezeela (1999). „Dissecting obesogenic environments: The development and application of a framework for identifying and prioritizing environmental interventions for obesity." In: *Preventive Medicine* 29, 563–570.

Wetherell, Margaret/Potter, Jonathan (1988). „Discourse analysis and the identification of interpretative repertoires." In: Antaki (Hrsg.) 1988, 168–183.

Wetherell, Margaret/Taylor, Stephanie/Yates, Simeon (Hrsg.) (2002). *Discourse as Data. A Guide for Analysis*. London: Sage.

Wetherell, Margaret/Taylor, Stephanie/Yates, Simeon (Hrsg.) (2003). *Discourse Theory and Practice. A Reader*. London: Sage.

Wildman, Rachel/Munter, Paul/Reynolds, Kristi/McGinn, Aileen/Rajpathak, Swapnil/Wylie-Rosett, Judith/Sowers, MaryFran (2008). „The obese without cardiometabolic risk factor clustering and the normal weight with cardiometabolic risk factor clustering. Prevalence and correlates of 2 phenotypes among the US population (NHANES 1999-2004)." In: *Archive of Internal Medicine* 168, 1617–1628.

Wodak, Ruth/de Cilla, Rudolf/Reisigl, Martin/Liebhart, Karin (1999). *The Discursive Construction of National Identity*. Edinburgh: Edinburgh University Press.

Wodak, Ruth/Meyer, Michael (Hrsg.) (2001). *Methods of Critical Discourse Analysis*. London: Sage.

World Health Organisation (2000). *Obesity: Preventing and Managing the Global Epidemic. Report of a WHO Consultation*. Genf: World Health Organisation.

Wright, Jan/Harwood, Valerie (Hrsg.) (2012). *Biopolitics and the 'Obesity Epidemic'. Governing Bodies*. Abington: Routledge.

Zeh, Juli (2009). *Corpus Delicti: Ein Prozess*. München: BTB Verlag.

Ilse Pointner

Words that heal and sell: Zur diskursiven Konstruktion von Gesundheit – eine kritische Diskursanalyse von Werbung für Nahrungsergänzungsmittel im historischen Vergleich

Zur Einleitung

Joghurts sind neuerdings mit Vitaminen „für eine verbesserte Abwehr" angereichert, Goji-Beeren aus dem Drogeriemarkt schmecken bestimmt köstlich, fangen aber vor allem „freie Radikale" und helfen so, „Krebs zu verhindern", und Nahrungsergänzungsmittel in den Vitrinen der Apotheken „harmonisieren" pflanzlich unsere mentale und körperliche Leistungsbereitschaft: Das Geschäft mit der Gesundheit boomt.

In meiner Dissertation, die ich, betreut von Ruth Wodak, am Institut für Sprachwissenschaft der Universität Wien verfasst habe, lege ich die gesundheitlichen und über Gesundheit hinausragenden ideologischen Botschaften und Appelle an PatientInnen und KonsumentInnen offen, gehe dem Wandel nach, dem der Gesundheitsbegriff in den letzten sechs Jahrzehnten unterworfen war und suche Fragen nach den Ursachen und gesellschaftlichen Konsequenzen dieser Veränderungen zu beantworten. In dem hier vorliegenden Beitrag fasse ich die wichtigsten Ergebnisse meiner diesbezüglichen Arbeit zusammen.

Zur Methodologie

Als Datenmaterial dienen Werbebroschüren für Nahrungsergänzungsmittel (NEM) aus ärztlichen Ordinationen und Werbeanzeigen aus einer Zeitschrift für ApothekenkundInnen, die österreichweit seit sechzig Jahren publiziert wird; für die Analyse werden dadurch sowohl die Breite als auch die Tiefe des Diskurses zugänglich. Werbung betrachte ich aufgrund seines Hauptzwecks, der Persuasion, als gut geeignet zur Klärung der Forschungsfragen. Zudem stellen Werbetexte aufgrund der charakteristischen Schnelllebigkeit und Anpassungsfähigkeit des Genres *sensitive barometers of cultural change* (Fairclough 1995: 60) dar.

Die Analyse basiert auf dem unter Führung von Ruth Wodak entwickelten Diskurshistorischen Ansatz (DHA), der aus dem Paradigma der Kritischen Diskursanalyse (KDA) hervorgegangen ist (vgl. u. a. Reisigl/Wodak 2001; Wodak/ Meyer 2009, Wodak 2011[2009]). Der DHA kann der Komplexität der Gesundheitsthematik und deren diskursivem und sozialem Wandel gerecht werden und dazu beitragen, das facettenreiche, kulturellen und historischen Umformungen und Neudeutungen unterworfene Phänomen Gesundheit in seiner Diskursivität zu verstehen. Darüber hinaus ist diesem Forschungsprogramm daran gelegen, Ideologien bloßzulegen und in den potentiellen AnwenderInnen, den PatientInnen und GesundheitskonsumentInnen, ein Bewusstsein für ihre eigenen (gesundheitlichen) Bedürfnisse zu schaffen. Schließlich bietet sich der DHA auch aufgrund seines strukturierten Kontextmodells an, das die systematische Einbeziehung sowohl des medizinhistorischen als auch des situationellen Kontexts ermöglicht, beispielsweise des österreichischen Gesundheitssystems, der Situation der ärztlichen Ordination und der öffentlichen Apotheke.

In den Broschüren und Anzeigen werden drei analytische Dimensionen erforscht: Bilder bzw. graphische Strukturen, Argumentationsschemata und Metaphern, da all diese aufgrund ihrer Suggestivität und Plastizität in Werbung üblicherweise eine bedeutsame Rolle spielen. Dabei stützt sich die Exploration des visuellen Teils der Werbungen auf die soziale Semiotik; besonders die Ideen Gunther R. Kress' und Theo Van Leeuwens sind hier maßgeblich (vgl. Kress/Van Leeuwen 1996; Van Leeuwen 2005). Die Analyse der Argumentationsmuster inklusive der Präsuppositionen, intertextuellen Verbindungen und der Plausibilität bzw. Trugschlüssigkeit der Argumentationen, baut auf Manfred Kienpointners Topos-Analyse auf (vgl. Kienpointner 1983; 1992; 1996). Für die Metaphernanalyse werden Ideen George Lakoffs und Mark Johnsons herangezogen: Ich betrachte Metaphern somit als – ursprünglich meist auf körperlichen Erfahrungen beruhenden – integralen Bestandteil menschlichen Sprechens und Denkens (vgl. Lakoff/Johnson 2007[1980] und Lakoff/Johnson 1999).

Zu den Ergebnissen

Generell weisen die analysierten Texte ein hohes Maß an Argumentativität auf und verzichten auf direkte Kaufappelle. Üblicherweise kommt in der Überschrift der Anzeige/Broschüre das thematisierte gesundheitliche Problem zur Sprache, als Wunsch oder Sehnsucht positiv formuliert. Dessen Lösung wird sodann durch das Produkt verkörpert, dies geschieht durch Nennung des Produktnamens, in späteren Anzeigen zusätzlich durch das visuelle Element der Produktpackung.

Logos in Werbung für NEM bestehen üblicherweise aus einem dynamisierten Element, das an ein Windrad denken lässt, aus elliptischen oder kreisförmigen Elementen, geschwungenen Linien, Blättern und/oder Kreuzen, wodurch Dynamik und Vitalität, „Natürlichkeit" repräsentiert bzw. ein religiöser Konnex hergestellt wird. Stets wird das semiotische Potential der Farben genützt: Grün und Weiß zeigen die Natürlichkeit und biomedizinische Verankerung des Produkts, Rot indiziert seine große Wirkstärke, majestätisches Gold kündet von seiner Noblesse.

Des Weiteren sind der zunehmende Grad an Kontextualisierung der Anzeigen und ihr abnehmender Grad an externer Umrahmung augenscheinlich. Während sie bis in die 1970er Jahre stets von einer schwarzen Linie umschlossen und so klar als Werbung erkennbar sind, wird diese Linie ab den 1980er Jahren kontinuierlich aufgeweicht, dünner, lediglich durch Tupfen angedeutet oder durch weißen Raum ersetzt, bis ab den 2000er Jahren unterschiedliche visuelle und textuelle Strategien Kontinuität zwischen Werbung und Kotext schaffen und schließlich in aktuellen Ausgaben die Identität von Werbung als solcher gänzlich verschleiern.

Eine weitere Änderung betrifft die internen Umrahmungen der Anzeigen. In älteren Werbungen sind die einzelnen visuellen und textuellen Elemente durch weiße Flächen voneinander abgetrennt. Rezentere Texte zeichnen sich hingegen durch ein höheres Maß an Konnektivität der Elemente aus, unterschiedliche Sphären erscheinen dadurch als miteinander verbunden. Somit kommt es auch innerhalb der Anzeigen zum Verwischen der Konturen und Grenzen und zum Verschmelzen unterschiedlicher Bereiche und Aussagen.

Die Bilder der Anzeigen weisen folgende Muster auf: Stets wird durch Einsatz graphischer Strukturen, beispielsweise Typographie oder Fettdruck, Bedeutung vermittelt. Dabei nimmt über den Beobachtungszeitraum hinweg die Bedeutung des Bildes zu, die ursprünglich textuelle Strukturierung weicht somit einer visuellen. Stets wird der Blick der RezipientInnen gelenkt, semiotisiert, der gesundheitliche Effekt des Produkts dadurch graphisch untermalt, jeweils in Abhängigkeit vom Anwendungsgebiet des Produkts. So weisen Werbungen für „aktivierende" Produkte mehrere saliente visuelle und textuelle Elemente auf, die den Blick hin und her schicken und ihn dadurch dynamisieren. Bei NEM gegen „Nervosität" drängt der Blick hingegen relativ rasch zum Ende der Anzeige und damit zum Produkt selbst, die LeserInnen der Anzeige bekommen sofort die „Lösung" präsentiert, das Produkt wirkt daher bereits beim Lesen der Werbung durch die Referenz darauf gegen ihr Leiden!

Ab den 1980er Jahren spielen Darstellungen der Produktpackung eine Rolle, üblicherweise sind sie in hoher Modalität im Realbereich repräsentiert oder verbinden Real- und Idealbereich, meist sind sie in Griffweite oder als bereits in Verwendung befindlich dargestellt. In jüngeren Anzeigen, nach Ausdifferenzierung der Produktpalette, sind bisweilen mehrere Packungen in Form von Stillleben repräsentiert,

Kapseln und deren Inhalt oder flüssige Produkte können so genau in Augenschein genommen werden und stehen „zur Verkostung bereit". Farblich kommen für Produktpackungen wiederum häufig Rot und Grün zum Einsatz, was die starke Wirkung und den natürlichen Ursprung der Produkte weiter unterstreicht.

Über den Beobachtungszeitraum hinweg nimmt in den Anzeigen die Bedeutung von Personendarstellungen zu. In den Anfangsjahren des von mir untersuchten Zeitraums sind diese ausschließlich männlich, durchwegs älter, rezente Anzeigen enthalten hingegen meist weibliche, jüngere Personen. Seit den 2000er Jahren werden in der Zeitschrift Produkte mit spezifisch weiblichen Zielgruppen beworben, die Dominanz von Frauen in rezenten Anzeigen ist allerdings sowohl für Produkte mit weiblicher Zielgruppe als auch für gendermäßig nicht determinierbare Anwendungsgebiete feststellbar. Menschen unterschiedlichen Geschlechts werden in den analysierten Werbungen auf unterschiedliche Weise repräsentiert: Frauen meist sitzend oder liegend, beobachtet aus intimer Nähe in privater Umgebung, sodass der Eindruck entsteht, man könne mit ihnen in eine freundschaftliche, vertrauensvolle Interaktion treten oder sie genau inspizieren; Männer in beruflich-aktiven Posen oder mit einer dynamischen Aktivität befasst, bewundert aus mittlerer Distanz. Beide Geschlechter sind durch den repräsentierten Blickwinkel leicht oberhalb der BetrachterInnen positioniert und wirken so als Vorbilder, denen es nachzueifern gilt. Des Öfteren sind die DarstellerInnen auch in symbolische Prozesse involviert: Das Thema des „Schutzes vor Gefahr" wird ebenso symbolisiert wie die „Sehnsucht nach ewigem Leben" oder die „spirituelle Suche" und die Notwendigkeit „cool zu bleiben".

Im Hinblick auf die Argumentation finden sich in den Texten pragmatische Argumente am häufigsten. Diese nehmen meist Bezug auf die Inhaltsstoffe der Produkte, deren Qualität, Herkunft, Identität, Natürlichkeit, die Historizität ihrer Verwendung bzw. ihre Neuheit. In vielen pragmatischen Argumenten spielen die postulierten Effekte des Produkts, die Art oder Dauer der Wirkung und die Geschwindigkeit des Wirkungseintritts eine Rolle. Häufig wird der Topos der „Heilkraft der Natur" eingesetzt, ein Topos, der bereits in der hippokratischen Medizin Verwendung fand und in den vorliegenden Anzeigen auf den pflanzlichen, „natürlichen" Ursprung der Produkte verweist. Daneben kommen Autoritätsargumente zum Einsatz, in denen ApothekerInnen, ÄrztInnen oder anonyme Institutionen zur Begründung des Produktnutzens dienen, vereinzelt auch illustrative Beispielargumentationen und Gegensatz-Topoi, die das Produkt gegen Lebensmittel auf der einen und Arzneimittel auf der anderen Seite abgrenzen.

Über den Beobachtungszeitraum hinweg nimmt die Frequenz pragmatischer Argumente, die den Preis des Produkts zur Argumentation heranziehen, ab; sie sind im Korpus ab den 1980er Jahren nicht mehr zu finden: Wenn es um die Gesundheit geht, spielt der Preis somit heute keine Rolle mehr. Im Steigen begriffen sind hingegen Argumente, die auf der Sanftheit der Wirkung und der bequemen Einnahme des NEM beruhen. Abnehmende Tendenz weisen Argumentationen mittels Anpassungsappellen auf, welche den Produktkauf mit dem bereits erfolgten Kauf durch andere RezipientInnen begründen; in jüngeren Anzeigen finden sich stattdessen vermehrt elitäre Appelle, die auf der Exklusivität der Wünsche der RezipientInnen aufbauen.

Stets wird durch existentielle Präsuppositionen die Wirkung des NEM *a priori* außer Streit gestellt und das Produkt darüber hinaus innerhalb eines bestimmten medizinischen Paradigmas verortet. Im ersten Drittel der Beobachtungszeitraumes (1950–1970) spielen die existentiellen Präsuppositionen „Kraft", „altes Wissen", „Schutz" und die Zweiteilung in „Gesunde" und „Kranke" eine Rolle. In der Mitte der Analyseperiode (1970–1990) dominiert zwar weiterhin die existentielle Präsupposition „Kraft", sie wird nun aber ergänzt durch „Leistung". Gleichzeitig wird ein „Mangel" an bestimmten körpereigenen Substanzen vorausgesetzt, den es durch das Produkt zu ersetzen gilt. Des Weiteren finden sich in diesen Jahren vermehrt die existentiellen Präsuppositionen „Energie", „Erfolg" und „Wohlbefinden". In den Anzeigen nach 2000 werden „Kraft" und „Leistung" zunehmend durch „Vitalität", „Schwung", „Energie", „Harmonie" und „Balance" ersetzt, die mit dem alternativmedizinischen Paradigma korrelieren, auch „Abwehrkräfte" spielen nun eine Rolle.

Zu allen Zeiten finden sich trugschlüssige Argumentationen, am häufigsten sind pragmatische Trugschlüsse, vorwiegend *argumenta ad verecundiam, ad novitatem, ad baculum*, die *petitio principii, argumenta ad antiquitatem, ad ignorantiam* sowie der Trugschluss der Vagheit. Zudem sind formale Fallazien wie das falsche Dilemma (Schwarz-Weiß-Trugschluss) und *non sequitur* nachweisbar. Tendenziell werden in neueren Anzeigen Trugschlüsse, die die Historizität der Verwendung des Produkts zu dessen Bedarfsbegründung heranziehen (*argumentum ad antiquitatem*) seltener eingesetzt, ebenso leicht abnehmende Tendenz zeigen *ad baculum*-Argumentationen, sodass insgesamt ein leichter Trend zu plausiblen Argumentationsschemata gefolgert werden kann, der möglicherweise mit der zunehmenden Informiertheit der RezipientInnen bzw. Annahmen der AutorInnen darüber zu tun hat.

In Bezug auf die eingesetzte Metaphorik fällt die hohe Zahl personifizierender Metaphern auf, die das beworbene NEM als loyalen Freund und hilfreichen, durchaus wehrhaften Assistenten portraitieren: Die Produkte „schützen", „unterstützen", „bekämpfen" und „wehren ab". Über den Beobachtungszeitraum hinweg relativ konstant bleibende Herkunftsdomänen für Metaphern sind Architektur, Technik, Physik, Ökonomie, Sport, Religion, Kulinarik, Haushalt, Musik, Textilwesen, Logistik und Politik, die das Produkt in vertrauten Lebensbereichen verorten. Daneben findet sich im Korpus stets eine Vielzahl ontologischer Metaphern und Orientierungsmetaphern, welche die vielfach abstrakten Wirkungen der beworbenen Produkte als konkret und greifbar erscheinen lassen. Diskursiver Wandel lässt sich aus einigen der verwendeten Metaphern folgern: Während Produkte in den 1950er Jahren mit Metaphern aus der Physik und Technik beworben werden („Treibstoff", „Schlacken") spielen in heutigen Werbungen „Balance", „Harmonie", „Energie" und „Heilkraft der Natur" eine große Rolle.

Der kontemporäre Gesundheitsbegriff

Wie aus den angeführten Ergebnissen hervorgeht, werden in den analysierten Texten Bilder, Argumentationen und Metaphern stets äußerst kunstvoll eingesetzt und lassen Gesundheit als erstrebenswerte, individuell zu schaffende, durch Konsumation erreichbare „Sache" erscheinen. Auch werden individuelle Ursachen drohender Gesundheitsgefahren meist besonders betont, gesellschaftliche Verantwortung für Gesundheit gerät hingegen gerne aus dem Blick. Interessant ist des Weiteren, dass zur Bewerbung dieser Produkte vielfach Konzepte der hippokratischen Medizin bemüht und aus der Geschichte der Medizin zitiert wird: Manche Produkte dienen zur „Blutreinigung", auch finden sich „Elixiere" und Darstellungen von Schlangen. Meist wird Gesundheit als „Einklang zwischen Körper, Geist und Seele" betrachtet, der mit körperlicher Aktivität und Lebenslust zu tun hat und Wohlfühlen ebenso inkludiert wie eine diffuse spirituelle Dimension und die Sehnsucht nach Schutz vor Gefahr.

Über den Beobachtungszeitraum von sechzig Jahren hinweg zeigt sich eine Reihe von Änderungen im Gesundheitsverständnis: Erstens verschwinden die Kranken aus der Werbung, in den späten Texten kommen ausschließlich Gesunde vor, die ihr „gesamtes Gesundheitspotential" ausschöpfen und durch den Kauf der Produkte „noch gesünder" zu werden versprechen. Zweitens nähert sich der Gesundheitsbegriff tendenziell dem alternativmedizinischen Paradigma an: Während Gesundheit von den 1950er Jahren bis zu den 1980er Jahren vielfach mit körperlicher Kraft und Leistung in Bezug gesetzt, der Körper als „Maschine" oder „Apparat" repräsentiert und das Gesundheitsverständnis damit innerhalb des biomedizinischen Paradigmas verortet wird, ist Gesundheit ab den 1980er Jahren mit Erfolg verbunden, sie wird als dessen Basis dargestellt. Seit der Jahrtausendwende erscheint Gesundheit schließlich vorwiegend als eine Frage der persönlichen und individuellen Entscheidung, die aktiv getroffen werden kann, mit dem Körper als individuellem Eigentum. Dadurch ist Gesundheit heute weniger mit technischer Machbarkeit verbunden, sondern weist zunehmend Bezüge zu diffuser Spiritualität, „Sanftheit", „Balance" und „Harmonie" und damit alternativmedizinische Verortung auf. Dadurch geraten quantifizierbare, überindividuelle, vergleichbare Aspekte von Gesundheit aus dem Blick, fokussiert werden stattdessen das individuelle Erleben und – manipulierbare – subjektive Gefühle. Gesundheit verliert somit zunehmend ihre klaren Grenzen und wird dadurch ökonomisch umso produktiver. Drittens wird schließlich Gesundheit mehr und mehr als Basis und Ressource für beruflichen Erfolg repräsentiert. Permanent muss Gesundheit neu hergestellt werden, man kann sich ihrer nie sicher sein.

Bibliographie

Fairclough, Norman (1995). *Media Discourse.* London: Arnold.

Kienpointner, Manfred (1983). *Argumentationsanalyse.* Innsbruck: Verlag des Instituts für Sprachwissenschaft, Universität Innsbruck.

Kienpointner, Manfred (1992). *Alltagslogik. Struktur und Funktion von Argumentationsmustern.* Stuttgart/Bad Cannstatt: frommann-holzboog (problemata 126).

Kienpointner, Manfred (1996). *Vernünftig argumentieren. Regeln und Techniken der Diskussion.* Reinbek: Rowohlt.

Kress, Gunther/Van Leeuwen, Theo (1996). *Reading images. The grammar of visual design.* London: Routledge.

Lakoff, George/Johnson, Mark (2007[1980]). *Leben in Metaphern. Konstruktion und Gebrauch von Sprachbildern.* Heidelberg: Auer.

Lakoff, George/Johnson, Mark (1999). *Philosophy in the Flesh. The Embodied Mind and Its Challenge to Western Thought.* NYC: Basic.

Reisigl, Martin/Wodak, Ruth (2009). The Discourse-Historical Approach (DHA), in Wodak, Ruth/ Meyer, Michael (Hrsg.). *Methods of Critical Discourse Analysis.* London: Sage, 87–121.

Van Leeuwen, Theo (2005). *Introducing Social Semiotics.* London: Routledge.

Wodak, Ruth/Meyer, Michael (2009). Critical Discourse Analysis: History, Agenda, Theory and Methodology, in Wodak, Ruth/Meyer, Michael (Hrsg.). *Methods of Critical Discourse Analysis.* London: Sage, 1–33.

Wodak, Ruth (2011[2009]). *The Discourse of Politics in Action. Politics as Usual.* NYC: Palgrave Macmillan.

Cornelia Feyrer

Risiken im Bild: Visualisierung als Instrument der Risikokommunikation in der Medizin

1. Risikokommunikation in der Medizin: ein soziales Konstrukt gesellschaftlicher Reflexionen über Risiken

Im Zeitalter der Globalisierung umfassen Medizin und Gesundheitskommunikation Wissen(schaft)s-, aber auch Lebensbereiche, die sich durch eine hochgradige Vernetzung zwischen Fachwelt(en) und LaiInnenöffentlichkeit auszeichnen und auch den Diskurs über Risiken mit einschließen. Ob als Einzelperson oder als Teil einer bestimmten Sprach- und Kulturgemeinschaft, wir alle sind permanent mit Risiken konfrontiert und müssen diese auch kommunizieren. Allen unseren Kulturen sind Konflikte um Risiken, Risikowahrnehmung und -bewertung gemein. Dabei bestimmen Normen, mit denen wir sozialisiert wurden, unser Verhalten und unser Bewertungshandeln. Wir haben gelernt, uns, meist eher unbewusst als bewusst, bzw. eher implizit als explizit, an bestimmte Regeln dessen zu halten, was in der erst relativ kurz bestehenden Risikoforschung, einem „fächerübergreifende[n] Forschungsgebiet, das sich sowohl mit der Abschätzung als auch der Bewertung und Akzeptanz von R[isiken] [...] befaßt" (Brockhaus 1992: s. v. *Risiko*), als *Risikokommunikation* (RK) bezeichnet wird. Der Begriff *RK* wiederum wird „für Kommunikationsprozesse verwendet, die sich auf die Analyse, Bewertung und Beeinflussung von Risiken und die dafür notwendigen Interaktionen zwischen den Beteiligten [...] beziehen" (Kirchgeorg in Gassert 2003: 27). Im Rahmen der Risikoforschung finden sich daher sowohl formal-normative wie psychologisch-kognitive wie auch sozio-kulturelle Ansätze (vgl. Pradel s. a.: 5–6). Begrifflichkeiten wie *Risikomanagement* (RM), oder *Risikoabschätzung* (Brockhaus 1992: s. v. *Risiko*) stehen im Grunde für nichts anderes als den omnipräsenten „Versuch des Menschen, Ungewissheit und Unsicherheit handhabbar zu machen" (Abbas et al. 2005: 171), ein Bestreben, das die Menschheits- und Kulturgeschichte in allen Epochen und Zeitaltern kennzeichnet.

Die Einwirkung realer gesellschaftlicher, wissenschaftlicher und auch sozialer bzw. epochenspezifischer Fakten macht auch vor Fachkommunikation nicht halt. Dies gilt gerade für Fachbereiche wie den der Medizin, die im engsten Wortsinn vitalste Interessen von uns Menschen betreffen und sowohl für Einzelpersonen wie auch für Kollektive von hoher gesellschaftlicher Relevanz sind. Der Aktionsradius von RK in der Medizin reicht von der „Identifikation und Bewertung von Risiken über die Entscheidung bis hin zur Risikokontrolle" (Wiedemann 1999: 4), was schließlich, die entsprechende Adaptierung und Lokalisierung vorausgesetzt, auch trans- und interkulturell funktionierendes RM ermöglicht. Aus kulturell-translationsrelevanter Perspektive sind hier wohl v. a. die gesellschaftliche Relevanz und die interaktantInnen-determinierten sprachlich-kulturellen Dimensionen von RK interessant.

2. Risikokommunikation in der Medizin als soziales Konstrukt mit Subsystemen

„Nur wer Risiken wahrnimmt, kann den Wert von Chance und Risiko schätzen lernen", lautet es – mit Bezug auf Carl Friedrich von Weizsäcker – bei Lehmann-Steinert (s. a.: 8) zum Thema Risiko in der Gesellschaft. Die Risikowahrnehmung ist jedoch, je nach Einzelperson und gesellschaftlichen Kollektiven, u. U. von unterschiedlichen Konzepten und Wertmaßstäben geprägt, was bis hin zur Manifestation von Stereotypen gehen kann. Derartige Beobachtungen finden sich sogar – zwar als Randbemerkungen, aber doch als explizite Aussagen – in populärwissenschaftlichen Werken wie dem *Glück des Genießens* von Ute Rademacher, wo es um alles andere als Risiken geht, wenn es heißt:

> Eine ganz grundsätzliche Unterscheidung ist, ob man das Leben und seine Möglichkeiten eher zugewandt, neugierig und mit Blick auf die Chancen betrachtet oder ihm zurückhaltend, kritisch mit dem Augenmerk auf die Risiken gegenüber steht. Deutschen wird ja gerne nachgesagt, sie hätten Talent darin, in jeder Chance das Risiko zu entdecken, während man in anderen Kulturkreisen eher versucht, in jedem Risiko eine Chance zu sehen. (Rademacher 2013: 16–17)

Risikowahrnehmung ist also kulturdeterminiert, dies gilt für Alltagskulturen genauso wie für Fachkulturen. Im Rahmen der RK stehen sich unterschiedliche Fach- und LaiInnenkulturen als soziale Konstrukte (cf. Baumgärtner 2005: 14) gegenüber, deren Angehörige auch dementsprechend unterschiedliche Profile aufweisen. Da wir Menschen unsere jeweils eigenen „Filter [haben]" (Brauerhoch/Ewen/Sinemus 2008: 37), auch was Wahrnehmungsweisen und Bewertungshandeln anbelangt, entstehen – einander durchaus überschneidende – Subsysteme, die sich aufgrund ihrer Schnittstellen auch „gegenseitig beeinflussen" (Brauerhoch/Ewen/Sinemus 2008: 37), was Luhmann (cf. Brauerhoch/Ewen/Sinemus: 2008: 37) als *strukturelle Koppelung* bezeichnet hat. Die betreffenden AkteurInnen agieren, reagieren und interagieren hier in rückkoppelungsfähigen Subsystemen, welche auch interkulturelle Aspekte zeigen (vgl. Feyrer 2012: 147) und daher Strategien der interkulturellen Kommunikation erfordern. Keim (1994: 20) verdeutlicht daher auch nach Schütz (1971), dass wir uns in einer „intersubjektiven Kulturwelt" bewegen, was auch für den Fachbereich Medizin und seine ihm inhärenten Kommunikationsformen gilt.

3. Vom Text zum Bild: Strategien der Risikokommunikation in der Medizin – Orientierungsmuster und Konzepte

RK zeichnet sich u. a. dadurch aus, dass wissenschaftliche Analyse und subjektive Wahrnehmung der Einzelperson einander meist asymmetrisch gegenüberstehen. Maßgebliche Schlüsselfaktoren der RK sind hier das Etablieren und die Aufrechterhaltung von Vertrauensbeziehungen. Dies alles wiederum wirkt sich auf die konkrete Realisierung der Kommunikation aus. So entstehen situations-, akteurInnen- und auch sprach-, und kulturabhängige Strategien (vgl. dazu Scholderer 1998: 7–11) der RK. Dazu zählen als etablierte Kommunikationsmuster der RK vertrauensaufbauende und -sichernde Strategien wie z. B. die Verwendung positiver Schlüsselattribute oder anderer persuasiver Strategien. Eindrucksvoll sichtbar wird dies z. B. anhand der Profile und Konzepte fachexterner, aber auch fachinterner Werbekampagnen für Arzneimittel. Hier zeigt sich, dass Strategien der RK oftmals tatsächlich länder- und kulturübergreifend eingesetzt werden können. Dabei erfolgt vielfach eine dezidierte Verlagerung von der explizit verbalen Ebene auf die implizit visuelle, was sich letztlich als eigene Form der RK darstellt. Zudem wird dadurch dem nicht zu vernachlässigenden wirtschaftlichen Anspruch der Standardisierung von Werbekonzepten Rechnung getragen (vgl. dazu Gerisch 2009: 77), wobei es jedoch zu beachten gilt, dass der Forderung nach Einheitlichkeit immer noch die „kulturelle Divergenz der einzelnen Werbemärkte" (Stroisch 2009: 199) gegenübersteht. Wie Gerisch (2009: 85) bemerkt, ist „für das Lancieren einer internationalen Reklame auch die Berücksichtigung sozio-kultureller […] Faktoren essentiell".

Maßgeblich für gelungene RK sind also das Herstellen von *trust* und *credibility* (zu *credibility* und *trust* in der RK vgl. Renn/Levine 1991), der logische Konterpart zum Konzept *Risiko* wird also *Risikokontrolle*. Im Vordergrund stehen hier Gewährleistung von Compliancebedingungen, und v. a. auch das Unterbinden von (Risiko-)Ängsten, also von Vermeidungsstrategien, die mit dem Herstellen positiver Assoziationen zu intuitiv negativ konnotierten Sachverhalten oder Objekten, wie z. B. Injektionsnadeln oder Stechhilfen, arbeiten. So wird z. B. ganz bewusst im Diabetesmanagement die Gefühlsebene der PatientInnen angesprochen, wenn in Bezug auf Stechhilfen die spanischsprachige Variante von Novofine™ (Novonordisk 2009) argumentiert, wie *seguras, efectivas, suaves*, also ‚sicher', ‚effektiv' und ‚sanft', doch die im Deutschen meist als *feine Nadeln* bezeichneten Stechhilfen seien. Mit derselben Strategie der RK, über positive Emotionen positive (Sekundär-) Attribute auf ein per se angstbesetztes Produkt zu übertragen, arbeitet Clivarin® (Clivarin s. a.), wenn es um die Selbstinjektion bei der Thromboseprophylaxe geht. Der Slogan zur Produktwerbung *Was pikst sanfter?* (Clivarin: s. a.) wird ergänzt durch eine Abbildung, die den Abdominalbereich einer jungen Frau in Jeans und roséfarbenem bauchfreiem Top zeigt, die eine dornige rote Rose quer über ihren Bauch hält. Dazu kommt der Text: *Keine Angst vor Selbstinjektion! Die sanfte Art der Thromboseprophylaxe mit dem Clivarin® Pen* (Clivarin s. a.). Damit wird explizit der Faktor *Angst* angesprochen, der gleich wieder kontradiktorisch durch den Slogan und die Illustration entkräftet und quasi umgepolt wird in das Attribut der Sanftheit und Sicherheit. Liest man die Produktwerbung genau durch, stellt man schließlich fest, dass sie sich nicht, wie auf den ersten Blick vielleicht vermutet, an PatientInnen richtet, sondern an die ÄrztInnenschaft: *[…] auch Ihr Patient [kann sich] die tägliche Dosis niedermolekulares Heparin problemlos selbst spritzen* (Clivarin s. a.). Negative Aspekte werden somit sowohl für die Fach- wie auch für die Laienzielgruppe durch positive neutralisiert, der Fokus liegt hier allerdings auf der visuellen Umsetzung. Gleiches gilt für die o. e. Stechhilfe von Novofine™ (vgl. Novonordisk 2009), die mit dem Bild einer zarten, leichten Löwenzahnblüte illustriert wird, der der Wind gerade ihre Schirmfliegersamen verbläst. RM läuft hier strategisch über positive Definitionen und über das Entgegensetzen von Konterparts wie *Kontrolle* und *Sicherheit*, die über die Angst dominieren.

Eine der Strategien im RM ist es also, die Aufrechterhaltung von Compliancebedingungen (vgl. Feyrer 2009) als Basisgröße für eine erfolgreiche Therapie zu gewährleisten. Die Konzepte von Risiko und Kontrolle sind maßgeblich für die Akzeptanz von Therapie und Medikation. Hier geht es darum, sowohl fachintern *trust* bei der ÄrztInnenschaft herzustellen, indem man bessere Kontrolle gewährleistet, wie es auch darum geht, RM im Sinne von Risikovermeidung zu betreiben. Und nicht zuletzt geht es auch darum, den PatientInnen ein ausreichendes Maß an Sicherheit und Kontrolle zu vermitteln, um auch hier Compliance zu gewährleisten. Die für die RK relevanten Orientierungsmuster Sicherheit, Kontrolle und Compliance sind also multiperspektivisch, sie betreffen die ÄrztInnenschaft und den fachinternen Bereich wie auch die PatientInnenschaft und den fachexternen Bereich – und sie werden in der Umsetzung in den diversen Produktwerbungen sehr oft von der Ebene des explizit Sprachlichen auf jene des Visuellen verlagert oder zumindest additiv durch visuelle Elemente ergänzt und gedoppelt und dadurch potenziert bzw. verstärkt. Dies berücksichtigt z. B. auch die Firma Bayer, wenn es in der Werbung zum Antidiabetikum Glucobay® (Aspid España 2007) in der spanischen Version heißt: *Desde el inicio de la Diabetes ya hay riesgos; Glucobay le ofrece el control*, also in etwa: *Diabetes ist von Beginn an mit Risiken verbunden. Mit Glucobay haben Sie die Kontrolle.* Die Schlüsselwörter *Risiko* und *Kontrolle* werden hier auf die Ebene des Expliziten gebracht, illustriert von der Darstellung eines auf einer Wiese, über der gerade ein Unwetter mit Wolken und Blitzen aufzieht, befindlichen Diabetespatienten, der gerade einen Regenschirm aufspannt. Hier wird also, um dem Faktor *trust* gerecht zu werden, auf die alltagsweltlichen Werte der Betroffenen Rücksicht genommen. Für das Asthmapräparat Flutiform® wurde sogar auf eine effektive Kombination von Text, visueller Darstellung und akustischer Assoziation zurückgegriffen, die auf das Evozieren synergetischer Sinneseindrücke abzielt. Dies wird deutlich, wenn jeweils ein jungerMann und eine junge Frau, die dabei abgebildet sind, wie sie gerade Seifenblasen produzieren, das Präparat, das ja überdies schon mit einem motivierten, lautmalerischen Brandname ausgestattet wurde, mit dem Slogan *Die pfiffige Lösung* (Flutiform®: s. a.) bewerben.

Diese Persuasionstrategien können im Transfer – je nach spezifischem Kulturkreis – als Universalie funktionieren oder aber auch der Lokalisierung und kulturell-sprachlichen Anpassung bedürfen, um wirkungsäquivalent zu sein. Lokalisierung betrifft in diesem Sinne durchaus auch die Auswahl vielleicht sachlich weniger relevanter, aber kulturell signifikativer Visualisierungsteile im Sinne der „lernpsychologischen Motivation" (Beimel/Maier, in Steffensen/Below/Merenyi 2009: 161) der Zielgruppe. Einige Beispiele dazu aus der Pharmawerbung werden unter 5. am archetypischen Bild des (Super-)Helden exemplarisch dargestellt.

4. Vom Begriff zum Bild: Risikometaphern und bildspendende Bereiche

In der medizinischen Kommunikation und Interaktion treffen, wie Menz/Lalouschek/Gstettner (2008: 7) – hier zwar in Bezug auf das ärztliche Gespräch, aber doch generell für medizinische (Fach-)Kommunikation an sich gültig – bemerken, „in gewisser Weise unterschiedliche (Wahrnehmungs-)Welten aufeinander", und es kommt darauf an, ein „möglichst großes Stück gemeinsamer Wirklichkeit herzustellen" (Menz/Lalouschek/Gstettner 2008: 10). Risku (2004: 13) spricht daher auch mit Blick auf das Faktum, dass interkulturelle Fachkommunikation in einer „hochgradig kulturell gestalteten Umwelt" (Risku 2004: 20) stattfindet, von der zentralen Rolle von „sozialen Identitäten und Rollen" (Risku 2004: 20). In diesem Kontext spielt die Wahrnehmung bzw. unser Thema RK betreffend die Risikowahrnehmung von Einzelpersonen wie auch Kollektiven eine zentrale Rolle und ist damit auch in der Translation ein maßgeblicher Faktor, insofern die Übersetzung und damit der Sprach- und Kulturtransfer wie auch die kulturelle

Anpassung im Sinne der Umsetzung von Strategien der RK zu einer „Begegnung zwischen dem ‚Wir' und dem ‚Sie', dem ‚Eigenen' und dem ‚Fremden'" (Prunč 2001: 225) wird. Geht man in Bezug auf unsere (Risiko-)Wahrnehmung von John J. Rateys (2003: 441) Metapher von den *vier Theatern des Gehirns* aus, so wird die bildlich illustrative Darstellung von Faktoren der RK zu einer auch die Wahrnehmungsmuster der Einzelperson (mit)determinierenden Strategie der RK:

> Sinneseindrücke gelangen zuerst in das erste Theater, der Wahrnehmung, um sodann durch Aufmerksamkeit, Bewusstsein und Kognition zu fließen; die Informationen fließen dann weiter durch die Zentralfunktionen des Gehirns, die unter anderem Sprache und soziale Fähigkeiten umfassen, zum vierten Theater, in dem sich zeigt, zu wem der Wahrnehmende geworden ist. (Ratey 2003: 416–417)

Wenn, wie im Falle der (Fach-)Translation, Sprach- und Kulturtransfer bzw. fachkulturell und sozial determinierte Normen und Parameter hinzukommen, wird der Prozess der Wahrnehmung und der Verarbeitung bis hin zum fachkultursensitiven Output im Sinne der RK noch um einiges komplexer.

5. Von *trust*, Kontrolle und Sicherheit zum Held(Inn)entum in der RK

Die Wahrnehmung und Beschreibung von Risiken ist von der jeweiligen InteraktantInnenperspektive abhängig und damit schon an sich mehrdimensional und zudem kulturgebunden. Konzepte und Orientierungsmuster, die im Rahmen der RK universell zum Tragen kommen, sind, wie wir schon gesehen haben, vornehmlich jene von Vertrauen und Sicherheit oder in der Negativformulierung Vermeidungsstrategien von Angst und Unsicherheit. Dem entsprechen auch die großen, auch kulturübergreifend eingesetzten, weil trans- und intrakulturell im Transfer funktionierenden, bildspendenden Bereiche des Helden (eventuell der Heldin) bzw. des Superhelden (eventuell der Superheldin) in verschiedenen Settings oder des im übertragenen Sinne dargestellten genialen Helden aus der Wissenschaft bis hin zum dem Zeitgeist entsprechenden Helden bzw. der entsprechenden Heldin aus Spiel und Sport.

Das Bild des Helden/der Heldin stellt ein beliebtes strategisches Motiv im RM dar, das auch kulturübergreifend funktioniert, wenn es um die Bekämpfung von Risiken und die Vermittlung des Eindrucks von Sicherheit geht. Auffallend ist hier, dass immer, gleich aus welchem Kulturkreis oder Lebensbereich der Held/die Heldin stammt, die stark kolorierte, personalisierte, visuelle Darstellung den Hauptteil der Aufbereitung dieser Form der strategischen RK ausmacht. In der Regel steht die visuelle Darstellung, die implizite, nonverbal über Bild und Illustration vermittelte Zusatzinformation zum produktbeschreibenden Text, im Vordergrund. Sie ist es, die den Hauptteil der Leistung im RM erbringt beim Aufbau positiver Assoziationen, von Vertrauen, von emotionalen Bezügen wie auch von Bezügen zur gelebten Alltagskultur. Und sie ist es, die Bezüge zu einer vielleicht als Vorbild und als prototypisches Muster fungierenden und daher mit positiven Schlüsselattributen versehenen Fremdkultur herstellt, und – handelt es sich, wie oft der Fall, um eine sequenzierte Bildfolge in der Produktwerbung – auch aufrechterhält.

5.1 Das Bild des Helden/der Heldin: der Superheld/die Superheldin

Das Bild des Helden/der Heldin zeigt das oben Dargelegte mit Blick auf den Faktor Kulturtransfer und Kulturvergleich eindrucksvoll auf. Hier finden sich in der Pharmawerbung für die unterschiedlichsten Produkte, deren gemeinsamer Nenner die Assoziation mit heldenhaften Attributen und Wirkweisen ist, kulturdeterminierte lokalisierte Varianten. So kommt z. B. im hispanophonen Sprachraum Zorro als Antidiabeteseld (vgl. Aspid España 2010) oder als Anticholesterinheld (vgl. Aspid México 2006a) zum Einsatz. Gerade für den Lipidsenker Zintrepid® (vgl. Aspid México 2006a) eignet sich aufgrund des Produktnamens die Zorro-Assoziation hervorragend – wobei hier visuell lediglich kurz-prägnant mit dem Zorro-(Brand-)Zeichen in der Darstellung gearbeitet wird. Dieser Aspekt wurde auch von der Werbeagentur Salinas PUBLICISTAS ASOCIADOS explizit angesprochen:

> [...] como ambos productos comienzan con Z, se aprovechó la coyuntura con la película El Zorro y se hizo un símbolo de la Z en sí misma, tanto en la portadilla de la ayuda visual como en los interiores de la misma. Asimismo, se asignó un color específico a cada producto, Zient con azul y Zintrepid con verde, para crear un elemento más de recordación para la campaña. (Aspid México: 2006a)

Es wird also darauf verwiesen, dass, da beide Produktnamen mit *Z* beginnen, auf den Film *Zorro* Bezug genommen und das *Z* sowohl auf dem Cover wie auch im Innenteil des Besuchsdokuments (zur Textsorte Besuchsdokument (BD) vgl. Feyrer 2002) als Symbol eingesetzt werden konnte. Zudem wurde jedem Produkt eine spezifische Farbe zugewiesen, Blau für Zient und Grün für Zintrepid, um so ein weiteres Erkennungsmerkmal für die Werbekampagne zu schaffen.

Auch in der Medizin wird mit kulturellen Mustern und der Übertragung von Bildern gearbeitet, das Bild des Helden (weniger: der Heldin) funktioniert kulturübergreifend, gleich ob ein japanischer Samurai für den heldenhaften Kampf von Antibiotika gegen feindliche Keime steht, so gesehen im Spanischen bei Premioaspid (2013) – oder eben Superman. Die Medizin ist eben keine „kulturneutrale Größe" (vgl. Reinart 2009: 272). So findet sich auch im europäischen Raum in der Pharmawerbung eine ganze Reihe von Held(inn)en, die eigentlich auf amerikanische Comics zurückgehen und dementsprechend einfach und eindeutig zuordenbar sind über ihre spezifische Darstellung vom Supermankostüm bis hin zum entsprechenden Habitus und der passenden Farbkodierung. Dies ist der Fall, wenn Superman gleich im Team als einer von vielen aus einer ganzen Reihe von Pharmahelden (*El mejor equipo contra las infecciones respiratorias*, also *das beste Team gegen Atemwegsinfektionen*, Aspid México 2012) in grünem Supermankostüm mit Maske und Superproduktlogo (BV für *Bronchovaxom*®) gegen Atemwegsinfektionen bei Kindern in der Produktwerbung zu Broncho-Vaxom® auftritt, wobei, wie bei Aspid México auch angemerkt, das SuperheldInnenteam für die einzelnen Komponenten der Immunabwehr steht:

> Hoy más que nunca, la protección contra infecciones de vías respiratorias necesita de tratamientos preventivos que brinden beneficios más allá de la vacunación. Es por eso que Broncho-Vaxom se transforma en súper héroe, para llevar a los niños y la protección inmunológica que sólo su equipo de 8 inmunodefensores pueden ofrecer. (Aspid México 2012)

Es wird also damit argumentiert, dass heute zum Schutz vor Atemwegsinfektionen mehr denn je Präventivmaßnahmen erforderlich sind, die über die Impfung hinausgehende Vorteile bieten. Daher wird Broncho-Vaxom zum Superhelden, um Kindern einen Immunschutz zu ermöglichen, den nur acht vereinte Komponenten der Immunabwehr gewährleisten können.

Wahlweise treffen wir auch auf Supergirl im entsprechenden blau-roten Kostüm in der deutschsprachigen Variante der Fachwerbung zum Hypertonikum Blopress® (Forte 2009), wo dezidert Fachinformation wie Werbekonzept von einem Sprach- und Kulturraum in einen anderen transferiert wurden. Die Metapher vom Antihypertonikum als Helden wird hier in Analogie zu Superman, Batman, Spiderman o. ä. in der gegenderten Blopress®-Variante zu Supergirl und schließlich arbeitet das Besuchsdokument zu Pricefil® (Vianex 2009a), einem Antibiotikum, das in der Pädiatrie eingesetzt wird, in der griechischen Variante ebenfalls mit einer Comic-Illustration des – in diesem Falle natürlich kindlichen – Superhelden. Das BD für die Erwachsenenvariante desselben Antibiotikums kommt hingegen mit einem Superhelden aus dem Tierreich aus, mit dem ganz offensichtliche Schlüsselattribute assoziiert werden, nämlich dem Löwen (vgl. Vianex 2009b).

Neben den durchaus kulturbeeinflussenden und kulturübergreifend funktionierenden SuperheldInnen aus der Welt der Fantasy und der Comics finden sich auch Helden aus Sport und Wissenschaft, mit denen gewisse Eigenschaften assoziiert werden, die sich für die bildliche Darstellung und die Verwendung als Werbemotive wie auch als Orientierungsgrößen im Sinne der Etablierung positiver Assoziationen und beeinflussender Persuasionsstrategien in der RK hervorragend eignen.

5.2 Der geniale Held – Einstein

Ein in der Medizin – und in anderen Produktbereichen – gern verwendetes, universelles Motiv ist Albert Einstein. Ihm kommt vielfach die Rolle des Superhelden aus der Wissenschaft der Neuzeit zu. Mit den Attributen Intelligenz, Nanotechnik und Genialität sind auch die entsprechenden Assoziationen bzw. Konnotationen verbunden – und das sprach- und kulturübergreifend. So wird beispielsweise ein Hörgerät der Firma Interton, das schon als *hörintelligenter Mikroprozessor* (vgl. members 2009) bezeichnet wird, mit dem Werbetestimonial Albert Einstein promotet. Der Slogan zur Illustration mit seinem Konterfei lautet: *Klein, genial und unglaublich komfortabel.* (members 2009). Desgleichen wird das Antihypertonikum Blopress® (vgl. Takeda Pharma 2003) im Deutschen mit einem Gospielenden Einstein beworben. Die Laboratorios Leti (Aspid España 2006) werben im Bereich Dermatologie und Allergologie mit der Einstein'schen Formel bzw. mit dem Slogan *Hay fórmulas que han revolucionado conceptos ... la nuestra también,* also mit *Es gibt Formeln, die ganze Konzepte verändert haben... genau so wie die unsere,* illustriert mit einer Zeichnung, die Einstein zeigt, wie er in Analogie zu „seiner Formel" die Formel der Laboratorios Leti, nämlich $A^*=AT4$ passend zum Slogan *La piel atópica, 4 síntomas, una solución* (Aspid España 2006), also *Neurodermitis, 4 Symptome, eine Lösung,* in Kreideschrift auf eine Tafel malt und dabei den Blick direkt ins fiktive Publikum richtet.

Und schließlich bewirbt Bayer seine Fortbildungskampagne für ÄrztInnen ebenfalls mit einer kolorierten Illustration, die die Einstein'sche Formel zeigt. Die Werbeagentur argumentiert damit, dass mit $E=mc^2$ dem Ausbildungsprogramm für ÄrztInnen eine eigene Identität verliehen wird, da die Zeichen der Formel jenen der Einstein'schen Formel entsprechen, welche die Äquivalenz von Masse und Energie beschreibt:

> El Logo $E=mc^2$ aporta un nombre e identidad propia al Programa de Educación Médica Continua, cuyas siglas concuerdan con la ecuación desarrollada por Albert Einstein que describe a la Energía, refiriendo que ésta es igual a la masa, multiplicada por la velocidad de la luz al cuadrado. (Aspid México 2009)

Als strategische Überlegung dazu wird ausgeführt, dass dieser Äquivalenzgedanke der Gleichung auch im Slogan bzw. Logo wieder aufgenommen wurde, um zu verdeutlichen, dass die medizinische Ausbildung in direkt proportionalem Verhältnis zur Fortbildung steht. Das Logo macht es der Zielgruppe leichter, sich mit dem Programm zu identifizieren und den erwähnten Äquivalenzgedanken auf das Schulungsprogramm zu übertragen:

> Dicho razonamiento se empleó también para elaborar a partir de la ecuación, la frase incluída en el logotipo: La Educación médica es directamente proporcional a la capacitación continua también C al cuadrado (c^2)-. El logotipo facilita que las personas se familiaricen con el programa, proporcionándole una carga afectiva al relacionar la conocida ecuación, con el espíritu de educación médica contíinua del programa. (Aspid México 2009)

So wird der Held der Wissenschaft zum Helden des ärztlichen bzw. pharmazeutischen Handelns und Denkens und erfüllt hier metaphorisch und bildlich im polysemen Sinn dargestellt Vorbildfunktion in der Visualisierung von RK.

5.3 Von der Wissenschaft zum Sport – Held(Inn)en der Alltagskultur

Wie wir schon anhand des Bildes von dem Superhelden/der Superheldin gesehen haben, spielen sprach- und kulturübergreifende Universalien oder auch Kultureme, die kulturbeeinflussend wirken können, eine bedeutende Rolle im RM. Im alltagskulturellen Bereich dienen vielfach illustrierte Metaphern aus Sport und Spiel als bildspendende Bereiche. Für den hispanophonen Raum, in diesem Fall für Mexiko, wurde z. B. von Abbott für das schon erwähnte Antihypertonikum Blopress® das Bild eines Kampfsporthelden, nämlich eines Boxchampions, gewählt. Die BetrachterInnen blicken einer ausgestreckten Boxerfaust entgegen, begleitet vom passenden Kampfslogan (etwa: *Ein weiterer Kampf gegen HI*) nach *El campeonato charm*, nämlich *Una pelea más contra la ICC* (Aspid Mexico 2006b). Bedeutend für die Strategiewahl sind hier einmal mehr die AkteurInnen mit ihren Intentionen und Erwartungen. Die Bezugnahme auf die Lebenswelt der PatientInnen und ihre Ansprüche an Lebensqualität wird zur compliancebildenden Strategie per se.

Im kardiologischen Bereich findet sich das Bild des Footballspielers als Prototypen für den sportlichen (kämpferischen) Helden aus dem Land der unbegrenzten Möglichkeiten, dem implizite Zusatzattribute wie Kampfgeist, Zielorientiertheit oder Siegessicherheit inhärent sind, so gesehen beim Präparat Balzak plus® (vgl. Aspid España 2011), das eine Gruppe von Spielern in Angriffspose zeigt, während im Diabetesmanagement, z. B. beim Antidiabetikum Lantus®, in den unterschiedlichsten Arten mit Sportillustrationen von LäuferInnen (vgl. Sanofi 2012) gearbeitet wird. Auch bei sehr ernsten Themen kommt die Football-Sportmetapher wirkungsvoll zum Tragen. Das bei Lungenkarzinomen eingesetzte Präparat Alimta® von Lilly wird für die Zielgruppe älterer Patient/ältere Patientin mit dem Slogan *Kraft ist keine Frage des Alters* (Lilly 2011) beworben. Die Illustration zeigt in Großaufnahme einen älteren Herren in Footballuniform, einmal als Porträt, einmal als Ganzkörperaufnahme. Dieser quasi nicht prototypische Antiheld trägt einen Helm, den ein Alimta®-Logo ziert, mit passendem Gesichtsschutz und blickt kämpferisch in die Kamera. ÄrztInnen und PatientInnen muss hier bewusst sein, dass es bei dieser Indikation tatsächlich um einen durch die Metapher vom American Football, der als kraftvoller Sport mit martialischem Touch bekannt ist, versinnbildlichten Überlebenskampf der Betroffenen geht. Daher auch der zweite, an die ÄrztInnenschaft gerichtete Slogan: *Geben Sie mit Alimta® älteren Patienten Kraft. Von Anfang an.* (Lilly 2011). Die Vehemenz – und auch die Bedrohlichkeit der Lebenssituation – des durch die Sportmetapher illustrierten (Überlebens-)Kampfes wird jedoch neben den verbalen Formulierungen noch viel eindrucksvoller durch die bildlich-metaphorische Illustration dargestellt. Interessant ist hier, was die Werbestrategie anbelangt, dass im deutschen Sprachraum kulturübergreifend – wohl als Aufwertungsstrategie – mit der Darstellung eines US-amerikanischen Nationalsportes mit all seinen kulturellen Implikationen als Orientierungsmuster gearbeitet und zudem zielgruppenspezifisch angepasst wird.

Das Bild von dem Helden/der Heldin als archetypischem Muster, als Symbol des Heros-Prinzips, bzw. als Verbildlichung eines „universalen Menschheitsthem[as]" (Symbollexikon s. a.) steht somit für Vorbildlichkeit, Stärke und Unerschrockenheit und v. a. für die Fähigkeit, „ungewöhnliche Taten" (Symbollexikon s. a.) vollbringen zu können. Es wird in der RK einerseits kulturübergreifend, andererseits aber auch kulturbeeinflussend lokalisiert in unterschiedlichen Varianten zur Illustration von impliziten Suggestiv-Bewertungen im RM eingesetzt, wobei die bildliche Darstellung gegenüber der verbalen im Vordergrund steht und die RK dominiert.

6. Fazit: (Risiko-)Emotionen im Bild – vom Konzept zur Visualisierung

Wie wir gesehen haben, ist das Phänomen Risiko ein kulturdeterminiertes soziales Konstrukt gesellschaftlicher Reflexion über Risiken. Jede Form der RK zeichnet sich wiederum durch eigene Konzepte wie auch Formulierungs- und Visualisierungsstrategien aus. Dies geht so weit, dass Mediengenres per se als strategische Mittel in der RK eingesetzt werden. So verwundert es nicht, dass sich die Verantwortlichen für die Produktlancierung des Lorazepam-Präparats Tavor® gezielt dafür entschieden haben, bei ÄrztInnen mit Videobotschaften zu punkten. Argumentiert wird dieses Vorgehen damit, „eine aufmerksamkeitsstarke Bildsprache für das hochsensible Thema Depression" (Havas Life 2013) schaffen zu wollen, für die sich das visuelle Medium Film für die Produktwerbung als Mittel der Wahl herausstellte. Mit Blick auf die translatorische Praxis von RK steht der sprachlich-kulturelle, pragmatisch-situative Aspekt des dynamischen Transfers im Sinne einer skoposorientierten Wirkungsäquivalenz im Vordergrund. Hier zeigt sich, dass Strategien der RK oftmals tatsächlich länder- und kulturübergreifend eingesetzt werden (können). Dabei erfolgt, wie wir gesehen haben, vielfach eine dezidierte Verlagerung von der explizit verbalen Ebene auf die implizite und damit viel leichter die emotional-assoziative Seite der Kommunikation ansprechende, visuell-illustrative Ebene, sodass sich die (kreative) Visualisierung schlussendlich als eigene Form bzw. Strategie der RK herauskristallisiert hat.

Die meisten Unternehmen, die RK in größeren Dimensionen betreiben, müssen RK auch interkulturell und damit länder-, sprach- und kulturübergreifend realisieren. RK findet damit in einander überschneidenden, interagierenden und einander gegenseitig beeinflussenden, aber auch normierenden Interaktionsräumen (divergierender) kultureller Prägung statt, wodurch die Frage des Umgangs einer Gesellschaft mit Risiken (vgl. Jonen 2007: 10–11) und damit das Risikoverhalten von Gesellschaft und Einzelperson in den Mittelpunkt des Interesses rückt. Die InteraktantInnen des Kommunikationsbereiches RK leben, gleich ob es sich um RK in der Alltags- oder in der Fachkultur oder von der Fachkultur in die Alltagskultur handelt, in ihren eigenen, mit subjektiven wie auch kollektiven Normen und Werten ausgestatten Welten. Der Umgang mit Risiken bzw. auch die Kommunikation über Risiken wird damit zu einem soziologisch relevanten, historisch, sozial und gesellschaftspolitisch wie auch (fach)kulturell determinierten Phänomen, was im Bereich Translation, also im Sprach- und Kulturtransfer bzw. der kulturellen und sprachlichen Adaptierung Beachtung finden muss, soll die translatologische Leistung skoposadäquat sein.

Die sprach- und kulturübergreifende Konstante im Rahmen der RK ist wiederum, wie wir gesehen haben – entsprechend dem Faktum, dass auch Risiken per se „etwas **menschlich produziertes** [sic] [sind]," (Jonen 2007: 4) – der Faktor Mensch mit seinem Denken und Handeln in Situationen bzw. in strukturierten Systemen. Damit ist auch in einem naturwissenschaftlichen Fachbereich wie der Medizin (interkulturelle) Kreativität und Transferdynamik möglich bzw. wird zu einer der großen Aufgaben für TranslatorInnen als AkteurInnen der RK in der Medizin.

Bibliographie

Abbas, S./Bergholz, A./Dombrowsky, W./Seiwert, B./ Biederbick, W. (2005): „Risikokommunikation". In: Bundesamt für Bevölkerungsschutz und Katastrophenhilfe (2005). [online]. (13/07/2011)

Aspid España (2006): *Laboratorios Leti.* [online]. http://www.premiosaspid.net/mx/archivo/search?q=einstein (10/11/2013).

Aspid España (2007): *Glucobay*®. [online]. http://www.premiosaspid.net/mx/archivo/2012/search?q=Glucobay (20120501).

Aspid España (2010): *Zomarist*®. *El Nuevo héroe.* [online]. http://www.premiosaspid.net/mx/archivo/search?q=Zomarist+heroe (20/11/2011).

Aspid España (2011): *BalzakPlus*®. [online]. http://www.premiosaspid.net/mx/archivo/2013/search?q=Balzak (10/11/2013).

Aspid México (2006a): *Zintrepid*®. [online]. http://www.premiosaspid.net/mx/archivo/search?q=zorro (13/10/2013).

Aspid México (2006b): *El reto. Blopress*®. [online]. http://www.premiosaspid.net/mx/archivo/2012/search?q=Blopress (23/04/2012).

Aspid México (2009): *Bayer.* [online] http://www.premiosaspid.net/mx/archivo/search?q=einstein (13/10/2013).

Bastian, Sabine/Trouilloud, Franck (Hg.) (2009): *Frankreich und Frankophonie: Kultur — Sprache — Medien.* München: Meidenbauer.

Aspid México (2012): *Grünenthal/Broncho-Vaxom*®. [online]. http://www.premiosaspid.net/mx/archivo/search?q=heroe (04/08/2013).

Baumgärtner, Norbert (2005): *Risiko- und Krisenkommunikation. Rahmenbedingungen, Herausforderungen und Erfolgsfaktoren, dargestellt am Beispiel der chemischen Industrie.* München: Dr. Hut.

Brockhaus ([19]1992): *Brockhaus Enzyklopädie* in 24 Bd. Mannheim: Brockhaus.

Brauerhoch, Frank-Olaf/Ewen, Christop/Sinemus, Kristina (2008): „Formen und Folgen behördlicher Risikokommunikation". In: Epp, Astrid/Hertel, Rolf/Böl, Gaby-Fleur (2008). [online].

Bundesamt für Bevölkerungsschutz und Katastrophenhilfe (Hrsg.) (2005): *Beiträge zum Bevölkerungsschutz. Biologische Gefahren.* [online] http://www.bevoelkerungsschutz.de/DE/03__Informationsmaterial/01__Handb_C3_BCcher/03__Zweite__Auflage__Bd1/Downloads/Abschnitt4/Ab__4__1,templateId=raw,property=publicationFile.pdf/Ab_4_1.pdf, 173–183 (13/07/2011).

Clivarin (s. a.): *Clivarin*®*Pen.* [online] http://www.goettmann.com/projektbilder/pen-anzeige.html (04/11/2013).

Epp, Astrid/Hertel, Rolf/Böl, Gaby-Fleur (Hrsg.) (BfR) (2008): *Formen und Folgen behördlicher Risikokommunikation.* [online] http://www.bfr.bund.de/cm/350/formen_und_folgen_behoerdlicher_risikokommunikation.pdf (05/09/2011).

Feyrer, Cornelia (2002): „Le *document de visite*: les mérites d'une sorte de texte pour la didactique de traduction en langue de spécialité". In : *LSP & Professional Communication* 2 (2002) 1, 67–83.

Feyrer, Cornelia (2009) „Communication, Code, Compliance, Culture: Medical Translation and Its Didactics in a Globalized Context". In: Heine, Carmen/Engberg, Jan (2009). [online] (15/02/2013).

Feyrer, Cornelia (2012): „Risikokommunikation in der Medizin im Kontext von Kulturkontakt, Kulturtransfer und Translation". In: Ulf, Christoph/Hochhauser, Eva-Maria (2012). 141–175.

Flutiform (s.a.): *Flutiform®. Die pfiffige Lösung.* [online]. http://www.havaslife.de/work/kunden-und-brands/cases/mundipharma-gmbh/flutiform.html (13/10/2013).

Forte (2009): *Herzinsuffizienzupdate 2007.* [online]. http://www.forte.or.at/upload/veranstaltungen/datei///Programm_update04_07.pdf (27/07/2009).

Gassert, Kathrin (2003): „Risikokommunikation von Unternehmen: Modelle und Strategien am Beispiel http://books.google.de/books?id=2hh5RchRjksC&pg=PA234&lpg=PA234&dq=involvement+%2B+risikokommunikation&source=bl&ots=fei7nksBnF&sig=Uh2PVVJtGetexrLzsu1i0PmqS8M&hl=de&ei=HfXJTMGYOoOLswbqzriHDg&sa=X&oi=book_result&ct=result&resnum=2&ved=0CCAQ6AEwAQ#v=snippet&q='Beeinflussung%20von%20Risiken'%20&f=false (05/09/2011).

Gerisch, Gordon (2009): „Werbetexte: transkulturell und intermedial". In: Sabine Bastian/Franck Trouilloud (2009). 73–104.

Havas Life (2013): *Wyeth-Pfizer/Tavor®.* [online]. http://www.havaslife.de/work/kunden-und-brands/cases/wyeth/tavor.html (11/08/2013).

Heine, Carmen/Engberg, Jan (Hg.): *Reconceptualizing LSP. Online proceedings of the XVII European LSP Symposium 2009.* Aarhus 2010 [online]. http://bcom.au.dk/research/publications/conferencepublications/extendedcontributions/ (15/02/2013).

Jonen, Andreas (2007): „Working Paper. Semantische Analyse des Risikobegriffs: Strukturierung der betriebswirtschaftlichen Risikodefinitionen und literaturempirische Auswertung Beiträge zur Controlling-Forschung, No. 11". [online]. https://www.econstor.eu/dspace/bitstream/10419/57899/1/715575333.pdf (04/08/2013).

Kasperson, Roger E./Stallen, Pieter Jan M. (Hg.) (1991): *Communicating risks to the public.* [online] http://elib.uni-stuttgart.de/opus/volltexte/2010/5477/pdf/ren67.pdf (09/09/2011).

Keim, Lucrecia (1994): *Interkulturelle Interferenzen in der deutsch-spanischen Wirtschaftskommunikation* (Werkstattreihe DAF; 47). Frankfurt a. M. etc.: Lang.

Lehmann-Steinert, S. (s. a.): *Der Risikobegriff im Wandel der Gesellschaft: vom Schicksal hin zum eigenverantwortlichen monetären Transfer des Risikos in den*

Kapitalmarkt. [online] http://www.fernuni-hagen.de/PRPH/lehmris.html (04/08/2013).

Lilly (2011): „Alimta®". In: *Die beste Healtcareanzeige.de*. [online]. http://diebeste-healthcareanzeige.de/preistraeger.asp. (07/11/2013).

Members. *Interton Neuheiten* [online]. http://members.aon.at/kkamper/hg/hg2.htm (15/11/2009).

Menz, Florian/Lalouschek, Johanna/Gstettner, Andreas (2008): *Effiziente ärztliche Gesprächsführung. Optimierung kommunikativer Kompetenz in der ambulanten medizinischen Versorgung. Ein gesprächsanalytisches Trainingskonzept* (= Austria: Forschung und Wissenschaft – Literatur, 10). Wien/Berlin: LIT Verlag.

Novonordisk (2009): *Novofine*™ [online]. http://www.novonordisk.cl/documents/article_page/document/manteniminovopen.asp (23/04/2012)

Pradel, Michael (s. a.): „Der verantwortungsvolle Umgang mit dem Risiko." [online] http://www.fernuni-hagen.de/PRPH/pradris.pdf (28/10/2013).

Premioaspid (2013): *Pfizer/ Factive-5®*. [online]. http://www.premiosaspid.net/mx/archivo/search?q=antibiotico (04/08/2013).

Prunč, Erich (2001): *Einführung in die Translationswissenschaft. Band 1 Orientierungsrahmen*. Graz: Institut für Translationswissenschaft.

Rademacher, Ute (2013): *Das Glück des Genießens. Sich spielerisch des Lebens freuen*. Freiburg im Breisgau: Herder.

Ratey, John J. (2003): *Das menschliche Gehirn. Eine Gebrauchsanweisung*. München/Zürich: Piper.

Reinart, Sylvia (2009): *Kulturspezifik in der Fachübersetzung*. (Forum für Fachsprachenübersetzung, 88). Berlin: Frank & Timme.

Renn, Ortwin/Levine, Debra (1991): „Credibility and trust in risk communication" In: Kasperson, Roger E./Stallen, Pietr Jan M. (1991) 175–218.

Risku, Hanna (2004): *Translationsmanagement. Interkulturelle Fachkommunikation im Informationszeitalter* (= Translationswissenschaft, 1). Tübingen: Narr.

Sanofi (2012): „Lantus®". In: *Medical Tribune* 47. Jg. Nr. 26, 29. Juni 2012, 15. [online] http://extranet.medical-tribune.de/volltext/PDF/2012/MT_Deutschland/26_mtd/MTD_26_S15.pdf. (04/11/2013)

Scholderer, Joachim (1998): „Gentechnik und Risikokommunikation" (= Univ. Potsdam. Lehrstuhl für Betriebswirtschaftslehre Vortragsreihe Nr. 8/1998). [online] http://opus.kobv.de/ubp/volltexte/2006/927/pdf/scholdererVNr08.pdf. (09/09/2011)

Schütz, Alfred (1971): *Gesammelte Aufsätze*. Bd. 1 und 2. Den Haag: Nijhoff.

Steffensen, Bernd/Below, Nicola/Merenyi, Stefanie (2009): „Neue Ansätze zur Risikokommunikation. Produktinformationen vor dem Hintergrund von

REACH, GHS und Nanotechnologie". (sofia/ifh). Darmstadt/Göttingen. [online] http://www.sofia-darmstadt.de/fileadmin/Dokumente/Studien/2009/RiKoReNa_Netzversion.pdf. (13/07/2011)

Stroisch, Tina (2009): *Die Übersetzung von Fernsehwerbespots in der Lebensmittelwerbung*. In: Sabine Bastian & Franck Trouilloud (2009), 197–232.

Symbollexikon (s. a.): „Held". In: *Symbollexikon. Symbolonline*. [online]. http://www.symbolonline.de/index.php?title=Held (10/11/2013)

Takeda Pharma (2003): *Blopress 16&8. Selektivität oder Affinität?* (BLO 1/2003). s. l.: BLO.

Ulf, Christoph/Hochhauser, Eva-Maria (2012): *Kulturelle Akteure* (= Cultural Encounters and Transfers 1). Würzburg: Königshausen & Neumann.

Vianex (2009a): *Pricefi®l*. Athen: Vianex.

Vianex (2009b): *Pricefil®*. Athen: Vianex.

Wiedemann, Peter (1999): *Risikokommunikation: Ansätze, Probleme und Verbesserungsmöglichkeiten* (= Arbeiten zur Risiko-Kommunikation; Heft 70). Jülich. [online] http://www2.fz-juelich.de/inb/inb-mut/publikationen/hefte/heft_70.pdf (12/09/2011).

Anastasia Parianou

Risikokommunikation und Translation leicht gemacht – oder: von der Pythia zur Risikoempathie

In den letzten 25 Jahren hat das öffentliche und private Interesse an Gesundheitskommunikation stark zugenommen. Diese Popularität ist einerseits auf das große Angebot an medizinischen Fachbüchern und -zeitschriften, aber auch an populärwissenschaftlichen Büchern und Zeitschriften sowie Fernsehsendungen und Internetseiten und -foren zu Gesundheitsfragen zurückzuführen. Trotz intensiv betriebener Studien und gestiegener Informationsquantität sind Risiko und Gesundheit nach wie vor stark miteinander verknüpft und kaum ein Tag vergeht, an dem in den Medien nicht auf mehr oder weniger dramatische Weise auf Gesundheitsrisiken eingegangen wird.[1] Eine gelungene Risikokommunikation in Sachen Gesundheit ist daher sehr wichtig für LaiInnen und PatientInnen, denn sie kann zum Verständnis und zur Verbreitung von nötigem (Fach-)Wissen beitragen.[2] Dabei geht es dem ärztlichen Fachpersonal beim Risikomanagement darum, den PatientInnen (wie auch der breiten Öffentlichkeit) dabei zu helfen, z. B. durch verändertem Lebensstil eventuelle Gesundheitsrisiken einzuschränken, die sonst etwa infolge von Rauchen, Alkohol, Drogen, ungesunder Ernährung, Stress und mangelnder Bewegung entstehen. Gleichzeitig können die ÄrztInnen den PatientInnen aber auch Ratschläge zur richtigen Einnahme von Medikamenten geben,

---

1 „Scarcely a day goes past without some scare, risk or alert on a matter of health or health care being raised in the media" (Calman 2001: 47). Nicht zufällig beschreibt der Physiker Hans-Peter Dürr die Menschen der heutigen Zeit folgendermaßen: „Unsere Wahrnehmung wird von ‚fallenden Bäumen' dominiert: von dem, was gewaltig ist, schnell passiert, uns bedroht oder als Bedrohung erscheint. Die Geschichte ist voller ‚fallender Bäume': Krieg, Zerstörung, mächtige Kaiser und Könige, die sich als Eroberer ausgezeichnet haben und uns glauben machen wollen, dass dies das Wesentliche sei, was in der Welt passiert…" (Dürr 11: 2009).
2 Natürlich gibt es auch die entgegengesetzte Meinung, die behauptet, dass das Ideal eines gut informierten Publikums naiv und jede Risikokommunikation mit diesem Zeitverschwendung sei. Schließlich seien die meisten Menschen technische AnalphabetInnen und eher durch das Gefühl als durch die Ratio gesteuert (vgl. Morgan/Fischhoff/Atman/Bostrom 2001: 7). In diesem Zusammenhang sei auch das berühmte Zitat von Pope erwähnt: „A little learning is a dangerous thing" (Pope 1711).

wobei die sozialen Faktoren, denen diese PatientInnen ausgesetzt sind, berücksichtigt werden (vgl. Calman 2001: 47). Das steigende Interesse des Publikums an Gesundheitsthemen deutet darauf hin, dass die Menschen sich heute mehr und genauere Informationen über Krankheiten und deren Therapieverlauf sowie über innovative Veränderungen im Gesundheitswesen holen (wollen) als noch vor einigen Jahren. Dabei müssen die Beipackzettel und Gebrauchsanleitungen – wie auch ihre Translation – so gestaltet sein, dass sie für die medizinischen LaiInnen leicht verständlich und nachvollziehbar sind und im Idealfall jedes Risikomoment ausschließen. Daher ist die gesundheitliche Risikokommunikation vor die Aufgabe gestellt, z. B. in Instruktionstexten für Medizinprodukte und -geräte, patientInnengerecht auf gesundheitliche und andere Risikosituationen und -faktoren der jeweiligen Zielgruppe einzugehen.

In diesem Aufsatz wird – unabhängig vom medizinisch-technischen Vorwissen – versucht, patientInnengerechte Risikokommunikation vorzustellen, wobei neben der klaren Sprache und der adressatInnengerechten Ausdrucksweise besonders die **Risikoempathie** (vgl. Parianou 2012: 205) zum Einsatz kommt: „Unter Risikoempathie verstehen wir die ‚Bereitschaft (=Involvement) und Fähigkeit (=Transfer), sich in die technischen Einstellungen von Laien einzufühlen‘". Ein weiterer wichtiger Punkt bei der Darstellung und Erklärung oft sensibler technischer Texte ist die Kulturorientiertheit in Risikosituationen. Hierbei muss u. a. auf das Geschlecht, das Alter, die Ethnizität, den Alphabetisierungsgrad und die aufgrund von Kulturunterschieden evtl. bestehende Ängstlichkeit oder Distanzwahrung Rücksicht genommen werden. Werden diese Schritte im Ausgangstext von den Unternehmen, die medizinisch-technische Geräte herstellen vorgenommen, so ist es später für die TranslatorInnen nicht schwierig, diese Texte zielgruppengerecht in die Zielsprache zu übertragen.

1. Risikokommunikation: die Interaktion von Mythologie und Realität

Das Wort *Risiko* ist heute in aller Munde, seine Etymologie kann jedoch nicht exakt nachvollzogen werden (vgl. dazu Knutsen Patrick/Kvam/Langemeyer/Parianou/Solfjeld 2012: 10–12, 30–32). Als Phänomen existiert Risiko wohl seit Beginn der Menschheit, denn es ist eng mit der Existenz und dem Handeln des Menschen verbunden. Verfolgt man die Risikofrage historisch zurück, so stößt man in der griechischen Mythologie auf die ersten Risikofiguren, die in übertragener Form bis in die heutige Zeit verwendet werden. Man denke dabei etwa an die Orakelpriesterin Pythia, deren mehrdeutige Orakelsprüche – in heutigen Begriffen gesprochen – Folgendes bedeuten: „[nämlich] dass sowohl die Eintrittswahrscheinlichkeit als auch die Dimension eines möglichen Schadens unsicher bleiben, das heißt, die Ungewissheit ist hoch" (Renn/Klinke 2010).[3] Außerdem gibt es die legendäre Büchse der Pandora, die Kassandra-Rufe oder den Kopf der Medusa, wobei jede dieser Figuren mit einem unterschiedlichen Risikograd besetzt ist (vgl. dazu ausführlicher Feyrer 2012a: 80 und Steffenson/Below/Merenyi 2009: 51). Der Vertreter der griechischen Mythologie, der jede Gefahr bekämpft als wäre sie ein **Risiko**, ist wohl Herakles, der „für sein Handeln keinen externen Bewertungsrahmen duldet" (Hoernes 2012: 237).

Bei *Risiko* als zeitgenössischem Begriff im Sinn von Unordnung, Katastrophe und Chaos „geht es um eine Erklärung ohne Religion und um eine Erklärung, die das Normale im Funktionieren der Technik, in den Bedingungen der Möglichkeit von Rationalität und vor allem in der Entscheidungsabhängigkeit der Zukunft sieht" (Luhmann 1991: 2). Das Normale überwiegt bei Niklas Luhmann gegenüber dem Abweichenden und das trotz der Turbulenzen, die die heutige Gesellschaft mit sich bringt (vgl. Luhmann 1991: 2).[4]

Gleichzeitig hat das Interesse an Risiko stark zugenommen, mit Veröffentlichungen in unterschiedlichen Wissenschaftsbereichen. Unter *Risiko* sei im medizinischen Sinn vorerst Folgendes verstanden: „Risk is the probability that something unpleasant will happen" (British Medical Association 1990: 14). Damit wird Risiko als das mögliche Eintreten einer Tatsache angesehen, die, falls sie eintritt, eher negative als positive Konsequenzen haben wird. Gesundheitsrisiken können in sehr unterschiedlichen Situationen auftreten. Sie reichen von Umweltrisiken wie Umweltverschmutzung, Naturkatastrophen und Energieknappheit, über den modernen Lebensstil der Menschen wie Fahrgewohnheiten, sportliche Aktivitäten und Ernährungsweise, bis hin zu sozialen Umständen wie familiärer

---

3   Als Beispiele nennen die Autoren menschliche Eingriffe in Ökosysteme, gentechnologische Innovationen in Landwirtschaft und Lebensmittelproduktion und einen möglicherweise galoppierenden Treibhauseffekt, dessen Risiken derzeit nicht abzuschätzen sind (vgl. Renn/Klinke 2010).

4   Normalität kann aber jederzeit ab- oder umgestellt werden und das Abweichende durch seine eintretende Stärke wieder zum Normalen werden lassen, wie man in Europa zurzeit am Beispiel von Griechenland (aber auch Spanien, Portugal und Italien) sehen kann. Hier ist (v. a. in Griechenland) der wirtschaftliche Ausnahmezustand zur Normalität geworden, wobei wir es – angefangen beim Abweichenden – wieder mit einer neuen Art von Normalität zu tun haben. Die Sozialwissenschaften haben herausgefunden, dass „Individuen sich normalerweise nur um Wahrscheinlichkeiten mittlerer Häufigkeit kümmern und sehr Unwahrscheinliches außer Acht lassen und das sehr Wahrscheinliche (etwa: daß man mit dem Geld nicht auskommt) normalisiert ist" (Luhmann 1991: 3).

Umgebung und zwischenmenschlichen Beziehungen. Zuletzt muss die veränderte finanzielle Situation erwähnt werden, die für immer mehr Länder auf der Welt immer ungewisser wird (verwiesen sei auf die Risikoklasse Pythia). Derzeit hat man in der westlichen Welt, vor allem in den von der Finanzkrise geschüttelten Mittelmeerländern, gegen lange nicht mehr dagewesene Gesundheitsrisiken anzukämpfen, wie z. B. dramatisch ansteigende Depressions- und Suizidraten (vgl. Ärzte Zeitung 2012) und durch die finanzielle Situation ausgelöste erhöhte Kriminalitätsraten, die für die Opfer der Straftaten u. U. mit ernsthaften gesundheitlichen Folgen verbunden sein können.

2. Von der Risikokompetenz zum PatientInnen-Empowerment oder: zwischen Euphorie und Wirklichkeit

Will man im Gesundheitsbereich den Terminus *Risiko* genauer abgrenzen, muss man zunächst zwischen *Gefahr* und *Risiko* unterscheiden. Laut Luhmann hat man auf Gefahren keinen direkten Einfluss (sie sind „extern veranlagt"), Risiken kann man aber mit den eigenen Entscheidungen in Zusammenhang bringen („Folge der Entscheidung"):[5]

> Das Moderne der heutigen Gesellschaft oder auch unseres heutigen Lebens besteht darin, dass wir Gefahren weitgehend in Risiken transformiert haben: Früher konnte man von einem Wolf oder Bären angefallen werden und zu Tode kommen. Heute haben wir es mit Risiken zu tun, da wir uns entscheiden, Bergsteigen zu gehen oder riskante Überholmanöver auszuführen. (Steffenson/Below/Merenyi 2009: 26)

Die weitgehende Umwandlung von Gefahren in Risiken, d. h. von der **Fremdeinwirkung** zu mehr Selbsteinwirkung und **Selbstbestimmung** in Bezug auf einen etwaigen Schaden, ist auch von der medizinischen Risikokommunikation aufgenommen worden. Diese neue Perspektive kann mit der Wende weg von der paternalistischen Tradition zum **PatientInnen-Empowerment**[6] erklärt werden. Nach Spitalewsky (2007) ist ein/e empowerte/r PatientIn eine Person, die bei

---

5   „Die Unterscheidung setzt voraus (und unterscheidet sich dadurch von anderen Unterscheidungen), daß in Bezug auf künftige Schäden Unsicherheit besteht. Dann gibt es zwei Möglichkeiten. Entweder wird der etwaige Schaden als Folge der Entscheidung gesehen, also auf die Entscheidung zugerechnet. Dann sprechen wir von Risiko, und zwar vom Risiko der Entscheidung. Oder der etwaige Schaden wird als extern veranlagt gesehen, also auf die Umwelt zugerechnet. Dann sprechen wir von Gefahr" (Luhmann 1991: 30–31).

6   „The move from this 'paternalistic' tradition in health to the current emphasis on patient empowerment and shared decision making has meant that patients want and

Vorgängen, die die eigene Gesundheit betreffen, mitbeteiligt ist, individuelle Verantwortung zeigt und auch fähig ist, dafür die Kontrolle zu übernehmen. Mit dem Risikobegriff gesprochen bedeutet das, dass der/die PatientIn auch das Risiko für seine/ihre Gesundheit übernimmt. Ein Beispiel dafür wäre der Gebrauch von medizinischen Geräten, in unserem Fall etwa dem Not- und Kommunikationsgerät Butler[7] oder auch dem technisch evtl. leichter zu bedienenden Blutdruckmessgerät Omron. Bei beiden Geräten wird ein gewisses Maß an PatientInnen-Empowerment, aber auch an Risikokompetenz vorausgesetzt. Risikokompetente BenutzerInnen von elektrischen Geräten sind

> diejenigen Personen, die trotz jeweils unterschiedlicher Interessen und der unterschiedlichen Bereitschaft und Kompetenz sich effektiv mit Risikobotschaften auseinandersetzen wollen und dabei über die nötigen kognitiven wie emotionalen Fähigkeiten verfügen.[8]
> Somit kann Risikokompetenz, die mit der Risikokommunikation in einem wechselseitigen Verhältnis steht, bei der Vermittlung von Risikobotschaften (und der Verwendung von elektrischen Geräten) zu einem besseren Verständnis der Risikopotenziale führen (vgl. Wiedemann/Clauberg 2003: 9) und somit zur größtmöglichen Vermeidung von Risiken. (Parianou 2012: 187)

Das Konzept des PatientInnen-Empowerment zielt darauf ab, PatientInnen verstärkt in den Prozess der Entscheidungsfindung zu integrieren und ihnen dadurch ein stärkeres Gefühl für die eigene Behandlung und Gesundheit zu vermitteln (vgl. Spitalewsky/Pritsch/Schlichter/Skonetzki/Knaup 2008). Inwieweit die PatientInnen die Voraussetzungen für das Empowerment mitbringen, d. h. „den effizienten, kompetenten und verantwortungsbewussten Umgang mit Informa-

---

need reliable, comprehensive and understandable information about their conditions and treatments" (Berry 2004: 4).

7   Dabei handelt es sich um ein mobiles Notrufgerät mit vier unterschiedlichen Notruffunktionen und patentiertem, dreistufigem Ortungssystem, das den Hausnotruf und den mobilen Notruf ersetzen kann. Der Butler hat Telecarefunktionen für medizinische Daten (z. B. Blutdruck), die zur Kontrolle an das Service-Center übertragen werden und somit ein separates Telecaresystem ersetzen können. Auch erinnert der Medikamententimer des Butlers an die Einnahme der Medikamente und ein Sturzmelder löst einen Notruf aus, wenn die PatientInnen fallen. Als zusätzlichen Service kann der Butler Kontakt mit dem Service-Center aufnehmen, das je nach gebuchtem Service-Paket in vielen Fragen Hilfestellung leisten kann.

8   Zu den kognitiven Fähigkeiten gehören Fachwissen, Selbsteinschätzung von Informiertheit, Interesse, Bereitschaft zur Beschäftigung mit einem Thema und das Verständnis von Wahrscheinlichkeiten. Zu den emotionalen Fähigkeiten gehören Affekte, intuitive Entscheidungsmechanismen, Handlungs-/Alltagswissen, Lebenserfahrung etc. (vgl. Ruddat/Sauter/Renn 2007: 179, vgl. auch Parianou 2012: 185–187).

tionen" und „Einfluss auf Entscheidungsprozesse, Diskussionsergebnisse und allgemeine Veränderungen" (Spitalewsky/Pritsch/Schlichter/Skonetzki/Knaup 2008), vor allem in Zusammenhang mit den neuen Technologien soll in der Folge kurz angedeutet werden.

2.1. PatientInnen-Empowerment und neue Technologien

Informationen zur medikamentösen Behandlung erhalten PatientInnen traditionell einerseits von ihren ÄrztInnen und andererseits von den in der Medikamentenverpackung enthaltenen Beipackzetteln oder PatientInneninformationen. Im Gegensatz zu den Gebrauchsanleitungen sind die Anleitungen in den Beipackzetteln nicht von hoher Handlungsdichte gekennzeichnet, denn der Beipackzettel („summary for the public" im Vergleich zu „summary of product characteristics", van Vaerenbergh 2010: 16) als schriftliche Form der Kommunikation wiederholt und ergänzt die Informationen und Anweisungen des Arztes/der Ärztin und des Apothekers/der Apothekerin und stellt in dieser Hinsicht einen wichtigen Baustein der therapiebegleitenden Kommunikation dar. Der Patient/Die Patientin muss hier keine chronologisch sukzessiven Handlungen ausführen, die typisch für den Schreibstil von technischen Texten wie z. B. Gebrauchsanleitungen sind (vgl. Stolze 1999: 93).

Die Anwendung der neuen Technologien im Gesundheitswesen kann nur dann erfolgreich sein, wenn beide KommunikationspartnerInnen, d. h. Pflegepersonal und PatientInnen, neben der entsprechenden medizinischen auch die erforderliche technische Kompetenz mitbringen. Die neuen Technologien haben Einzug ins Gesundheitswesen gehalten, und dies u. a. mit Hilfe der elektronischen Gesundheitskommunikation. Diese wird zum Problem, wenn sich für die PatientInnen aufgrund ihrer fehlenden Vertrautheit mit den elektronischen wie auch medizinischen Geräten Risikomomente ergeben.[9] Erschwerend kommt noch der Einsatz elektronischer Gesundheitsakten hinzu:

> Eine Kernanwendung, mit der sich der Patient stärker in den Versorgungsprozess einbringen kann ist die persönliche elektronische Gesundheitsakte. Diese ist im Unterschied zur krankenhausbezogenen Patientenakte nicht einrichtungsbezogen, sondern

---

9   Ein solches innovatives Beispiel ist die Einführung der Gesundheitskarte in Deutschland und ihre Anwendung in Form des elektronischen Rezepts. Wird der Patient/die Patientin das Kartenterminal in der Apotheke, an dem er/sie sich sein/ihr elektronisches Rezept anschauen kann, genauso selbstverständlich akzeptieren wie einen Geldautomaten? Und wird der Patient/die Patientin sich in der Folge an der Entscheidungsfindung und der Umsetzung einer medikamentösen Therapie beteiligen?

patientenbezogen. Der Patient oder ein Anbieter verwaltet alle Daten die zur Gesundheit eines Patienten anfallen, nicht nur die Daten zu einem Krankenhausaufenthalt. (Universitätsklinikum Heidelberg 2008)[10] [meine Hervorhebung]

Jüngere Generationen mögen mit der neuen Technologie vertraut sein. Das kann von den älteren Generationen nicht ohne Weiteres erwartet werden. Gerade ältere Menschen haben in der Regel größere Gesundheitsprobleme als jüngere und sind häufiger auf ÄrztInnenbesuche und kürzere bzw. längere Krankenhausaufenthalte (wie auch ambulante Behandlungen) angewiesen. Obwohl beim PatientInnen-Empowerment die PatientInnen holistisch und nicht nur als ein bestimmter punktueller Fall betrachtet werden, müssen diese gleichzeitig in der Lage sein, in einigen Fällen technologisches Wissen wie auch Risikokompetenz an den Tag zu legen (siehe das Eintragen von Daten in die Gesundheitsakten, wie PatientInnen-Tagebücher, z. B. Schmerz-Tagebuch). Aber machen sich die Verantwortlichen auch genug Gedanken darüber, wie die in vielen Fällen meist älteren PatientInnen mit den neuen Technologien umgehen werden?[11] Und kann ein elektronischer Anbieter das Vertrauen der PatientInnen gewinnen?

---

10 Laut ISO/DTR 20514: International Organization for Standardization Draft Technical Report on EHR Definition, Scope and Context sind die wesentlichen Eigenschaften einer Gesundheitsakte:
   - „patientenzentriert, das bedeutet, sie betrachtet, das Individuum (= den Patienten) als Ganzes und nicht nur einen bestimmten Fall. Dazu gehört auch, das [sic] bei manchen Anwendungen von Gesundheitsakten, die Patienten selbst Daten eintragen können, zum Beispiel im Sinne so genannter Patienten-Tagebücher (z. B. Schmerz-Tagebuch).
   - longitudinal, das bedeutet, dass auch die Daten zu länger zurückliegenden medizinischen Problemen aufbewahrt werden (Langzeitakte), idealer Weise umfasst sie das gesamte Leben des Patienten.
   - umfassend, dass bedeutet, dass die Versorgungsmaßnahmen verschiedener Anbieter gleichermaßen repräsentiert werden, so zum Beispiel auch der Verlauf und die Ergebnisse einer Physiotherapie. Sie wird bewusst als Gesundheitsakte bezeichnet, um aufzuzeigen, dass es auch darum geht, die Gesundheit des Patienten aufzuzeigen und zu pflegen und nicht erst bei Vorliegen von Krankheiten zu reagieren.
   - prospektiv, das bedeutet, dass sie nicht nur einen Rückblick enthält, sondern auch eine Vorschau, zum Beispiel längerfristige Therapiepläne, anstehende Vorsorgemaßnahmen oder andere Termine." (Universitätsklinikum Heidelberg 2008)

11 „Innovative Technologien wie sie zur Realisierung von Projekten zur Gesundheitstelematik benötigt werden, setzen sich in der Medizin häufig nur schwer durch. Das sieht man zum Beispiel auch an dem schleppenden Verlauf des Projekts zur Einführung der Gesundheitskarte und den immer größer werden Verzögerungen der Karte, die

Trotz der Relevanz der Neuen Medien für die Gestaltung neuer sozialer Beziehungen muss die traditionelle soziale Funktion der gesundheitlichen Aufklärung durch die ÄrztInnen-PatientInnen-Kommunikation unter vier Augen weiterhin allen BürgerInnen geboten werden. Denn wird die digitale Präsenz im Internet zur Voraussetzung für die Gesundheit gemacht, besteht die Gefahr, dass aus einem wichtigen sozialen Kapital wie der Gesundheitskommunikation ein digitales Kapital wird (vgl. BZgA 2011: 14). Wie wird in dieser Situation mit der Risikokompetenz umgegangen? Sind die PatientInnen der Situation gewachsen oder fühlen sie sich angesichts der elektronischen Flut schlichtweg überfordert?[12] Ganz zu schweigen von der Gefahr, der die sensiblen personenbezogenen Daten ausgesetzt sind. Auf die Hersteller medizinischer Geräte übertragen bedeutet das, dass sie nicht nur in Fällen traditioneller Anleitungen (wie bei Beipackzetteln, PatientInneninformationen, Gebrauchsanweisungen und anderen Anleitungen medizinischer Art) Risikokompetenz mitbringen müssen, sondern und besonders in Fällen hochtechnologisierter Geräte wie z. B. des Butlers, wo die BenutzerInnen meist ältere PatientInnen sind und daher eventuell wenig Erfahrung im Umgang mit elektronischen Geräten haben sowie über einen geringeren Grad an Risikokompetenz verfügen.

3. Neue Aufgaben für die Translationswissenschaft?

Entsprechend adressatInnen- und kundInnengerecht, genauer gesagt patientInnengerecht, geht beim Einsatz von Risikokompetenz die Translation in andere Sprachen vor sich. Die AdressatInnen und ihre Zielgruppe stehen bei der Translation im Mittelpunkt, ist doch Translation immer skoposorientiert, d.h. zielgerichtet. Umsomehr gilt der Fokus den AdressatInnen bei der Translation von medizinischen Gebrauchsanleitungen, weil in diesem Fall Translation sich nicht einfach an eine Zielgruppe richtet, sondern an erster Stelle an eine Zielgruppe gesundheitsbeeinträchtigter Menschen. Daher muss die Translation, die sich an diese sensible Zielgruppe wendet, immer **patientInnen**zentriert sein. Die von HerstellerInnen und PatientInnen erforderliche Risikokompetenz gilt also in gleichem Maße für die TranslatorInnen solcher in vieler Hinsicht sensibler Texte. Bei Texten dieser Art geht es häufig um den Einsatz von Risikoempathie, d. h. der Bereitschaft und Fähigkeit, sich in die technischen Einstellungen von LaiInnen einzufühlen. Auf diese Weise findet eine

---

ursprünglich für das Jahr 2006 angekündigt war" (Universitätsklinikum Heidelberg 2008).
12 Dass hier u. a. Kosten eingespart werden sollen, liegt auf der Hand.

medizinisch-technische Interaktion zwischen Herstellern und PatientInnen statt (vgl. Parianou 2012: 205).

Eine Technologie, bei der die PatientInnen an eine Sprache gebunden sind, wird zur Herausforderung für den Kultur- und Sprachtransfer. Befinden sich die PatientInnen in einem anderen Sprach- und Kulturraum, dann muss sich z. B. die Gesundheitstelematik auf die neue Situation einstellen.[13] Darüber hinaus gibt es aber in der medizinischen Risikokommunikation häufig Situationen, wo auf Grund unterschiedlicher Kulturzugehörigkeit auch eine unterschiedliche Körperwahrnehmung besteht. Häufig hört man in deutschen Krankenhäusern und in den Praxen der ambulanten ärztlichen Versorgung von Diagnosen wie „Mittelmeer-Syndrom", „Morbus Balkanikow" oder „Mamma Mia-Syndrom"[14] (Bunge 2004: 1): „Wenn eine andere Wahrnehmung von Körperlichkeit, von Symptomen – und eben auch von Risiken – besteht, ergibt sich in der Konsequenz dann auch eine andere Versprachlichung" (Feyrer 2012b: 161). So spricht denn auch die Physiotherapeutin Christiane Bunge davon, dass in der medizinischen Praxis die Vorstellung von der Kulturgebundenheit von Krankheiten und Schmerzsymptomatiken vielfach zu Fehldiagnosen und falschen Behandlungen führt (vgl. Bunge 2004: 1–2). Finden diese Fehldiagnosen nach einer Untersuchung und einer ÄrztInnen-PatientInnen-Kommunikation statt, so kann man sich die eher katastrophalen Ergebnisse vorstellen, die bei der Verwendung der Gesundheitstelematik herauskommen, wenn diese PatientInnen auf elektronischem Weg z. B. ihre Symptome beschreiben bzw. eintippen müssen. Ebenso katastrophal wirkt eine Translation, die in solch einem Fall nicht auf die für das Verständnis essentiellen sprach- und kulturgebundenen Unterschiede achten kann.

Aber selbst bei den in gedruckter Form existierenden Beipackzetteln gibt es heute immer noch Probleme, die die Sprache, den Inhalt und somit die Ver-

---

13 Es sei denn, die PatientInnen sind zwei- oder mehrsprachig und können die technischen Geräte in den jeweiligen Sprachen bedienen.

14 „Damit etikettieren vor allem deutsche Ärzte und Ärztinnen sowie das deutsche Pflegepersonal Krankheitssymptome und Schmerzäußerungen, die sie an PatientInnen mit Migrationshintergrund wahrnehmen. Vor allem den MigrantInnen aus Südeuropa, Südosteuropa, der Türkei und aus arabischen Ländern werden diffuse Schmerzäußerungen und die Verlagerung psychosozialer Belastungen auf die körperliche Ebene zugeschrieben. Die kulturelle Herkunft wird in der Symptombeschreibung als ausschlaggebender Faktor genannt. Diese kulturspezifisch identifizierten Syndrome halten sich auch 50 Jahre nach Ankunft der ersten ‚Gastarbeiter' aus Südosteuropa im deutschen Klinikalltag" (Bunge 2004: 1).

ständlichkeit, aber auch die Lesbarkeit von PatientInneninformationen betreffen. Eine Diapharm-Studie in Deutschland kam zu folgenden Ergebnissen:

> Von den 100 am häufigsten verordneten Arzneimitteln hatten nicht einmal 50 einen halbwegs patientengerechten Beipackzettel. Und nur vier von 100 Beilegern bekamen das Prädikat „sehr gut verständlich".[15] Das deckt sich mit einer Patientenbefragung des Wissenschaftlichen Instituts der AOK. Danach hielten 42 Prozent der Verbraucher die Informationsblättchen für zu lang und zu unübersichtlich, 20 Prozent hatten Probleme, den Inhalt zu verstehen und 17 Prozent konnten die Schrift nur mühsam entziffern. Ein Höhepunkt der Kommunikation: Der Beipackzettel eines häufig verordneten Antibiotikums bestand aus knapp 32.000 Zeichen in der sagenhaften Schriftgröße von sechs Punkt. Besonders ältere Patienten haben hier keine Chance – als Standard für Fließtext in Büchern und Zeitschriften gilt, je nach Schriftart, mindestens neun bis zehn Punkt. (Van den Heuvel 2011)

Es besteht hier ein Dilemma zwischen einer patientInnengerecht verfassten Packungsbeilage und der rechtlichen Absicherung der Hersteller. Bisher hat man noch keinen goldenen Mittelweg gefunden und der/die mündige, d. h. risikokompetente PatientIn wird verunsichert, wenn kein gesundheitsrisikokompetenter Hersteller gegenübersteht. Das kann soweit gehen, dass die PatientIn ganz auf die Einnahme des Medikamentes verzichtet, was wohl auch nicht im Sinne der Hersteller ist. Eine Lösung dieses Problems wird sich in absehbarer Zeit kaum finden lassen, vor allem auch solange der juristische Aspekt von Seiten der Hersteller nicht in den Hintergrund gerückt wird.

Auf der anderen Seite hängt das Entscheidungsverhalten von PatientInnen unter Risikobedingungen, in denen explizites Wissen über die Konsequenzen und Wahrscheinlichkeiten der Risikohandlung vorliegt, zu einem großen Teil von der Verarbeitung des kognitiven, emotionalen und kulturellen Feedbacks ab, über das die PatientInnen verfügen. Angehörige individualistischer oder kollektivistischer Kulturen können unterschiedliches Gesundheits- und Risikoverhalten herausbilden. Daher werden je nach kulturellem AdressatInnenkreis und dessen Verständnis „kulturell maßgeschneiderte Botschaften" geschaffen, die sich an die verschiedenen ethnischen Gruppen richten.[16] Der sogenannte „cultural sensitivity

---

15 „Die EU-Kommission hat deshalb eine ‚Guideline on the Readability of the Labelling and Package Leaflet of Medicinal Products for Human Use' erstellt und im vergangenen Jahr noch einmal überarbeitet. Sie regelt wie eine gut lesbare und verständliche Packungsbeilage aussehen sollte. Aber nicht alle EU-Staaten setzen diese Empfehlungen um. [...] Viele deutsche Arzneimittelhersteller würden sich daher für die Gestaltung der Packungsbeilage kaum interessieren" (Beime 2010: 2).

16 „Indeed, the importance of understanding culture and cultural appeals has been underscored by a growing awareness of creating culturally tailored messages to reach

approach" (Dutta 2007: 307)[17] kommt dabei zur Anwendung, der besonders die Kultur der PatientInnen untersucht.[18] Kulturorientiertheit in Risikosituationen bezieht u. a. auch das Geschlecht, das Alter, die Ethnizität und den Grad an Ängstlichkeit mit ein und kann zu zufriedenstellenden Ergebnissen führen.

a) Risikokompetenz und kulturelles Umfeld

Das Resultat einer solchen „kulturell maßgeschneiderten Botschaft" mit implizierter Risikokompetenz auf Seiten der Hersteller ist in Beispiel 1 zu sehen:

Beispiel 1:

> *Die für HÜBNER ImmunPRO INFEKTBLOCKER verwendete Varietät, Cistus Villosus, ist nicht zufällig griechischer Herkunft – gilt das antike Griechenland doch als Wiege der abendländischen Medizin. Noch heute pflegt die dortige Landbevölkerung den Brauch, sich aus den Blättern der robusten Zistrose „griechischen Tee" zuzubereiten – als Stimulanz und zur Abwehr von Atemwegsinfekten.* (http://huebner-vital.de/de/prod-immunpro-infektblocker.html)

Hier werden dem/der gesundheitsbewussten BenutzerIn des HÜBNER ImmunPRO Infektblockers Details zu der Pflanze Cistus Villosus und ihrer Verbreitung und Anwendung gegeben. Die Anwendung der aus der griechischen Antike bis heute in Griechenland bekannten Heilpflanze verstärkt das Image der Pflanze und unterstreicht die traditionelle Heilkraft des Produkts. Die Risikoentscheidung wird dem/der BenutzerIn auf diese Weise leichtgemacht, handelt es sich doch um ein Produkt mit bereits aus der Antike bekannten und verwendeten „natürlichen" Zutaten.

b) Kognitive Risikokommunikation in Beipackzetteln

Neben wichtigen Informationen in Beipackzetteln, wie z. B. der richtigen Einnahme des Medikaments, gibt es häufig auch Details, die praktischer Natur sind. Hier ein Beispiel aus der PatientInneninformation des Gels Dermatix® Ultra.

---

diverse audiences from different ethnic groups" (Kreuter/Lukwago/Bucholtz/Clark/Sanders-Thompson 2002, zit. n. Yu/Shen 2013: 133).

17 „Whereas the culture-centered approach is based upon the commitment to building theories and applications from within the culture, the cultural sensitivity approach pushes the agenda of the status quo and seeks to adapt the messages to the cultural markers of the target audience" (Dutta 2007: 304).

18 So schlagen Huerta/Macario (1999: 23) vor, dass Gesundheitsbotschaften unter Hispano-AmerikanerInnen auf Kernwerte fixiert sein sollten, z. B. auf Familienorientiertheit und Gruppenharmonie und weniger auf Konfrontation: „[P]eople are the product of past experiences, cultural beliefs, and cultural norms and thus culturally unique."

Beispiel 2:

> Es ist unsichtbar, schnell trocknend und wirkt unterstützend bei der Aufrechterhaltung des Feuchtigkeitsgleichgewichtes der Haut. (http://www.parcelmed.de/pdf/6090286.pdf)

Obwohl dieses Gel schnell trocknet, steht am Schluss der PatientInneninformation folgende Bemerkung:

> Dermatix® Ultra kann Flecken auf der Kleidung verursachen solange es nicht vollständig getrocknet ist.

Lassen sich diese Flecken beim Waschen wieder entfernen oder muss man warten, bis das Gel trocken wird, um Flecken auf der Kleidung zu vermeiden? Eine Erklärung ist hier unerlässlich! Der letzte Satz (*Dermatix® Ultra kann Flecken auf der Kleidung verursachen solange es nicht vollständig getrocknet ist*) sollte im Hinblick auf eine Risikosenkung direkt an den ersten angeschlossen werden und danach sollte eine Information zum Auswaschen eines eventuellen Flecks folgen. Nur auf diese Weise würden Hersteller den situationsadäquaten Grad an Risikokompetenz gegenüber den KundInnen bzw. PatientInnen zeigen:

> Es ist unsichtbar, schnell trocknend und wirkt unterstützend bei der Aufrechterhaltung des Feuchtigkeitsgleichgewichtes der Haut. Dermatix® Ultra kann Flecken auf der Kleidung verursachen, solange es nicht vollständig getrocknet ist. [Hier sollte eine kurze Erklärung folgen, ob und wie Flecken auswaschbar sind.]

Die zwei folgenden Beispiele zeugen von einer auf kognitiven Ebene gelungenen Risikokommunikation, die für das medizinische Resultat von Bedeutung ist:

Beispiel 3:

> Bewahren Sie die Teststreifen immer in der Originaldose auf. Verschließen Sie die Dose sofort nach der Entnahme eines Teststreifens. Die Dose wurde speziell entwickelt, um eine trockene Umgebung für die Teststreifen zu schaffen.
> (http://www.bayerdiabetes.ch/documents/products/contour-link/99961499_CntrLnk_UG_de.pdf)

Beispiel 4:

> Falls Sie Ihr Medtronic-Gerät nicht verwenden, können Sie die Option Senden ausschalten, um die Batterie zu schonen.
> (http://www.bayerdiabetes.ch/documents/products/contour-link/99961499_CntrLnk_UG_de.pdf)

In beiden Beispielen spielen die vermittelten Informationen für den richtigen Umgang und erfolgreichen Gebrauch des Produkts eine große Rolle. Auch sprachübergreifend ist es von Bedeutung, dass der Kunde/die Kundin des Produkts sich risikokompetent angesprochen fühlt.

c) Altersbedingte Risikoempathie

Dass die Altersgruppe der PatientInnen eine große Rolle in der Risikokommunikation und ihren gewählten sprachlichen Mitteln spielt, ist bereits erwähnt worden und soll an den folgenden Beispielen erläutert werden. Es geht dabei um eine Broschüre mit Informationen über Herzschrittmacher speziell für Jugendliche:

Beispiel 5:

Let's go

Was Du als Jugendlicher wissen solltest.

[...]

In dieser Broschüre findest Du wichtige Informationen zu Deinem Herzschrittmacher oder Implantierbaren Defibrillator (ICD, manchmal auch „Defi" genannt).

Neben dieser Broschüre sind aber auch Gespräche über Deine Herzerkrankung und Dein implantiertes Gerät mit Deinem Arzt, Deiner Familie, Deinen Freunden und eventuell anderen Betroffenen wichtig.
(http://www.medtronic.de/wcm/groups/mdtcom_sg/@mdt/@eu/@de/documents/ documents/pb-icd-teenager-de.pdf)

Hier merkt man sofort, dass Jugendliche oder ältere Kinder angesprochen werden sollen. Neben dem englischen Titel (*Let's go*) und der *Du*-Form finden sich auch weitere Elemente, die auf das niedrige Alter hindeuten, z. B. die Kurzform *Defi* für den technischen Terminus *Defibrillator*. Hier spürt man auch die Risikoempathie des Arztes den jugendlichen PatientInnen gegenüber:

Beispiel 6:

Vielleicht macht es Dir Angst zu wissen, dass Dein Leben von einem Gerät abhängig sein kann. Wenn Du gut über Deine Herzerkrankung Bescheid weißt und verstehst, wie Dein ICD bzw. Herzschrittmacher funktioniert, kannst Du besser damit umgehen.

[...]

Ich wünsche Dir für die Zukunft alles Gute.

Prof. Dr. med. Urs Bauersfeld

Kardiologie

Universitätskinderkliniken Zürich.

(http://www.medtronic.de/wcm/groups/mdtcom_sg/@mdt/@eu/@de/documents/ documents/pb-icd-teenager-de.pdf)

Auch hier wird bewusst die Risikoempathie eingesetzt (*Vielleicht macht es Dir Angst zu wissen*) und am Schluss stehen nach den Wünschen für eine gute Zukunft der Name des Spezialisten sowie sein Standort, der auf Kinder spezialisiert ist.

Beispiel 7:

> **Die Zeit nach der Implantation**
>
> *Sicher wirst Du einige Zeit brauchen, um Dich an Dein Gerät zu gewöhnen. Oft reichen Gespräche mit Familie oder Freunden schon aus, um Zweifel und Ängste zu überwinden. Vermutlich wirst Du das Gerät nach einiger Zeit gar nicht mehr spüren.*
> (http://www.medtronic.de/wcm/groups/mdtcom_sg/@mdt/@eu/@de/documents/documents/pb-icd-teenager-de.pdf; Fettschreibung im Original)

Hier werden die Zweifel und Ängste gegenüber der neuen Situation wieder aufgegriffen und es wird versucht, durch Ratschläge konstruktiv damit umzugehen. Bei der Translation muss beachtet werden, ob das kulturelle, familiäre und soziale Umfeld eine ähnliche oder etwas distanziertere Art der Anrede des/der Jugendlichen zulässt oder ob andere sprachliche Mittel verwendet werden müssen.

d) Typographie und Risikokommunikation

Für Jürgen Schopp ist die Typographie nach der Tektonik und der Textur[19] die dritte Vertextungsebene, wobei alle drei Ebenen aus translatorischer Perspektive und professioneller Gestaltung eines Zieltextes als relevant anzusehen sind:

> Diese dritte Ebene, oft allgemein Layout genannt, fällt traditionell nicht in den translatorischen Aufgabenbereich, auch wenn seit Einführung von Desktop-Publishing (DTP) als „Schreibwerkzeug" entsprechende Leistungen (wie z. B. das Überschreiben der layoutformatierten AT-Datei mit der Übersetzung) von Auftraggebern bestellt werden bzw. Übersetzer diese Leistungen als „Mehrwertdienstleistung" anbieten (Schopp 2010: 16).

---

19 Justa Holz-Mänttäri versteht unter *Tektonik* die „Inhaltsstruktur" (1984: 128) bzw. „das tragende Gerüst eines Designtexts" (1993: 311), bestehend in Auswahl und Anordnung der kommunikativen Teilhandlungen. Unter *Textur* ist die sprachliche Gestalt des Textes zu verstehen (vgl. Holz-Mänttäri 1984 und 1993). Schopp versteht unter *Textur* (in Abgrenzung von *Typographie*) die Gesamtheit aller verbalen Mittel, die aufgrund der Tektonik ausgewählt und angeordnet sind (lexikalische, phraseologische, syntaktische und stilistische Einheiten, Verweis- und Verknüpfungselemente, aus denen sich die Mikro- und Makrostruktur des Textes aufbaut) und die den verbalen Inhalt des Textes bilden (vgl. Schopp 2010: 16).

Durch die typographische Unterstreichung der wichtigen Gesundheitsinformationen können PatientInnen diese schneller und einfacher lesen und die Einnahme des Medikaments kann unmittelbar erfolgen.

Beispiel 8:

> *Novalgin® ist ein nicht-opioides Schmerzmittel. Neben einer schmerzstillenden Wirkung besitzt es auch fiebersenkende und krampflösende Eigenschaften.*
>
> *Novalgin® Tropfen finden Anwendung bei:*
>
> *[...] sonstigen akuten oder chronischen starken Schmerzen, wenn andere Therapiemaßnahmen nicht angewendet werden können.* [Unterstreichungen im Original]
> (http://www.mydoc.de/lexikon/medikamente/novalginr-tropfen-425)

Beispiel 8 ist der Internet-Seite *mydoc.de* entnommen. Natürlich muss an dieser Stelle betont werden, dass die Schriftgröße der Internetseiten meist beliebig vergrößert werden kann, viele Beipackzettel besonders für ältere LeserInnen dagegen nicht gut leserlich sind, weil aus Platzgründen ein kleiner Schriftgrad ausgewählt wird. Auch werden in den meisten PatientInneninformationen jeweils Fettdruck oder Bullets zur Hervorhebung von Überschriften und wichtigen Informationen verwendet.

4. Kurzer Ausblick: der ideale Beipackzettel

In der letzten Zeit sind nützliche und verständliche Packungsbeilagen vorgeschlagen worden. Eine davon sei hier angeführt: Es geht um den Beipackzettel für das Fantasiepräparat Clarum, das MedizinerInnen zusammen mit DesignerInnen und TexterInnen konzipiert haben. Die Gruppe um Clarum erhielt moralische Unterstützung vom Bundesinstitut für Arzneimittel und Medizinprodukte (BfArM), das mittlerweile die von den Clarum-Fachleuten erarbeiteten und befolgten Empfehlungen propagiert:

- Sinnvolle Schriftgrößen verbessern die Lesbarkeit.
- Eine Gestaltung mit Grafiken bzw. Piktogrammen strukturiert alle Informationen und macht Beipackzettel übersichtlicher.
- Auch Laien müssen die Beschreibung von Krankheitsbild und Therapie verstehen können, für sie ist die Information primär gedacht. Fachchinesische Ausdrücke müssen übersetzt werden, lieber leidet die wissenschaftliche Genauigkeit etwas. Forscher, Ärzte und Apotheker sind nicht die primäre Zielgruppe!
- Das BfArM rät mittlerweile zu einem knapp bemessenen Infokasten („Black Box"), der alle wichtigen Fakten zusammenfasst. (Van den Heuvel 2011)

Eine Risikokommunikation in Gesundheitsfragen kann nur dann als gelungen angesehen werden, wenn Kognition, Emotion und sprachliche Verständlichkeit aufeinanderstoßen. Nur so kann es zu einem risikokompetenten Verhalten der

HerstellerInnen und in der Folge der VerbraucherInnen kommen. In den oben angeführten Beispielen und im Beipackzettel für das Fantasiepräparat Clarum wird das Zusammenspiel dieser drei Faktoren bewusst eingesetzt und präsentiert. Die Arbeit von TranslatorInnen ist „nur zu oft Risikokommunikation in Reinkultur, wenn es um die Gewährleistung von interkulturellen Kommunikationsprozessen geht" (Feyrer 2012a: 85). Diese „interkulturellen Kommunikationsprozesse" werden in der Translation nur dann erfolgreich sein, wenn im Fokus der technischen TextdesignerInnen der Kunde/die Kundin bzw. der/die PatientIn mit seinem/ihrem kulturellen Hintergrund und seinen/ihren ganz besonderen Bedürfnissen steht. Nicht komplexe juristische Konstrukte sind gefragt, sondern einzig und allein das Wohl der PatientInnen. Nur auf diese Weise wird sich der Risikofaktor – auch in der Translation – verringern: Das Beispiel von Clarum macht das deutlich klar!

Literaturverzeichnis

Ärzte Zeitung (2012). „Mehr Suizide in EU-Krisenländern". *Ärzte Zeitung* (04.10.2012). [online] http://www.aerztezeitung.de/politik_gesellschaft/gesund heitspolitik_international/article/823236/krank-nach-krise-suizide-eu-krisenlaendern.html) (20. Dezember 2012).

Beime, Beate (2010). „Viele Packungsbeilagen sind weiterhin schwer zu lesen –Diapharm-Studie sieht nur langsame Verbesserungen". Pressemitteilung, 1–2. [online] http://www.diapharm.com/deutsch/pharma-consulting/pr.html?action=details_presse&id=202b (11. Februar 2013).

Berry, Dianne C. (2004). *Risk, Communication and Health Psychology*. Maidenhead, UK: Open University Press.

British Medical Association (1990). *The BMA Guide to Living with Risk*. London: Penguin.

Bundeszentrale für gesundheitliche Aufklärung (BZgA) (2011). *Gesundheitsförderung konkret, Band 16. Web 2.0 und Social Media in der gesundheitlichen Aufklärung – Werkstattgespräche der BZgA mit Hochschulen*. Köln. [online] http://www.jugend.rlp.de/fileadmin/downloads/Newsletter/Social_Web_und_ gesundheitliche_Aufklaerung_BZgA_2012.pdf (24. März 2013).

Bunge, Christiane (2004). *Zum Mythos des „Mittelmeer-Syndroms" – zur Bedeutung von Kultur und Migration auf das Schmerzerleben und Schmerzverhalten*. Freie wissenschaftliche Arbeit zur Erlangung des Grades einer Diplom-Soziologin. Institut für Medizinische Soziologie, Freie Universität Berlin.

Butler – Not- und Kommunikationsgerät. [online] http://www.fonium.de/sites/all/themes/fonium/pdf/Service_Bedienungsanleitung.pdf. (20. Februar 2013).

Calman, Kenneth C. (2001). „The William Pickles Lecture – Issues of risk: 'this unique opportunity'." *British Journal of General Practice* 51:462. 47–51.

Clarum [Vorbildhafter Beipackzettel]. [online] http://www.wido.de/fileadmin/wido/downloads/pdf_arzneimittel/wido_arz_beipack_clarum_1005.pdf (20. März 2013).

Dürr, Hans-Peter (2009). „Frieden ist machbar." *Global°. Magazin für nachhaltige Zukunft* 07, Oktober 2009, 11–12. [online] http://globalmagazin.com/fileadmin/global/data/pdf/Globalo07.pdf (26. Februar 2013).

Dutta, Mohan J. (2007). „Communicating about culture and health: Theorizing culture-centered and cultural sensitivity approach." *Communication Theory* 17. 304–328.

Feyrer, Cornelia (2012a). „Vom ‚Reden über Risiken' oder ‚Intelligenz macht schüchtern': Risikokommunikation im Kontext von Mehrsprachigkeit, Kulturkontakt und Translation." In: Holzer/Feyrer/Gampert (2012). 77–91.

Feyrer, Cornelia (2012b). „Risikokommunikation in der Medizin im Kontext von Kulturkontakt, Kulturtransfer und Translation." In: Ulf/Hochhauser (2012). 141–175.

Guilbert, Philippe (1999). „Welche neuzeitlichen Strategien für die Rettung der antiken Mythologie? Vergleich von drei „Handbüchern zur Götterlehre" um 1790: K.W. Ramler – Ch.G. Heyne/M.G. Hermann – K. Ph. Moritz." In: *Goethe Yearbook: Publications of the Goethe Society of North America*. Columbia: Camden House. 186–221.

Hoernes, Matthias (2012). „Barbar, Fremdenmörder, Menschenfresser. Zur visuellen Konstruktion von Fremdheit in archaischen und klassischen Busiris-Bildern." In: Ulf/Hochhauser (2012). 233–269.

Holz-Mänttäri, Justa (1984). *Translatorisches Handeln. Theorie und Methode.* Helsinki: Suomalainen Tiedeakatemia (= Annales Academiae Scientiarum Fennicae B 226).

Holz-Mänttäri, Justa (1993). „Textdesign – verantwortlich und gehirngerecht." In: Justa Holz-Mänttäri und Christiane Nord (Hrsg.). *TRADUCERE NAVEM – Festschrift für Katharina Reiß zum 70. Geburtstag.* Tampere: Tampereen Yliopisto, 1993 (= studia translatologica ser. A vol. 3), 301–320.

Holzer, Peter/Cornelia Feyrer/Vanessa Gampert (Hrsg.) (2012). *„Es geht sich aus…" zwischen Philologie und Translationswissenschaft. Translation als Interdisziplin. Festschrift für Wolfgang Pöckl.* InnTrans. Innsbrucker Beiträge zu Sprache, Kultur und Translation; 5. Frankfurt a. M. etc.: Lang.

Knutsen Patrick, Karen/Sigmund Kvam/Peter Langemeyer (Hrsg.) (2010). *Textsorten und kulturelle Kompetenz. Interdisziplinäre Beiträge zur Textwissenschaft.* Münster: Waxmann.

Luhmann, Niklas (1991). *Soziologie des Risikos.* Berlin & New York: de Gruyter.

Morgan, Granger M./Baruch Fischhoff/Cynthia J. Atman/Ann Bostrom (2001). *Risk Communication: A Mental Models Approach*. West Nyack, NY: Cambridge University Press.

Omron – Blutdruckmessgerät. [online] http://www.omron-medizintechnik.de/downloads/Anleitungen/m8-comfort.pdf. (20. Februar 2013).

Parianou, Anastasia (2010). „Risikokommunikation und Übersetzen: die Vermittlung von populärwissenschaftlichen Texten in der Technik- und Medizinkommunikation." In: Patrick Knutsen/Kvam/Langemeyer (2010). 247–270.

Parianou, Anastasia (2012). „,Riskieren ist menschlich' oder ein Plädoyer für den Involvement-Transfer-Ansatz." In: Patrick Knutsen/Kvam/Langemeyer/Parianou/Solfjeld (Hrsg.) (2012). 182–208.

Patrick Knutsen, Karen/Sigmund Kvam/Peter Langemeyer (Hrsg.) (2010). *Textsorten und kulturelle Kompetenz. Interdisziplinäre Beiträge zur Textwissenschaft/Genre and Cultural Competence. An Interdisciplinary Approach to the Study of Text*. Münster: Waxmann.

Patrick Knutsen, Karen/Sigmund Kvam/Peter Langemeyer/Anastasia Parianou/Kåre Solfjeld (Hrsg.) (2012). *Narratives of Risk. Interdisciplinary Studies/Narrative des Risikos. Interdisziplinäre Beiträge*. Münster: Waxmann.

Pope, Alexander (1711). [online] *Essay on Criticism*. http://www.ourcivilisation.com/smartboard/shop/popea/critic.htm (20. Februar 2013).

Renn, Ortwin/Andreas Klinke (2010). „Von Prometheus zur Nanotechnologie. Der gesellschaftliche Umgang mit Risiken und Bedrohungen." *Dealing with fear [promise, practice, protocol – performing future presences]. A documentation by Akademie Schloss Solitude, Stuttgart, Germany*. Stuttgart: Akademie Schloss Solitude. [online] http://www.dealing-with-fear.de/Symp1/renn_klinke.html (25. März 2013).

Ruddat, Michael/Sautter, Alexander/Renn, Ortwin (2007). „Operationalisierung des Leitbildes ‚Risikomündigkeit' unter Berücksichtigung von Lebensstil und Wertorientierung als Grundlage für die Risikokommunikation im Strahlenschutz. Abschlussbericht". Bundesministerium für Umwelt, Naturschutz und Reaktorsicherheit (Hrsg.), *Reaktorsicherheit und Strahlenschutz, Reihe 2007-704*. [online] http://www.bmu.de/files/pdfs/allgemein/application/pdf/schriftenreihe_rs704.pdf (12. März 2013).

Schopp, Jürgen (2010). „Vagvaga Riskegipd, oder: Warum eine „graphologische Übersetzung" keine Übersetzung ist. Anmerkungen zu einem nicht ganz unproblematischen Begriff J. C. Catfords und zum translatorischen Umgang mit (typographischer) Schrift." *mTm. A Translation Journal*. Athen: Diavlos. 2. 3–34.

Spitalewsky, Katharina (2007). *Bewertungskonzepte für das Patientenverhalten im Umgang mit dem elektronischen Rezept der Telematikplattform in Deutschland*.

Universität Heidelberg, Studiengang Medizinische Informatik. Diplomarbeit. [online] http://www.egms.de/static/en/meetings/gmds2008/08gmds213.shtml (15. März 2013).

Spitalewsky, Katharina/Maria Pritsch/Steffi Schlichter/Stefan Skonetzki/Petra Knaup (2008). *Patienten-Empowerment bei der Verordnung von medikamentöser Therapie: Eine Pilotstudie.* 53. Jahrestagung der Deutschen Gesellschaft für Medizinische Informatik, Biometrie und Epidemiologie (gmds). Stuttgart, 15.-19.09.2008. Düsseldorf: German Medical Science GMS Publishing House. [online] http://www.egms.de/static/en/meetings/gmds2008/08gmds213.shtml (15. März 2013).

Steffenson, Bernd/Nicola Below/Stefanie Merenyi (2009). *Neue Ansätze zur Risikokommunikation. Produktinformationen vor dem Hintergrund von REACH, GHS und Nanotechnologie.* Darmstadt: Sofia Berichte sb02. [online] http://www.sofia-darmstadt.de/fileadmin/Dokumente/Studien/2009/RiKoReNa_Netzversion.pdf (13. März 2013).

Stolze, Radegundis *(1999). Die Fachübersetzung. Eine Einführung. Tübingen: Narr.*

Ulf, Christoph/Eva-Maria Hochhauser (2012). *Kulturelle Akteure.* Würzburg: Königshausen & Neumann.

Universitätsklinikum Heidelberg (2008). *SS 2008 – Patienten Empowerment und elektronische Gesundheitsakten (EHRNI).* [online] https://www.klinikum.uni-heidelberg.de/Praktikum-Informationssysteme-des-Gesundheitswesens-Kopie-1.111214.0.html (18. April 2013).

Van den Heuvel, Michael (2011). „Beipackzettel: Kapierschutz inklusive". DocCheck News (22. Juli 2011). [online] http://news.doccheck.com/de/article/205072-beipackzettel-kapierschutz-inklusive/ (18. April 2013).

Van Vaerenbergh, Leona (2010). „Writing and Translation in Expert – Nonexpert Communication. Methods, Guidelines and Quality Assessment." *SYNAPS. Institutt for fagspråk og interkulturell kommunikasjon sin instituttserie SYNAPS: Fagspråk – Kommunikasjon – Kulturkunnskap, foreligger nå med hefte nr.* 24/2010. 13–24.

Wiedemann, Peter/Martin Clauberg (2003). *Risikokommunikation für NRW. Ansätze, Konzepte und Verbesserungsvorschläge. Version 4.1. Programmgruppe MUT. Forschungszentrum Jülich.* [online] http://www.apug.nrw.de/pdf/risiko bereitschaft.pdf (20. März 2013).

Yu, Nan/Fuyuan Shen (2013). „Benefits for me or risks for others: a cross-culture investigation of the effects of message frames and cultural appeals." *Health Communication* 28:2. 133–145.

Georg Marko

The wise and ignorant pathonym: terms for diseases in lay and expert discourses on health

Introduction

This article examines how lay people and healthcare professionals use pathonyms, i.e. nominal expressions denoting diseases and other pathological conditions (cf. Anreiter 2002),[1] when talking among themselves, and what this reveals about conceptions of health and disease.

The oxymoron *wise and ignorant* in the title indicates that the terms found may exhibit some kind of ambivalence, pointing to conflicting conceptions of health and disease, differences such as those evident in the following examples:

> *I need some advice on this one. I went to ER for TIA-like symptoms and was diagnosed with migraines. I was put on topamax.*

> *I have had some vision problems too. No pain, but more of an unable-to-focus-type thing and last night I was trying to read and it was like my eyes couldn't follow the line across the page, they kept "jumping" all over the place. (My emphases.)*

While the first writer uses established medical terms – the universal *migraines* and the technical acronym *TIA* [*transient ischaemic attack*] – without elaborating any further, thus remaining in the patient role and accepting labels assigned to her, the second writer chooses two non-medical terms, viz. *vision problems* and *unable-to-focus-type thing*, which together with the detailed description in the second sentence focus on the experience rooted in the writer's lifeworld rather than foregrounding a diagnostic label. A pathonym can thus indicate whether people perceive a condition primarily in medical terms or whether they see it in a wider context, including subjective experience and social contexts. The pathonym, metaphorically speaking, might thus be knowledgeable about the medical condition it denotes at the cost of ignoring its psychological and social contexts, or it might be ignorant with respect to technical details, but wise on the subjective level. Or both. Or none. This is what I seek to explore in this article.

The opposition just mentioned can be related to two opposing epistemes – i.e. global conceptual strategies organizing our systems of beliefs and attitudes – at

---

1 Irrespective of whether they are technical (e.g. *nephritis*) or not (e.g. *kidney problem*), whether specific (*chronic daily tension headaches*) or general (e.g. *health problem*).

work in discourses related to health, namely medicalization and demedicalization. The main goal of this article is to use a corpus analytical approach to examine the relation of these epistemes and the extent of heterogeneity in discourses on health, reflected in the ways pathonyms are used, with a focus on the differences between lay and expert discourses.

The first section will explore the medicalization-demedicalization dichotomy in more detail. The second will introduce my approach and my data, with one part exploring the theoretical linguistic side of pathonyms. The following section will examine this opposition in concrete aspects in pathonyms, the first one focusing on a general feature, viz. the heads of pathonyms (e.g. *disease* in *heart disease*), the second and third sections on structures that could be argued to contribute to the construction of medicalization (acronyms, e.g. *MS*) and demedicalization (pathonyms with non-pathological heads, e.g. *heart problems*), respectively.

1. Medicalization, demedicalization and the power of pathonymy

Medicalization means conceptualizing the world, especially the domain of health, in terms of the biomedical model of disease and the clinical model of professional healthcare. The biomedical model sees diseases as isolatable malfunctions in the anatomy and/or physiology of the individual body that can be improved or repaired by chemical (medication), mechanical (surgery) or any other form of intervention (cf. Kettemann, Marko & Triebl 2010). The clinical model of healthcare is based on a competence gap and the concomitant distinction of roles, with the patient seeking help from expert health professionals and passively complying with suggested regimens. This model places great emphasis on diagnosis because being diagnosed with an established disease marks the patient's legitimate entry point into the healthcare system.

Given medicine's success, especially in the treatment of infectious diseases, and its increasing professionalization since the 19th century, it is hardly surprising that it has managed to impose its perspective on all kinds of phenomena, going well beyond those pertaining to the domain of health. There has, however, been a countermovement to this. As a consequence of the epidemiological shift in the 20th century, with chronic conditions replacing infectious diseases as the predominant class of pathologies (cf. Nettleton 2006: 10), and with the introduction of market principles into healthcare, where doctors also have to think in economic terms (cf. Siegrist 2005: 233), and consumerist patients may choose between different options of treatment (cf. Yuill, Crinson & Duncan 2010: 175–177), alternative conceptualizations of health, disease and their contexts are coming to the fore, conceptualizations that put more emphasis on subjective experience and social relationships and aim for a more equal model of healthcare. It is these conceptualizations which I call *demedicalization* (for a similar view, cf. Russel 2009: 8).

Medicalization and demedicalization are not as diametrically opposed to each other as the discussion above might suggest, as lay beliefs about health – being at the core of demedicalization – are strongly informed by medical concepts. And medicine and institutional healthcare today are adopting and appropriating aspects of demedicalization, e.g. complementary and alternative forms of practice (cf. Stevenson 2006: 228, Kennedy & Kennedy 2010: 50–57), the change from doctor-centered to patient-centered approaches and the concomitant shift in interaction from patient compliance to shared decision making (cf. Nettleton 2006: 149, Morrison & Bennet 2009: 292–293).

Why should we bother about medicalization? Despite the obvious merits of medicine and professional healthcare, medicalization may – and this is what demedicalization is concerned with and about – create a perspective that is so dominant that views falling outside its scope are difficult to voice. This may mean that we are unwilling or unable to seek non-physical and/or collective causes of (')medical(') problems, e.g. social, cultural, environmental and psychological factors, and that we are more ready to see individuals and their lifestyles as responsible for their own health conditions. Being able to counter such tendencies is the main purpose of demedicalization.

What is the special role of pathonyms in this debate about medicalization and demedicalization? As mentioned above, a professional diagnosis marks a person's entry point into the healthcare system, making her officially sick, and a diagnosis is nothing more than a healthcare professional attaching a label to a person's condition. The label is selected from a relatively fixed taxonomy of established pathonyms. These nomenclatures thus define what can medically be wrong with us, with a relatively fixed set of consequences, ranging from established forms of therapy to common health insurance reimbursements. In a very immediate sense, the taxonomies thus construct the world of health and especially that of illness, at least within the social domain of health in which they are commonly or even obligatorily used. Nomenclatures are powerful as they contain relatively compact linguistic units that can easily be controlled, standardized, and codified, i.e. they can be made official and mandatory (cf. the discussion of the role of the most influential nomenclature, viz. the *International Classification of Diseases* or *ICD*, in "Supplements" (for this article) on my homepage: http://georgmarko.com).

Pathonyms may bear a medicalized slant because as nouns they could be argued to reify diseases, representing them as positively given entities rather than as processes or relations, a view commonly associated with medicalization. Illness can be described in verbs and adjectives:

I'm feeling unwell	*I'm sick*	*I couldn't sleep*
I'm feeling uncomfortable	*I vomited*	*It's hurting*

But such descriptions are usually considered mere symptoms in the healthcare system.

Pathonyms are usually technical terms in the sense that they are neutral and unambiguous; they condense information into compact units, and their meanings are usually opaque, being tightly integrated into a system of specialized knowledge that is created, administrated and disseminated in and by institutions (e.g. by medicine and professional healthcare). Technical terms in this sense therefore support the competence gap between healthcare professionals and those outside the institution, usually patients, and the role and power differentiation based on it.

However, if demedicalization is a powerful episteme, then it should make its presence felt even in pathonyms. It remains to be seen whether pathonyms can subvert the technicality and power imbalance traditionally associated with this type of word, and whether they can be imbued with social and emotional, subjective and lifeworld-related aspects of meanings.

Now that I have established the frame of reference, i.e. what I will make statements about (= conceptions of health and disease in the tension between medicalization and demedicalization), and the research object, i.e. what I will examine (= pathonyms), my research questions could be formulated as follows:

- Which conceptualizations of health and disease do pathonyms construct in lay and expert discourses on health?
- How can they be assessed with respect to the potential tension between medicalization and demedicalization, especially with respect to aspects associated with technicality and social imbalance?

The following section will introduce my approach and my data with a more detailed theoretical discussion of the concept of pathonym.

2. Approach, method and data

2.1. Approach and method: Corpus-based Critical Discourse Analysis

Critical Discourse Analysis is an approach that explores potentially problematic social, cultural and political perspectives on the world in general and on society in specific by examining the role that language plays in constructing such perspectives. Assuming that construction happens through particular conceptual structures (ideas, beliefs, values, attitudes, etc.) and that these structures become manifest, and can consequently be detected and traced, in particular patterns of meanings and linguistic forms, I take a corpus-based approach. Examining large collections of computer-held texts, supposed to represent a particular discourse, allows me to find the above-mentioned patterns of forms and meanings and thus to add quantitative evaluation to qualitative interpretation. (For a more thorough introduction to my version of corpus-based CDA, cf. Marko 2008; for corpus-based CDA, cf. also Mautner 2009 and Baker 2006; for CDA in general, cf. Fairclough 1992 and Wodak & Reisigl 2009.)

2.2. Data

To study the question of how medicalization has an influence on the way that lay people and medical experts use pathonyms, I will use three corpora, one focusing on lay-to-lay interaction, one on expert-to-expert interaction, and one on a mixed form, viz. expert-to-lay interaction.

The first corpus consists of entries to health forums on the Internet (e.g. *ehealth*, *Netdoctor*, *HealingWell*), focusing on four long-term conditions, viz. multiple sclerosis, cardiovascular diseases, depressions and headaches. The subcorpus on MS was originally compiled for an article on demedicalization in health forums (Kettemann, Marko & Triebl 2010) and was re-used with a cardiovascular disease and a depressions part in a paper on empathy in health forums (Marko 2010). The corpus on headaches was put together for a project on the construction of pain in health forums (Marko 2012).

Taking health forums as the representative of lay-to-lay interaction was based on the assumption that lay forums have a special status. They function as an important lay referral system through which we can obtain information before, or instead of, turning to healthcare professionals. And they allow people to establish and maintain regular interactive contact with others who share illness experiences or diagnoses without ever having the chance to meet in real life. So forums theoretically open up the possibility for sufferers to collectively construct their own conceptions of their conditions, meanings that might partly contradict or undermine those predominant in medicine and healthcare. Forums are consequently a potential site for the construction of demedicalization.

The corpus comprises 2,413 threads with 15,971 postings. The size of the overall corpus is 2,153,595 word tokens (the headache corpus is larger than the other three as it was used on its own for a separate project). This excludes posts by self-declared medical experts (they do occur – 432 postings – even though the forums are officially non-expert) and all textual material not written by posters themselves, e.g. thread-internal quotes, date and time of posting, etc.

The second corpus contains 20 textbooks on cardiovascular diseases, written by experts in the field for experts from other fields or experts-to-be (i.e. students). They cover the two major cardiovascular diseases, viz. heart disease and stroke, but also conditions related to the former, e.g. hypertension, hypercholesterolaemia, and diabetes. The size of the corpus is 1,438,003 word tokens (excluding tables, diagrams, references, and quotations).

The third corpus contains 50 self-help books on cardiovascular diseases, providing expert advice for those suffering from one of the conditions or assumed to be at risk to develop them. The same principles of compilation were applied as with the textbook corpus. The size of the corpus is 3,436,398 word tokens (excluding tables, diagrams, references, quotations, and recipes).

The second and third corpus were compiled for a research project on the discursive construction of the connections between lifestyles, risk and cardiovascular diseases (cf. Marko 2015).

The concordancing software used was WordSmith Tools 6.0 (cf. Scott 2013).

2.3. Pathonyms: Theoretical and practical considerations

As pathonyms do not share any formal features (common suffixes, syllable structures, initial letters, etc.), I will use a predefined list of terms which the concordancing software can then retrieve from the corpus; the list is a substantially edited version of the Karolinska Institutet's "Alphabetical List of Specific Diseases/Disorders" (n.d.). The approach is approximate because exhaustiveness cannot be achieved, as there is always the possibility of, for instance, formally unpredictable neologisms. And it is not fully automatic as sets of terms produced are preliminary and need to be manually post-edited. This, however, is the point where theoretical questions about what counts as a term become relevant.

While the pathonymic status of nouns (e.g. *sinusitis*, *flu*) and nominal compounds (e.g. *headaches*, *stomach pain*, *Down syndrome*) appears uncontroversial, nouns modified by adjectives, e.g. *chronic daily headaches, severe acute respiratory syndrome* and *throbbing headache*, are more problematic. But can we really discard them that easily on the structural grounds that these are phrasal and thus syntactic rather than morphological units and that syntactic modification means (at least implicit) predication rather than reference (i.e. *throbbing headaches* makes an implicit statement about headaches rather than referring to a particular type of headaches)? The very fact that there are established acronyms for *chronic daily headaches* (= *CDH*) and for *severe acute respiratory syndrome* (= *SARS*), which count as single terms, indicates that the strict separation between adjectival and nominal modifiers does not reflect how people perceive these units. So when is 'modifier + N' a term and thus potentially a pathonym and when is it not?

The strongest support for pathonymic status comes from data from the corpora, since certain structures indicate that a word combination is perceived as a lexical unit. These may be subsumed under one of the following four indicators.

a. **Metalinguistic indicators:** The expression is explicitly described as a term, e.g. by occurring together with verbs such as *called* (e.g. *This condition is called chronic daily headaches*), nouns such as *term* or *label* (e.g. *the term 'chronic daily headaches'*) or by being marked typographically (e.g. by italics or quotation marks).
b. **Allonymic indicators:** There is a corresponding expression whose status as a separate pathonym is uncontroversial. The acronyms mentioned above – *SARS* and *CDH* – are examples of this indicator, supporting the view that *severe acute respiratory syndrome* and *chronic daily headaches* are pathonyms.
c. **Structural indicators:** The expression is used in parallel with established pathonyms, e.g. in coordinations such as *I have multiple sclerosis and X* – whatever expression is used for *X*, it is treated as being on the same categorical level as *multiple sclerosis*, which denotes an established disease.
d. **Conceptual indicators:** The expression is used to describe situations in which only established diseases can occur, e.g. all descriptions of diagnosis such as *I was diagnosed with X* – whatever expression is used for *X* here, it will be perceived as a pathonym.

Negative indicators, supporting the assumption that something is not perceived as a pathonym, can also be identified; their status is, however, more tentative. For instance, if we find lexical alternation in a particular modifier position – e.g. *severe/horrible/tremendous/strong/unbearable pain* – then writers' apparent insecurity concerning which term to use suggests that there probably is no 'right' and established term, which further indicates that the modifier-head-combinations are here not seen as pathonyms.

Further principles must be defined, explained and legitimized. Solving all these problems will be a Herculean task. But for the current study, I will focus on a select set of data in which unresolved issues do not play that significant a role. This will firstly include pathonymic heads, i.e. the head words of pathonyms, e.g. *disorder*, *disease* or *pain*. These should allow a general comparison between the conceptions of disease at work in the three discourses under scrutiny. I will then continue with two chapters, one focusing on a structure that could be argued to be technical and thus closer to medicalization, viz. acronyms, and one that is subjective and thus closer to demedicalization, viz. non-pathological heads (e.g. *problem* in *impotence problem*).

As far as my expectations are concerned, I think that elements that are considered to have a medicalizing effect will show a gradation from the textbook corpus to the self-help books corpus and the forum corpus, with differences being more pronounced between the latter two. In elements with a demedicalizing effect, these relations will be reversed.

3. Lexical heads in pathonyms

The extensive discussion of the differentiation of pathonyms in the previous section may have conveyed the impression that modifiers play a central role in the semantics of these words. However, as the heads determine in what sense a term denotes a pathological condition, they should provide more insights into the conceptions of diseases created in a discourse. I will therefore take a closer look at ten prominent heads – taking into consideration frequencies across and within the corpora – in the three corpora in order to see what conclusions can be drawn concerning the question of medicalization and demedicalization.

I have chosen for analysis *disease, disorder, syndrome, condition, abnormal, damage, infection, pain, problem* and *issue*, establishing their overall token frequencies and their lexical variabilities, i.e. in how many different pathonyms they occur (using preliminarily defined principles of pathonym differentiation) in the three corpora. The results are presented in Table 1 (the full list is available on my homepage, see above).

Table 1: Type and token frequencies of the ten most salient pathonymic heads in the three corpora (Ty = Types; To = Tokens; $°/_{000}$ = occurrences per 10,000 words).

	Forums			Self-help books			Textbooks		
	Ty	To	$°/_{000}$	Ty	To	$°/_{000}$	Ty	To	$°/_{000}$
disease	104	932	4.3	321	10,536	30.7	562	5,029	35.0
disorder	122	468	2.2	145	745	2.2	189	740	5.1
syndrome	108	278	1.3	114	716	2.1	277	1,340	9.3
condition	51	663	3.1	136	2,773	8.1	108	901	6.3
abnormal	37	45	0.2	203	571	1.7	166	256	1.8
damage	44	279	1.3	106	1,497	4.4	127	440	3.1
infection	50	496	2.3	96	1,179	3.4	113	622	4.3

	Forums			Self-help books			Textbooks		
	Ty	To	⁰/₀₀₀	Ty	To	⁰/₀₀₀	Ty	To	⁰/₀₀₀
pain	195	6,528	30.3	109	2,551	7.4	104	678	4.7
problem	259	978	4.5	298	1,777	5.2	110	306	2.1
issue	76	96	0.4	57	175	0.5	14	22	0.2
TOTALS	1,046	10,763	49.9	1,585	22,520	65.7	1,770	10,334	71.9

The table reveals some striking differences between the three discourses. Firstly, in the textbook corpus, and to a lesser degree also in the self-help book corpus, pathonyms headed by *disease* are by far the largest category with respect to both number of expressions and token frequency. Together with the relatively high numbers for *disorder*, *syndrome* and *condition*, this suggests that experts draw upon the standard terms, whether talking to other experts or to non-experts. As these are closely associated with medicalization, the results support the assumption that the latter is a salient episteme in the textbook discourse and also in the self-help book discourse. Lay people talking to each other, on the other hand, do not use these terms as often and not with the same variation in their lexical choices.

The by far most common head used in health forums, judging from the results from my corpus, is *pain*. This, however, must be taken with a grain of salt as the thematic composition of the forum corpus differs from the two other corpora in that it is not restricted to cardiovascular diseases, but additionally includes discussions of headaches and multiple sclerosis (as well as depression), two conditions in which nociception plays a more central role than in heart disease or stroke. The large gap in frequencies compared to the results from the other two corpora, however, indicates that this is not the only factor. It seems plausible to assume that the use of *pain* also emphasizes the subjective *qua* perceptive quality of diseases, an aspect which can be interpreted as supporting demedicalizing tendencies in the discourse of health forums and which is of less importance in the two expert discourses examined. This is underlined by the fact that expressions denoting pain often take modifiers further emphasizing this subjective dimension. Negative intensity is, for instance, highly relevant in this respect, as a short list of adjectives found in informal searches of the headache component of the forum corpus demonstrates (modifying *pain* but also *headache* and *migraine*):

> *aggressive; agonizing; all-out; awful; bad; blasted; blinding; booming; burning; crazy; crippling; crushing; debilitating; disabling; excruciating; extreme; fierce; full out; giant; heavy; hellacious; horrendous; horrible; horrid; horrific; huge; incapacitating; insane; intense; in-*

tensive; killer; major; massive; monster; raging; severe; splitting; striking; strong; suicide; terrible; tremendous; unbearable; unbelievable; violent; 10+++

The fact that *problem* and *issue* also feature relatively prominently in the health forum corpus – but also in the self-help book corpus – underlines this conclusion, but this aspect will be discussed under a different heading – but with the same conclusions – in section 5.

4. Medicalization and structural patterns in pathonyms: Acronyms

As mentioned above, by conceptualizing pathological conditions as entities, pathonyms contribute to a medicalizing view of the world in a discourse. However, there are some types of pathonyms in which this effect might be stronger. This section will look at a structurally defined class, viz. acronyms, to explore its relevance for the tension between the epistemes of medicalization and demedicalization.

Acronyms are abbreviations that are perceived as words in their own right. These include alphabetisms, where individual letters are named (cf. Booij 2007: 20), e.g. *ADHD [attention deficit hyperactivity disorder]*, *HDL [high-density lipoprotein]*, and acronyms in the narrow sense, where letters form new word pronounced according to regular grapheme-phoneme-correspondence (cf. Plag 2003: 127), e.g. *SARS [severe acute respiratory syndrome]*, *GERD [gastroesophageal reflux disease]*.

While morphological forms based on Greek and Latin lexical material may still represent the majority of pathonyms, acronymic terms for diseases are probably on the rise quantitatively, reflecting the fact that more and more conditions are syndromes, i.e. sets of co-occurring symptoms assumed to be interconnected. To avoid having to use the lengthy expressions used for those and probably also to reintroduce semantic opacity (the individual elements are usually comprehensible elements, e.g. *severe, acute, respiratory* in *SARS*), healthcare professionals tend to turn these structures into acronyms.

The majority of acronyms are technical terms in the sense defined above, i.e. neutral, unambiguous, compact and semantically opaque to those not institutionally initiated. Using acronyms thus adds a – or enhances the – scientific expert perspective on the subject matter of a text, which in the case of discourses on diseases is a medicalizing perspective.

Acronyms are not per se technical, since especially in computer-mediated communication and telecommunication, where they proliferate, the association is less with technicality than with a young and casual attitude towards the world.

To decide whether this aspect is also present in pathonyms, a closer look at the concrete expressions will be necessary.

Assuming that writers use capitalization to mark acronyms, I restricted my search for this word category to capitalized words, excluding words capitalized for other effects. From the resulting list, I selected those qualifying as pathonyms. I additionally used lists of the acronyms already found in the other corpora for searches in the forums in non-capitalized versions. This helped in tracking some additional acronyms since posters to forums often do not use capitals as a matter of principle. This, however, also entails that the search in this corpus may be less comprehensive than in the other two.

Table 2, below, contains the type and token frequencies of pathonymic acronyms in the three corpora. To be precise, all figures refer to acronyms as heads. I have not (yet) differentiated between unmodified and modified acronyms, e.g. *chronic* UTI [*urinary tract infection*] or *remitting-relapsing* MS. Lists of the acronyms can be found on my homepage (see above).

Table 2: Number of pathonymic acronyms in the three corpora.

	Types	**Tokens**	**º/₀₀₀**
Health forums	194	6,574	30.5
Self-help books	156	3,132	9.1
Textbooks	315	7,984	55.5

In line with my expectations, the textbook corpus contains the largest number of different acronymic pathonyms (types), and the frequency of occurrence (tokens) of this construction is also higher than in the other corpora. The other results are surprising, though, as I would not have expected the self-help book corpus to come in last place and to lag so far behind the health forum corpus. Could this be an effect of many informal acronyms being used in the forums? The answer is negative, as even a cursory look at the fifteen most frequent acronyms in this corpus, which appear representative of the full list, reveals that the expressions used are not less technical or less formal than in the other corpora:

> *MS* [*multiple sclerosis*]; *PFO* [*patent foramen ovale*]; *DVT* [*deep vein thrombosis*]; *TIA*; *TMJ* [*temporal mandibular joint (disorder/dysfunction)*]; *PVC* [*premature ventricular contraction*]; *PE* [*pulmonary embolism*]; *WPW* [*Wolff-Parkinson-White syndrome*]; *RRMS* [*relapsing remitting multiple sclerosis*]; *ADHD*; *IBS* [*irritable bowel syndrome*]; *PAC* [*premature atrial contraction*]; *TN* [*trigeminal neuralgia*]; *BPD* [*bipolar disorder*]; *GERD* [*gastroesophageal reflux disease*]

This means that pathonymic acronyms should have the same effect in the discourse of health forums as in the other two discourses.

One aspect relevant in evaluating the high frequency of pathonymic acronyms in the health forum corpus is that it contains a subcorpus focusing on multiple sclerosis. *MS* is so dominant a form – it accounts for 50% of all occurrences of acronyms in the whole corpus – that this is one of the reasons for the unexpected quantitative relations. But this cannot fully 'explain them away'.

Do I have to draw a conclusion in disagreement with my expectations or are there any other factors relevant here? A closer look at the concordances of the pathonymic acronyms, especially in the two expert corpora (i.e. those written by experts), reveals another interesting feature of these constructions, shown in the sample concordance from the textbook corpus:

Concordance 1: Preposed definitions of acronyms (selection) in textbook corpus (my emphases).

eptibility to diabetic ketoacidosis	**(DKA)**; <p> * Prevention of
SP), diarrhetic shellfish poisoning	**(DSP)**, neurotoxic shellfish poi
mbosis <p> <p> Deep vein thrombosis	**(DVT)** is relatively common in b
ting disorders <p> Eating disorders	**(ED)** are highly complex disorde
with electromechanical dissociation	**(EMD)**. Exclude the other causes
regions as endomyocardial fibrosis	**(EMF)**. Tropical EMF affects chi
utrition in end-stage liver disease	**(ESLD)**, are associated with sho
blindness, end-stage renal disease	**(ESRD)** and amputations. The mod
immunological basis of food allergy	**(FA)**; <p> * List the main foods
and familial adenomatous polyposis	**(FAP)**. Both are caused by an au
ardias <p> Focal atrial tachycardia	**(FAT)** <p> <p> * Tachycardia mus
<p> Familial hypercholesterolaemia	**(FH)** is the main clinical syndr
p> * Classify food hypersensitivity	**(FHS)**; <p> * Explain the immuno
<p> Familial hypertriglyceridaemia	**(FHT)** is a heritable lipid diso
* Attenuated flow-mediated dilation	**(FMD)** is predictive of long-ter
tom of generalized anxiety disorder	**(GAD)**. <p> Findings from three
t risk? <p> Guillain-Barré syndrome	**(GBS)** is characterized by rapid
. <p> Gestational diabetes mellitus	**(GDM)** is a transient form of di
ng healthcare-associated infections	**(HCAI)** in NHS hospitals were co

As can be seen from the examples above, there is often a metalinguistic dimension involved in the usage of acronyms: they appear regularly with their literal – i.e. spelt out – definitions, which either precede the acronym, as in the concordance above, or follow it, as in:

> *They benefited from the disease now known as* **GERD** *(gastroesophageal reflux disease) [...]* (my emphasis)

What is now the effect of defining an acronym in a text? Does it mitigate the acronym's technicality by making the meaning behind the term transparent? Or does the very fact that a term requires a definition and is thus presented as semantically not transparent to the outsider (or the insider-to-be) actually strengthen the acronym's technicality? And does the definition reduce the competence gap between writer and reader? Or does the act of defining a term actually emphasize the difference between someone generally in possession of knowledge, i.e. the writer, and someone lacking this knowledge, i.e. the reader? I think it is plausible to assume that generally speaking, defining acronyms – or any other term, for that matter – does in fact enhance technicality and also the competence gap. As a consequence, definitions of acronyms might even enhance the effect of medicalization created in a discourse.

Let us now look at the corpus to see to what extent this metalinguistic aspect is present in the data. As it is not possible to examine all possible ways in which definitions might be integrated into a text, I will concentrate on literal definitions of acronyms appearing next to the word, with either the acronym (more commonly found) or the definition (less commonly found) appearing between brackets (as in the concordance and the example given, respectively). Table 3 contains all the relevant figures.

Table 3: Frequencies of literal definitions of pathonymic acronyms in the three corpora (% = the percentage of definitions in the occurrences of acronyms, i.e. 10% means that one in ten acronyms is defined).

	Definition before	**Definition after**	**%**
Health forums	51	33	1.3%
Self-help books	431	16	14.3%
Textbooks	828	5	10.4%

The results provide a clear picture of the use of literal definitions of acronyms. While this metalinguistic strategy is rare in the health form corpus (1 in 75 occurrences of a pathonymic acronym is defined in this way), it is very common in the other two corpora (1 in 7 occurrences in the self-help book corpus, 1 in 10 in the textbook corpus). It is thus obviously a feature of discourses controlled by experts (i.e. with medical experts as speakers/writers). Since these definitions particularly stress the competence gap between the expert writer and the lay or not-yet-expert reader, the results suggest that medicalization is more relevant in the expert-to-lay discourse of the self-help books and the expert-to-expert (of a lower status) discourse of the medical textbooks.

It is interesting to note that, on a lower level, the relations are reversed if we look at postponed definitions, i.e. definitions occurring after the acronym. A more thorough analysis of positioning would be required to interpret this difference in any meaningful way, something I cannot achieve in this article.

Overall, this side issue supports the results from above concerning the difference between textbooks and health forums, the one showing medicalization, the other less so. The situation with self-help books is more intricate: the relatively low number of pathonymic acronyms at least does not support the assumption that the discourse represented by the corpus is comparable to the discourse of medical textbooks with respect to the predominance of medicalization. The high number of literal definitions may partly undermine this conclusion, but it does not weaken it substantially. The data thus suggests that self-help discourses may be more ambivalent with respect to the epistemes of medicalization and demedicalization.

Preliminary results of investigations of two further structures associated with technicality, viz. neoclassical formations, i.e. English word formation processes involving morphemes of Greek or Latin origin, e.g. hepatomegaly (< *hepat-* '(pertaining to the) liver', *-megaly* 'enlargement/overgrowth of x'), and eponyms, i.e. terms integrating proper names, e.g. *Broca('s) aphasia* or *Parkinson('s) disease*, support some of the above conclusions. However, they appear to weaken other aspects, e.g. what I have just said about the ambivalence in self-help books (which feature high numbers of neoclassical forms and eponyms).

5. Demedicalization and structural patterns in pathonyms: Non-pathological heads

While pathonyms tend to have a medicalizing effect, there are also formally defined categories that could be argued to work in the opposite direction, emphasizing demedicalizing aspects such as the sufferers' subjective experience of a disease and the psychological and social meanings the latter may acquire in their everyday lives. As in section 4, I will concentrate on one structurally defined type of pathonyms here, viz. pathonyms with non-pathological heads.

What do I mean by *pathonyms with non-pathological heads*? There are words such as *heart problem* which denote – unspecific – pathological conditions with nominal heads – e.g. *problem* – which by themselves are not pathonyms, but only acquire this semantic dimension in combination with a modifier. This category also encompasses words headed by the nouns *issue, thing* and *stuff*, e.g. *incontinence issues, eating disorder problem, short-term memory thing, sinus stuff*.

This is not a homogeneous class, since firstly there is a major semantic distinction between *problem* and *issue*, which both imply negativity and therefore are at least indirectly linked to diseases, and *thing* and *stuff*, which are so general and vague that they do not at all relate to pathology. But even within the combinations, we can distinguish between those expressions that take a body part or cognitive faculty – whether an adjective or a noun (*arterial, knee-related* vs. *artery, knee*) – as their modifiers, e.g. *shoulder problem, memory problem* or *potency problem*, thus denoting a relatively unspecific pre-diagnostic or non-diagnostic condition, and those that take a pathonym as their modifiers, e.g. *pernicious anemia problem, impotence problem*, thus denoting the disease itself or problems associated with the disease (the pathonym *aphasia problem*, for instance, may refer to aphasia and the problem that it constitutes or a specific problem created by or surrounding aphasia). A similar distinction can be made for *thing* and *stuff*, as *facial thing* and *back thing*, for instance, also provide pre-diagnostic or non-diagnostic labels – in this case even avoiding categorizing them as problematic – while in *tumour thing* and *GERD stuff*, *thing* functions as a word-internal hedge, reducing the specificity of the clinical pathonymic modifiers, thus also mitigating their strong connection to medicine and maybe also their intimidating potential, thus making them appear more manageable.

However, despite these differences, the non-pathological heads examined all relate pathological conditions to the everyday lives of the sufferers. Conditions are first noticed in, or are (re)integrated into, the sufferers' lifeworlds as problems or just as unspecified entities and/or their intimidating potential is weakened and undermined. Expressions in this category can thus be argued to demedicalize diseases. It will therefore be interesting to see how often they occur in the three corpora. The table below shows type and token frequencies.

Table 4: *Frequencies and lexical variability of the non-pathological heads* problem, issue, thing, *and* stuff *in the three corpora (Ty = types; To = tokens; $^0/_{000}$ = occurrences per 10,000 words).*

	Forum			Self-help books			Textbooks		
	Ty	To	$^0/_{000}$	Ty	To	$^0/_{000}$	Ty	To	$^0/_{000}$
problem	259	978	4.5	298	1,777	5.2	110	306	2.1
issue	76	96	0.4	57	175	0.5	14	22	0.2
thing	77	109	0.5	3	3	0.0	–	–	–
stuff	26	39	0.2	–	–	–	–	–	–

The frequencies show the expected quantitative relations for *thing* and *stuff*, which are practically limited to the forum corpus. However, we have to take into account that normally less formality is expected of Internet communication than of published books, which, for instance, cannot afford to talk about *this MS stuff* all the time. It is still interesting to see the sheer numbers of different expressions drawing on this pattern. Just to give the reader an impression of this, here are those with *thing* and *stuff*:

Table 5: *Pathonyms headed by* thing/stuff *in the forum corpus (with words denoting body parts, cognition, physiology or disease as modifiers).*

Body part
head thing; neck thing; sinus thing; eye thing; facial thing; heart thing; muscle thing; back thing; blood vessel thing; cervical spine thing; cervicogenic thing; chest thing; elbow thing; facial nerve thing; spinal thing; throat thing; ulnar nerve thing; vestibular thing; heart stuff; hormonal stuff; sinus stuff; bone stuff; eye stuff; hormone stuff; lobe stuff; stomach stuff
Cognition
sleep thing; vision thing; BP [blood pressure] thing; gagging and swallowing thing; memory thing; short term memory thing; sleeping thing; visual thing; sensation thing; memory stuff; sensory stuff; memory/motivational stuff; vision stuff
Disease
MS thing; BPD thing; dry mouth thing; headache thing; PML [progressive multifocal leukoencephalopathy] thing; ailments things; Bell's palsy thing; brain tumour thing; dehydration thing; diabetes thing; disease thing; dizzyness thing; dizzy thing; fatigue thing; headache, nausea thing; HSP [Henoch-Schönlein purpura] thing; ISS [involuntary subordinate strategy] thing; migraine thing; MS hug thing; OCD [obsessive compulsive disorder] thing; pain thing; pseudo-tumor thing; screwy tension/nerve/muscle thing; tumour thing; vasculitis thing; MS stuff; migraine stuff; PFO stuff; dizzy stuff; GERD stuff

Although the pattern is not a predominant one, it still figures prominently in the corpus so that it is plausible to assume that it introduces a moment of demedicalization to the conceptions of diseases in the health forum discourse.

As can also be seen from Table 2, the situation is not as clear with *problem*, which also occurs often in the textbook corpus and especially in the self-help book corpus, where it appears in more pathonyms (298) and where its token frequency (1,777) is also higher, even relatively speaking (5.2 vs. 4.5 occurrences per 10,000 words, and 2.1 in the textbook corpus). The interpretation is not easy and straightforward, but following my introductory assessment of the construction, these figures suggest that there is also a degree of demedicalization present in the self-help books, a certain attempt to relate diseases to the lifeworld experience of the sufferer and the reader. A quick look at the actual pathonyms headed by *problems* indicates that writing for a readership really or potentially affected by a set of different conditions might make writers choose *problem* as a superordinate category – for illustration, I list the ten most frequent pathonyms:

> *heart problem* (359); *health problem* (132); *medical problem* (98); *kidney problem* (66); *rhythm problem* (59); *digestive problem* (41); *cardiovascular problem* (35); *heart rhythm problem* (29); *liver problem* (25); *emotional problem* (23)

Opting for the non-technical everyday noun *problem* will have the demedicalizing effect outlined above, an effect that may add to the assumption about the ambivalence of self-help books mentioned above in connection with acronyms.

Preliminary analyses of two further word formation patterns contributing to the construction and maintenance of the episteme of demedicalization support the conclusions drawn above about differences between expert-dominated and lay health discourses. The first of these structures are double pathonyms, i.e. compounds such as *headache pains* in which both the head (*pains*) and the modifier (*headache*) are pathonyms and which normally are used to intensify a subjective element in pathonyms, e.g. *pain*, as in *migraine headache* (occurring in the phrase *a painful migraine headache*), *migraine head pain*, *neuralgia pain*, all found in the health forum corpus. The second structure are phrasal compounds that include more content in their modifiers than ordinary modifier-head compounds, e.g. *absent-minded-professor syndrome* or *back of the head headache*, or even larger ones, e.g. *"left ear hearing my heart beat" issue* or *Uncle-Joe's-second-cousin's-gardener-had-a-similar-thing-four-years-ago-in-Czechoslovakia syndrome*. These are also almost exclusively found in the health forum discourse.

6. Conclusion

This article has examined how and to what extent terms for diseases and other pathological conditions, i.e. pathonyms, contribute to a medicalizing (or a demedicalizing) worldview in lay and expert discourses on health. The quantitative study of corpora of health forums, self-help books, and medical textbooks (representing different degrees of lay and expert involvement in discourses) focused on one general aspect, viz. the head nouns of pathonyms, and on two very specific structures, viz. acronyms (technical terms associated with medicalization) and non-pathonymic heads (e.g. *problem* or *thing*, as in *heart problem* or *visual thing*, i.e. words associated with demedicalization).

The results show clear differences in medicalization between medical textbooks and health forums, with more medicalizing aspects found in the corpus representing the former (e.g. standard heads such as *disease* or *syndrome*, and technical acronyms) and more demedicalizing ones found in the corpus representing the latter (e.g. non-standard heads such as the experiential noun *pain*, and the everyday nouns *thing* or *stuff*). The data also suggests that the discourse of self-help books is more ambivalent. In some respects, it is closer to the textbook discourse (e.g. in the use of the standard pathonymic heads); in others, however, it shows even more features contributing to demedicalization than the discourse of health forums (e.g. in the use of the non-standard heads *problem* and *issue*, and the low frequency of pathonymic acronyms). More features will need to be examined in order to reconfirm whether this ambivalence is only marginal or in fact an essential property of this discourse.

The study has also revealed that a more profound theoretical linguistic account of pathonyms would be required to approach the vast amount of data yielded by a corpus analysis.

References

Anreiter, Peter (2002). *Pharmakonyme. Benennungsmotive und Strukturtypologie von Arzneimittelnamen*. Wien: Edition Praesens.

Booij, Geert (^{2}2007). *The Grammar of Words. An Introduction to Morphology*. Oxford: OUP.

Fairclough, Norman (1992). *Discourse and Social Change*. Cambridge: Polity Press.

Karolinska Institutet (n.d.). "Alphabetical List of Specific Diseases/Disorders." [Online] http://www.mic.ki.se/diseases/alphalist.html (2 April 2009).

Kennedy, Peter & Carole Ann Kennedy (2010). *Using theory to explore health, medicine and society*. Bristol & Portland, OR: Polity.

Kettemann, Bernhard, Georg Marko & Eva Triebl (2010). "'I have MS, MS doesn't have me.' Social identity construction in the discourse of multiple sclerosis forums." In: Rudolf de Cillia, Helmut Gruber, Michał Krzyżanowski & Florian Menz (eds.) (2010). *Diskurs – Politik – Identität/Discourse – Politics – Identity. Festschrift für Ruth Wodak zum 60. Geburtstag*. 355–367.

Lupton, Deborah (^{2}2003). *Medicine as Culture*. Los Angeles [etc.]: Sage.

Marko, Georg (2008). *Penetrating Language. A Critical Discourse Analysis of Pornography*. Tübingen: Narr.

Marko, Georg (2010). "Heart disease and cancer, diet and exercise, vitamins and minerals. The Construction of Lifestyle Risks in Popular Health Discourse." *Critical Approaches to Discourse Analysis Across Disciplines* 4/2 (Special Edition: Risk as Discourse). 147–170.

Marko, Georg (2012). "My painful self. Health Identity Construction in Discussion Forums on Headaches and Migraines." *AAA – Arbeiten aus Anglistik und Amerikanistik* 37/2. 245–272.

Marko, Georg (2015). *Heart-healthy or Cardioprotective. A Critical Analysis of Medicalization, Health Promotion and the Discourse of Self-help Books on Cardiovascular Diseases*. Habilitationsschrift. Graz: Karl-Franzens-Universität.

Marko, Georg (n.d.). *Bracket Paradoxing*. Personal homepage. [Online] http://georgmarko.com (4 July 2016).

Mautner, Gerlinde (2009). "Checks and balances. How corpus linguistics can contribute to CDA." In: Wodak & Meyer (2009). 122–143.

McKinlay, John B. & John D. Stoeckle (1988). "Corporatiozation and the social transformation of doctoring." *International Journal of Health Services* 18/2: 191–205.

Morrison, Val & Paul Bennet (2009). *An Introduction to Health Psychology*. Harlow [etc.]: Pearson.

Nettleton, Sarah (^{2}2006). *The Sociology of Health and Illness*. Cambridge & Malden, MA: Polity.

Plag, Ingo (2003). *Word-Formation in English*. Cambridge: CUP.

Russell, Andrew (2009). *Lecture Notes. The Social Basis of Medicine*. Oxford [etc.]: John Wiley & Sons.

Reisigl, Martin & Ruth Wodak (2009). "The discourse-historical approach (DHA)." In: Wodak & Meyer (2009). 87–121.

Scott, Mike (2013). *WordSmith Tools 6.0*. [Online] http://www.lexically.net/wordsmith/version6 (4 July 2016).

Siegrist, Johannes (^{6}2005). *Medizinische Soziologie*. München: Elsevier.

Stevenson, Fiona A. (2006). "The Doctor-Patient Relationship. Interconnections between Global Processes and Interaction." In: Wendt & Wolf (2006). 224–242.

Wodak, Ruth & Michael Meyer (eds.) (^{2}2009). *Methods of Critical Discourse Analysis*. Los Angeles [etc.]: Sage.

Yuill, Chris, Iain Crinson & Eilidh Duncan (2010). *Key Concepts in Health Studies*. London [etc.]: Sage.

Joachim Steffen

"*Siete, cinco, tres, uno, que se te caigan los gusanos hasta que no quede ninguno*": some linguistic aspects of the practice of curing by words in Uruguay[1]

> Le surnaturel naît du langage,
> il en est à la fois la conséquence et la preuve :
> non seulement le diable et les vampires
> n'existent que dans les mots,
> mais aussi seul le langage permet de concevoir
> ce qui est toujours absent :
> le surnaturel
> (Todorov 1970: 68)

Introductory remarks

Throughout various times and cultures, magical practices have been used in order to cope with life's afflictions and hardships.[2] In the event that something is stolen or someone goes missing or falls sick, people tend to resort to the supernatural when other means or institutions are not available (cf. Ruff 2003: 25; Hughes 1985: 240). Whereas present-day Uruguay has a comparatively efficient and affordable healthcare system, this has not always been the case. For most of its history, people – especially in rural areas – had to rely on their own knowledge when

---

1 The citation "*Siete, cinco, tres, uno, que se te caigan los gusanos hasta que no quede ninguno*" is taken from a magic formula that appears in a slightly different form below – namely without the plural *-s* in *gusanos*. This is due to phonetic deletion of syllable-final *-s*, which is common in Uruguay. These phonetic (and other) substandard features of rural Uruguayan Spanish are largely retained in the cited speech extracts, not in phonetic transcription but following the spelling traditions of regional literature from Uruguay. Punctuation, too, reflects the interdisciplinary nature of this study.
In the following article, the use of <˃ in G˃od and D˃ios, is due to editorial discretion.
2 For comprehensive historical overviews, see Levack (2013) and Muchembled (1994); for more anthropological approaches, see Mauss (2001) and Lehmann & Myers (1985); and see Roper (2009) for a series of studies on "Charms, Charmers and Charming" in various, mostly Nordic, societies.

dealing with health-related problems. Distances were long and formally-educated doctors scarce. In such circumstances, people often developed – or rather inherited (cf. Faget 2012: 123) – a mixed system of folk remedies, based both on practical experience and superstition. Even today, this system includes the use of certain substances, but also involves magical actions and verbal charms which form an integral part of treatment. Some of these procedures are common fixtures of household medicine, while others are the dominion of secret wisdom held by specialists, usually called *curanderas* or *brujas* (they seem to be mostly women), depending on whether they use their skills for good or evil. Far from offering a complete overview of Uruguay's folk medicine and the magical rituals it involves, the following discussion offers insights into some of these issues, drawing on interviews with informants for the Linguistic Atlas of Uruguay (*Atlas Lingüístico Diatópico y Diastrático del Uruguay*: *ADDU*). These recorded conversations show that even in a largely secular and modern society, some traditions and beliefs die hard. In the spirit of the present edition, attention will primarily be directed to language-related aspects.

Database

As the interviewees were not chosen with folk medicine or magic practices in mind, the information presented in the following does not necessarily constitute expert knowledge. Rather, the interviewees were ordinary people from various professional backgrounds who served as informants for the ADDU, a Uruguayan-German project directed by Harald Thun (Kiel) and Adolfo Elizaincín (Montevideo). The interviews were conducted between 1989 and 1992 in an attempt to gather data on linguistic variation throughout Uruguay.[3] The database allows for differentiation between older and younger speakers (GI (*generación* I): 18 to 36 years old; GII (*generación* II): over 60 years old), as well as between different sociocultural classes (Ca (*clase alta*): informants who completed secondary school; Cb (*clase baja*): informants who only completed primary school (six years in the public school system)).

Among the questions in the extensive questionnaire, several ask for ethnographic information about taming horses, about werewolves and vampires, and about saints and witchcraft and similar phenomena. Some of these questions were

---

3   Interviews were conducted in 75 different locations. Apart from the 18 *departamento* capitals, at least one rural town or village was visited in each *departamento* in order to allow comparison between rural and urban speakers. In accordance with Uruguay's demographics, more locations in the south were explored than in the less-populated north.

optional, i.e. they were asked only when the interviewer felt that the informant might have something to say about the topic. From these conversations, some of the richest ethnographic information and most interesting linguistic findings have been collected in a two-volume anthology of transcribed oral texts: Thun, Steffen, Steffen & Figueiras (in print) and Thun, Steffen, Steffen & Frank-Kersch (in print). The following analysis is based on sections that refer to magic rituals, particularly those involving verbal charms and the practice of curing by words. Short segments of the conversations are given in order to let the informants speak for themselves, although – as often in spoken language – these testimonies are sometimes erratic, due to the dynamic nature of the dialogue situation.

Reasons for applying magic

Judging from the conversations with ADDU informants, there seem to be two main reasons that people picked up knowledge about magical procedures to treat diseases and other conditions. Commonly cited by the older generation is the fact that other kinds of medical treatment were simply not available in rural areas and that doctors were a long distance away, as explained by Don José[4] (CbGII[5]) from Durazno:

(1)[6]
J: *todas esa eran cosa, todas esa eran cosa de antes que no había dotore, ahora lo llevo a usté el dotor le encaja un antibiótico, le pon-, al rato ta, ta aliviau, ta, pero ante que no había, en la campaña que no había dotore ni había nada, había todos yuyero*

A similar explanation is offered by Doña Bernardina (CbGII) from Treinta y Tres:

(2)
E2[7]: *¿se podría decir que Vd. es una curandera o es otra cosa una curandera?*
B: *no quiero decir curandera*
E2: *¿no? ¿Qué es una curandera?*
B: *Son cosas que uno aprende como tiene hijos y uno trabajó en campaña, ¿vio? Y en campaña, uno está lejos del médico y de todo*
E: *claro*
B: *por eso yo aprendí*
E2: *y curanderas saben mucho más o, ¿cómo es la diferencia?*

---

4 For speakers of the older generation, *Don* or *Doña* is added to the name, respecting Hispanic tradtion.
5 Short for: *clase baja, generación II* (see preceding section).
6 Translations of the conversations are given in the appendix.
7 Interviewers are marked with the letter *E* (short for *Encuestador*).

B: *¡Ah sí!, las curanderas son curanderas*
E2: *son*
B: *saben como yo, pero claro ya son curanderas, que la gente activa a ellas*
E2: *¡ah!*
B: *por una cosa o por otra, ¿no?*
E: *¡ah!, pero saben más o menos lo mismo que usted, ¿Hacen las mismas cosas que usted?*
B: *si es pa criatura sí*
E: *para curar, ¿sí?*
B: *yo por ejemplo, de porquería no entiendo nada, ¿no?*
E: *¿cómo de porquería? ¿qué es eso?*
B: *de brujería, vamo a decir*
E: *¡Ah!, y la curandera, ¿sí?*
B: *sí, sí hay curandera, seguro, pa eso hay curandera, por ejemplo a veces una persona se enferma y lo llevan al médico y lo desas–, eh, los desausean* [des+auscultar] *y no saben qué tiene y es alguna porquería que tiene, que le echaron*
E: *mh*
B: *van a un curandero y los cura, mh*

While she, too, mentions the absence of doctors and the need to find a substitute for their services in everyday situations, Doña Bernardina tells us yet another important reason for *curanderismo* practices, i.e. that certain kinds of illness are not recognized by doctors:

(3)
[…] lo ojean porque tienen locura con la criatura por ejemplo usté ve una criatura y le gusta y juega con ella, o los mismos padres de repente los niños están durmiendo y, y ellos les prosean y, igual, dormidos y los miran y ahí es que los ojean, y cuidado con un ojeo y los médicos no entienden, yo a mis hijas cuando vienen de campaña que tienen algo en el estómago que me doy cuenta que es algo que les asentó ma-, mal, yo se los benzo y le digo, bueno, decile a fulano, a los dotores, que los conozco a todos, que yo lo bencí pa tal cosa, que pa mí es eso, pero vos llevalo al dotor y ellos me mandan decir que está bien

According to Doña Bernardina, doctors tend to be blind to certain illnesses, especially those resulting from a spell cast by a malevolent *curandera* or witch. In this specific case, she is talking about the *mal de ojo* disease ("evil eye") and *empacho* (a sort of constipation), both of which will be discussed in further detail below. Only other *curanderas* can diagnose and cure these diseases. In this sense, folk medicine is not only a substitute but rather a necessary complement to conventional medicine because the latter neither understands nor even knows about such diseases.

Some informants claim that even doctors occasionally admit that certain conditions are outside their bailiwick. These may be minor disorders like a *culebrilla* (herpes zoster), which is mentioned in the following excerpt by Washington (CbGI, Durazno):

(4)
E: *e incluso de vez en cuando el médico manda a los pacientes a la curandera, ¿no es así?*
W: *sí, cuando ve que no es para él sí*
R[8]: *ah, mandan sí*
E2: *el médico sabrá por qué, ¿no?*
E: *la culebrilla, por ejemplo*
W: *seguro, eso te mandan*
R: *sí, de eso curan, ¿ves?*
W: *los médicos no la curan*

Some conditions, however, are particularly grave, as in the following dramatic account by Don José (CbGII, Durazno):

(5)
J: *pero, aquí en Durazno no, aquí hubo un caso pero lo llevaron a Paso de los Toro que era donde estaba un brasilero, ese curandero era bueno, curaba, hubo un viejito que estaba ahí, levantaba quinela, y había un negro ahí que se había enfermau, trabajaba en la OSE*[9]*, lo llevaron al hospital, taba defavorido, el hombre moría, y los dotore no dabanlo que tenía, y el viejito ése que, que levantaba quinela era muy conocido con él, iba a la casa a preguntarle si no [?] y el dotor, dice que le dijo, un dotor ahí en el hospital: "Mirá, si querés ver algún curandero vé, nosotro no podemo dar lo que vos tené", y el viejito ese le, le dijo: "¿Querés?, yo te llevo a un curandero", dijo: "Yo te llevo a Paso de los Toro, hay un curandero muy bueno", dice bueno, pa-, "Sí", le dice el hombre, tenía, el hombre trabajaba, era empleado de la OSE ahí, y dice, "Sí, ¡¿cómo no?!, vamo", jue al curandero, curandero lo vio, dijo: "Sí, yo lo curo", bueno le hizo unas cosa allí, le dio unos remedio pa tomar, unas agua, unos yuyo, no sé qué, dijo: "Bueno, váyase tranquilo, usté mañana a la una de la noche", dijo: "De la madrugada, mañana a la una de la madrugada, usté va heder del cuerpo, pero ni usté va a poder sentir el jedor que va a echar, es insoportable, pero usté se cura", el hombre vino y a la una jue y dice que era una de un jedor que ni él podía aguantarlo del cuerpo pero se curó, hasta la fecha, hace como, el negro vie- [= viejo] el pardo viejo ese que lo, que lo llevó murió hace año porque era un hombre vie-, pero el negro hasta la fecha vive, un negro viejo ya pero, ta jubilado*
O[10]: *no sé si está jubilado ya*
J: *sano, y los dotore no podían dar lo que tenía*
O: *ni le podían mover el vientre, porque él no movía el vientre, a vece le-*
J: *parece que era una, un atraco que tenía adentro que, que no lo movían con nada y el curandero ese con lo yu- [= yuyos] porquería que le dio*
E: *lo curó*
J: *lo curó*

---

8   *R* is Richard, Washington's son.
9   OSE: *Obras Sanitarias del Estado* is the public company responsible for water supply and drainage in Uruguay since 1952.
10 *O* is Doña Odilia, Don José's wife.

Thus, according to believers, there are certain domains for each of the participants in the health business. Lesser problems can be dealt with by common people who have picked up healing skills. Such remedies can, and very often do, involve charms and minor magic rituals. If a more serious physical disease has to be dealt with, a conventionally trained doctor should be consulted. Within the realm of grave spiritual illnesses, two opposing forces come into play: benevolent healers (*curanderas*) and malevolent witches (*brujas*). The boundaries between the categories – with the exception of the doctors – are not always clear-cut.

Who can apply magic?

Anyone can become a *curandera* (or *bruja*) by learning the skills of the trade. None of the informants mentions any innate ability or characteristic needed to apply magic. Most of those who claim to know magic say that they learned from their mothers; some also mention non-relatives, such as neighbors. Usually, skills and charms are transmitted orally, but most of the interviewees admit to being rather cautious about passing on their knowledge, as does Doña Bernardina (CbGII, Treinta y Tres):

> (6)
> E: *¿y dónde aprendió?*
> B: *me enseñó una vecina*
> E: *ah*
> B: *una señora vieja*
> E: *¿y ahora usted se lo va a enseñar a alguna de sus hijas?*
> B: *sí, eso no, eh, eso uno tiene que guardarlo para uno, yo se lo digo a ustedes porque ustedes no son de acá, claro quieren conocer*

She seems to be reluctant about teaching her daughters her magic secrets – possibly because of the responsibilities that come with them – but makes an exception by discussing some of them, apparently because the interviewers have come such a long way. Don Héctor (CbGII, Artigas), himself a *curandero*, expresses his thoughts on whether, or rather when, to pass on his skills to his daughters:

> (7)
> H: *porque yo a la vez de enseñalo*
> C: *mis hijas han querido–*
> E: *–ah, sí*
> H: *yo tengo que abandoná*
> E: *ah... claro*
> H: *dejar, al enseñar a otro yo tengo que dejá*
> C: *hay otra hija que pide también y él no deja*

E: *ah, claro*
H: *eh, como yo tengo mucha gente que*
E: *ah, sí*
H: *ya me tienen fe... que siempre vienen pa traer niños y*
E: *ah, sí*
H: *personas mayores para bencer, yo no puedo dejar*
E: *no, claro, sí*
H: *y yo enseñalo a usted, ni pa mis hijo yo lo enseño porque si yo lo enseño bueno, yo lo enseñé a él, él que siga yo ya no puedo seguir*
E: *sí, sí, ¿Usted va a transmitir esta, este saber a, a un solo de los, de los hijos... o a, o a varios?*
C: *no*
H: *no... yo pienso que a la vez de dejar yo puedo enseñar a dos hijos.*

According to Don Héctor, he would have to give up the practice of healing others the moment he passed on his knowledge to his daughters. What keeps him from doing so is the fact that he has a number of elderly patients whom he would have to stop seeing if he retired. This underscores the great responsibility that comes with the secret art. In this respect, his story about the circumstances in which he learned this knowledge is important:

(8)
E: *sí, sí. ¿Y este es eh, un poder que le vino?-*
C: *que es de Dios*
E: *¿de, de la madre?*
C: *no, de Dios*
H: *no, ella me enseñó-*
C: *-porque él no sabía*
H: *algunas bencedura*
E: *ah, sí, mh*
H: *pero Dios me ha enseñado otras*
E: *ah, sí*
H: *porque yo, a mí nunca más me enseñaron, me, ella me enseñó dos benceduras*
E: *mh*
H: *de aire, que a vece uno se agarra un aire*
E: *ah, sí*
H: *se saca la ropa con el cuerpo caliente, un golpe de aire en la espalda*
E: *ah, sí, claro*
H: *¿no?*
E: *mh*
H: *entonce ella me enseñó eso*
E: *sí*
H: *pero Dios me enseñó esas otras cosas porque a mí nadie más me enseñó*
E: *ah, sí*
H: *y Dios me dio ese, ese poder, otras*

E: *sí*
H: *quiere decir que yo para, para bencer*
E: *sí*
H: *yo primero oro a Dios*
E: *sí*
H: *y pido la, el poder de él*

According to Don Héctor, his mother only taught him two *benceduras* (charms), while the others were bestowed on him by God. He bases all of his procedures on his Christian faith. It may seem surprising that magic healing and Christian beliefs are so closely intertwined in Uruguayan popular beliefs. Yet this is common throughout the Spanish-speaking world[11] and in Latin America.[12] Popular religiousness often deviates from the official religion and is adapted according to local or individual needs. In Uruguay, elements from Catholicism are typically the basis of popular expressions of religiousness and are combined with different creeds. These can be rooted in personal transcendental experiences, as described above by Don Héctor, who declares that his charms were communicated to him by God. In most cases in Uruguay, though, collective beliefs in miracles and saints can partly be traced to Afro-Brazilian religions. Da Costa (2003: 138) states that 47% of the population avouches having participated in "experiences of popular religiousness", a term that is not clearly defined in his study but appears to amount to cults that are not organized or led by the Catholic Church, although most of the cases mentioned are in honor of a Catholic saint (e.g. San Pancracio and Virgen de Lourdes), the exception being Iemanjá, the supreme divinity of the Afro-Brazilian cults. To conclude, it is important for most of the interviewees who perform magic rituals to emphasize that these are based on Christian faith, a fact that will be significant when looking at the form and structure of charms in the following sections. Indeed, curanderos and curanderas see themselves as a force for good. When asked about malicious spells, Doña Bernardina decidedly rejects knowing about this "porquería" ('filth'):

(9)
E: *¡Ah!, ¿y esas cosas usted no las sabe?*
B: *¡no!, no sé ni quiero aprender tampoco*
E2: *¿pero no hay una diferencia en- -?*

---

11 In the context of popular Catholicism, see, for example, the terminological approaches and numerous case studies collected in Álvarez Santaló, Buxó i Rey & Rodríguez Becerra (1989).
12 See, for example, the various essays about syncretic practices in Latin America in Kohut & Meyers (1988).

B: *pero creo, creo que haiga, creo*
E: *mh, mh*
B: *es una diferensa muy grande*
E2: *mh*
B: *a curar una criatura, a curar una brujería, es mucha diferencia, ¿eh?*
E2: *pero la, para la brujería, ¿no son brujas, que hacen brujerías?*
B: *y son las mismas brujas*
E2: *son, ¿curandera es lo mismo que bruja?*
B: *a veces sí porque tanto usté le paga pa que lo cure como le paga pa que mate a otra persona igual*
E2: *¿Hay acá?*
I: *hay*
E2: *¿Curanderas y brujas?, ¿sí?*
B: *hay sí*

As the name suggests, *curanderas* use their skills in order to heal, not to make others sick or even kill them, as the *brujas* do. Still, a personal union can exist between the two kinds of sorceresses. This view is conveyed in this short excerpt by Richard (CbGI, Durazno):

(10)
R: *hay buenas y malas*
E: *ahá*
R: *porque usté va y se hace santiguar cuando, eh, tiene una culebrilla y se la cura pero si usté anda hablando capaz que le encaja una doble, ¿me entiende lo que quiero decir?, hay curanderas y curanderas*

Notably, Richard does not make a terminological distinction between good and bad *curanderas*, which confirms that the categories have fuzzy edges and that sometimes the same person applies good and evil spells.[13] Apart from the intention of charming, there is another criterion that decides whether someone should be considered a *curandera* or a *bruja*:

(11)
L: *yo me, me río porque, van a decir allá que es una, estuvieron en la casa de una vieja bruja*
E: *¡no!, pero, eh, ¿hay diferencia entre la señora que cura como usted y la bruja?*

---

13 At any rate, deciding between the two may lie in the eye of the beholder, as the famous historic case of the *benandanti* described by Carlo Ginzburg exemplifies. The *benandanti* were members of an agrarian cult who gathered to perform ecstatic rites in order to thwart the plans of evil witches and thus save the annual harvest. When the inquisitors in Venice gained knowledge of these cults, they interpreted them as a form of devil-worship, eventually convincing the *benandanti* of this view (cf. Herzig 2013: 259–260).

L: *hay, claro, es claro porque el brujo es hacer mal, al contrario*
E: *gualichos*
L: *seguro, y es una cosa que, que lo hace por plata*
E2: *sí, por eso*
E: *¿y usted, usted no cobra?*
L: *no, no, no, al contrario, si me vinieran a pagar por una cosa de esas no, no lo recibo porque estoy de, deseo que se cure esa persona y si le puedo enseñar a una persona, ¿vio?, a usté se los digo en confianza así pero a otra persona no le puedo decir porque lo primero que dice, este: "Es bruja", es la primera palabra que sale, sin embargo es un bien que usté está haciendo*

This principle of not accepting direct payment for one's magic deeds is, in fact, mentioned by many informants. It also becomes clear from the passage that being a *curandera* is a touchy issue because others could easily suspect the healer of being a *bruja* who uses her knowledge as a force for evil. This shows that in order to shed light on the linguistic aspects of folk magic, the charms and rituals should not only be viewed in the pragmatic light of what language users want to achieve, but also as part of the complex of social networks of the community. It is especially in this light that we can understand the indignation of Doña Bernardina and her daughter Iris, who blame much of the evil witchcraft that is around on the influence of books introduced from Brazil:

(12)
I: *y brujas también*
B: *hay sí*
E: *¿Cómo?*
B: *¿Qué, que no hay?*
I: *van y compran un libro y, y ya saben*
B: *que no hay, que dicen que ahora pasan ahí pal otro lado y compran libros y saben todo, porque ahora vienen los libros esos de ellos*
E: *¡ahá!, ¿en Brasil?*

As these books come from outside the community and make knowledge about magic so easily accessible for anybody who crosses the border, they are seen as a threat to the local architectonics of magic that rely on oral transmission from healer to healer.

A secret performative language

Those informants who are not magic healers themselves but have witnessed a *curandera* or *curandero* perform a ritual cannot, in most cases, recite the magic words used by that person because these are usually not clearly pronounced, as Richard, Washington and Iris (CbGI, Durazno) explain:

(13)
E: *¿qué tipo de simpatías?, ¿te acordás de alguna para, así para curarlas?*
I: *claro, lo que pasa que la, la, la curandera que te haga eso no, no te lo dice fuerte*
R: *ah, no [?]*
W: *nunca vas a escuchar porque nunca sentís lo que te dice*

The same behavior has been observed by Mary (CbGI, Tacuarembó):

(14)
E2: *¿qué palabras dice la persona?*
M: *¡ah!, y eso es lo que yo no sé porque es ella sola que lo sabe, ¿vio?*
E: *¿y las dice en brasilero o en español?*
M: *ah, en brasilero me parece*
E: *te parece en brasilero*
M: *sí*
E2: *¿lo dice bajito?*
M: *bajito, de, para ella nomás se lo dice*

This observation should be seen in the context of the communicative situation. The healing words need to be pronounced (or in rare cases, written down) in order to be effective. In the pragmatic sense, their illocutionary force (cf. Austin 1955: 94–108) is directed towards the demon, the saint or the sickness itself. For instance, a demon can be ordered to leave the body of the possessed, and a saint can be implored for assistance. Even the disease itself, be it an *evil eye* sickness or a wart, can also be ordered to "begone".

> In the first place magical rites act upon their object directly without any mediation by a spiritual agent; moreover, their effectiveness is automatic. However, as far as these two properties are concerned, the first is not universal, since it is admitted that magic – in its degenerate phase, when it became contaminated by religion – has borrowed figures of gods and demons from religion [...] in the cases where we have intermediaries, the magical rite acts on them in the same way as it does on external phenomena; magic forces and constrains, while religion conciliates. This last property, which seems to distinguish magic from religion in every case where there is a temptation to confuse the two, remains [...] the most general feature of magic. (Mauss 2001: 16).

The afflicted person – or other bystanders – need not, and ought not, make out the exact words of the charm, since this might be detrimental to their magic force; moreover, murmuring or whispering them adds to the effect of the supernatural powers of the charmer (cf. Ruff 2003: 159).

Also, those informants who claim to have knowledge of verbal charms usually do not readily share them in the interview situation. As already mentioned, this is partly due to the knowledge being part of a family tradition, which entails responsibility in dealing with it. However, in the interview situation there is yet another reason why some informants say that they could not possibly cite the magic formula, as exemplified by Doña Generosa's (CbGI, Cerro Largo) statements:

(15)
E2: *¿y cómo son esas palabras?*
G: *¡ah!, yo qué sé, fulano ta, mhmhmh*
E2: *mh*
E: *¿pero no te acordás las palabras?*
G: *sí, pero ta, ¡pará!*
E: *pero es un secreto*
G: *¡claro!, no te las voy a decir, yo qué sé*
E: *¡ah!, no se dicen así*
G: *no*
E: *sólo cuando se hacen*
G: *sólo cuando se necesita la persona*

As on other occasions, Doña Generosa is adamant in her conviction that the words of the charms cannot simply be said aloud, because the very act of pronouncing them is identical to the act of applying the magic. In other words, the performative nature of the formula is so deeply ingrained in its vocalization that the locutionary and the illocutionary act must be seen as one and the same. In magic matters, there is no saying without doing. This general rule also seems to guide Doña Bernardina (CbGII, Treinta y Tres), who in the following passage still finds a way around this impediment:

(16)
E: *¿Cómo hace con el ojeo?*
B: *bueno, el ojeo yo se lo hago a dedo*
E: *mh*
B: *o si no, con carbones; ¿No?*
E: *¿Cómo?*
B: *por ejemplo, con carbones uno agarra una brasita y un vaso de agua, entonces ahí va, hace la bencedura sobre el vaso de agua y si el carbón va al fondo, ta ojeado*
I: *ah sí, yo lo vi*
B: *y a vece hasta se parte al medio cuando están muy ojeado*
E: *ahá*
E2: *¿Y si queda arriba?*
B: *si queda arriba, no tiene, no ta ojeado*
E2: *ah, no*
B: *no es ojeo*
E: *mh*
E: *y que, ¿y usté tiene que decir una bencedura mientras hace eso con el carbón?*
B: *¡ah!, sí*
E: *¿Qué dice, cuál es la bencedura?*

B: *bueno, se la hago a ella*
E: *bueno*
B: *si está ojeada, si me la ojearon, ya, ya se compone,* [laughter] *por ejemplo, ella se llama Iris,*
E: *sí*
B: *bueno, yo le digo Ramona*
E: *sí*
B: *le digo: "Ramona, tu madre te parió, tu madre te lambió, y Dios te criará, si quebranto tú tenés yo te lo curaré, en el nombre del Padre, el Hijo, el Espíritu Santo, amén", y ahí echo el carbón al agua o hago así, ¿no?*
E: *lo tira para atrás*
B: *si no lo benzo, si no lo benzo con agua*
I: *si es sin carbón no*
B: *si no lo benzo con carbones yo lo tiro atrás así con mi mano nomás, ¿No?, eso le hago tres veces, ¿No?*
E: *¿Tres veces seguidas o tres veces en el mismo día?*
B: *en el, la misma bencedura se la hago tres veces, tres veces al día*
E: *ahá, ahá*
E2: *y con la mano derecha eh, hace*
E: *la señal de la cruz*
E2: *la señal de la cruz*
B: *claro, me persigno [= persino], le hago: "En el nombre del Padre, el Hijo y el Espíritu Santo, amén", me persino yo*

Note that instead of simply quoting the formula against the *mal de ojo* – apparently a gradable sickness (*cuando están muy ojeado*) – she says that she is going to "apply it" to her daughter for the demonstration (*se la hago a ella*). However, presumably in an effort to avert a potential magical disorder by directing a charm towards a person who does not actually require it, she changes her daughter's actual name, *Iris*, to *Ramona* in the act of doing it.

Examples of verbal charms for curing various kinds of disorders

As seen above, it is usually only with difficulty that an outsider can come by the actual magic formula that is used in a given ritual. This section will look briefly at some of the charms that were indeed shared with the interviewers – either because the interviewees were not dogmatic about the secrecy or out of sheer altruism – beginning with the formula used in the ritual described in the preceding section (*"Ramona, tu madre te parió, tu madre te lambió, y Dios te criará, si quebranto tú tenés yo te lo curaré, en el nombre del Padre, el Hijo, el Espíritu Santo, amen"* ["Ramona, your mother has born you, your mother has licked you, and God will bring you up, if you have some kind of rupture I will cure it, in the name of the

Father, the Son, and the Holy Spirit, Amen"]). The formula is a variation of a traditional Uruguayan verse quoted in Roberto Bouton's book on rural life in Uruguay (1961: 504, 520). A similar variant is also cited by another informant (Doña Lucía; CbGII, Durazno): *"Yo te paro, yo te crío, en el nombre de Dios y de la Virgen María yo te curo del ojeo."* ["I give birth to you, I bring you up, in the name of God and the Virgin Mary I cure you from evil eye"]. While the variation of the verse is a typical feature of oral traditions, the fact that it is combined with a complete formula or elements of liturgical origin can be viewed as typical of popular Latin American Catholicism, which is often represented by laypersons who invoke the Divine Spirit, the Virgin Mary or various saints in order to take control of their own fate instead of relying on official representatives of the Church. This form of subjective faith constitutes an element of personal liberation, e.g. taking the form of small interventions in the domain of individual health, as in this case, but has sometimes also been at the root of political campaigns for independence in Latin America (cf. Dussel 1988). Using verbal magic is therefore a strategy of personal liberation by taking matters into one's own hands (or creating the illusion of doing so).

Finally, a few structural observations about the charm itself may be made. First, the name of the person is pronounced, thus gaining power over it. We again see the close relationship between the "thing" itself and the word it is called by.[14] The verse starts with a half rhyme (*parió – lambió*) in two otherwise identical sentences. However, the rhyme pattern is not maintained and is even broken, both in sound and in grammatical structure ([a] vs. [o], future tense vs. past tense), in the following line (ending in *criará*), thus creating a contrast between the elements invoked: the mother and God, representing the biological and the spiritual foundation of the charm, or possibly the pagan and the Christian that converge in the magical traditions of Uruguay. Without speculating further on the origin and exact symbolic meaning of each of the words uttered, it is obvious that elements from church liturgy and folk traditional elements are combined, whereas the charm is accompanied by a series of operations and gestures that bear a similar mark of syncretism. When the ritual involves some kind of verbal utterance,[15] the procedure is known as a *bencedura* (written with a <c> in the literary tradition of

---

14 This makes the exchanging of the real name with a fake one even more plausible. If name and name-bearer are considered a unity, changing the name is enough to deflect potential harm from its owner (see also the section about tabooed personal names in Frazer (1951)).

15 When this is not the case, the procedure is often called a *simpatía*, but again the terminological borders are fuzzy.

Uruguay, despite its Portuguese origin, cf. Faget 2012: 22), which is derived from the Portuguese verb *benzer* ('to bless somebody').

From the charm used to diagnose and cure an evil eye spell, we now turn to a more profane example: hiccups. Here, a combination of words and actions is again used. Clearly, hiccups are a minor inconvenience, not a disease. Still, the beliefs surrounding their treatment are a good example of magical thinking and practice. In addition to putting a piece of red wool on the forehead, Doña Olga (CaGII, Durazno) recommends saying the verse *"Hipo tengo, hipo me dio, Dios me lo dio y Dios me lo quitará, ya se me quitó"* ["Hiccup I have, hiccup I got, God gave it to me, God will take it from me, it's gone already"] three times in a row without taking a breath. We see here that the hiccup is seen as something imposed by God, and it is therefore perfectly reasonable to appeal to God in order to get rid of it. Like the example considered at the beginning of this section, the verse is quite simple but doesn't maintain a clear rhyme scheme. Unlike poetry, the main function of the magic verse is not to be aesthetically pleasing but to fix a problem. Therefore, rather than being acoustically harmonious and syntactically symmetrical, the magic formula works best if it is a little odd in these respects. Another part of the procedure is holding one's breath. Since hiccups are caused by an involuntary contraction of the diaphragm, this measure alone may have an effect on the respiratory system as well as on the valgus nerve. The magic charm will also have psychological effects on the person concerned. Clearly, psychological aspects also play an important role in the recovery from more serious diseases as the overall state of the immune system is not independent of mood. Mood, in turn, can be influenced by language in many ways. Whether evil eye disease or hiccups, each disease has a specific treatment but responds to the same basic necessities. Like a mother blowing the pain away or caressing a bruise, the sick person feels better because something is being done about the problem. Whatever the psychological or anthropological interrelations may be, for the informants a spoken formula is considered a vital part of the remedy.

This is also true for the disease *empacho*, which, like *mal de ojo*, is a classic menace to the health of Uruguayan children. Like evil eye, it is not entirely clear whether *empacho* is somatic or spiritual in nature or cause. Sometimes, *empacho* is even believed to be the result of an evil eye look. At any rate, its effects are indigestion and stomach ache. As the informant Don Luis (CaGI, Durazno), who was very skeptical of the whole *curandera* tradition, put it: *como nos decía una vez un médico, los niños se empachan si los padres creen en el empacho* [as a doctor once told us, the children get empacho disease if their parents believe in it]. Again, Doña Bernardina (CbGII, Treinta y Tres) and Doña Lucía (CbGII, Durazno) have very similar versions of a formula to counter an *empacho*, as displayed here side by side:

(17)

Doña Bernardina	Doña Lucía
comida mal comida,	*Agua mal bebida,*
agua mal bebida	*bocau mal comido*
comida empatada	
o viento enganado	
no me cortes con cuchillo	*no se corta con cuchillo*
ni con hoja de cortar	*ni con cosa de cortar,*
te cortaré con las palabras	*se corta con las palabra*
mantíjimas [=santísimas] de Dios	*de la Santísima Trinidad*
y el Espíritu Santo, amén	

Again, we see the typical variation of a verse that is passed on through oral tradition. The two first lines are inverted but otherwise identical. Not by chance, the variation is mostly limited to the parts that do not rhyme and are therefore harder to remember. Due to grammatical concordance in gender, though, the final vowel in *comido* changes to [o] in Doña Lucía's version because of the noun selected (*bocado* 'a bite' instead of *comida* 'food'). We see how changing a lexical element from within the verse can change the whole rhyme. Doña Bernardina's version is a bit longer, having another couplet in the middle, but all of the first section seems to be about naming or summoning the potential causes for the stomach ache, which, as in previous examples, is done in order to gain power over them. The versions differ in the next section. While Doña Bernardina's version reads 'don't cut me with a knife', Doña Lucía says 'it is not with a knife that one cuts [you]', which is most probably the original version, given the ending which states that the empacho can be 'cut' by holy words. The fact that Doña Bernardina's version does not really make sense in this textual detail is not necessarily a disadvantage. As seen before, a charm that is a little odd and mysterious may be viewed as particularly powerful by those who believe in them. What is explicitly stated, however, is that the holy words of God and the Holy Spirit (or the Holy Trinity, in the other version) are seen as the most powerful tool against the sickness, more powerful even than a knife. This line of the formula sums up the whole belief system behind the practice of curing by words as represented by these two *curanderas*, who would adamantly defend the effectiveness of their charms, or as Doña Lucía puts it: *enseguidita sana* [you're cured instantly].

Here are several further charms:

- To cure a headache, Doña Bernardina has the following remedy: *"Santa Lucía tenía tres hija, una bencía ataque de cabeza, otra bencía dolor de estómago, otra bencía dolor de barriga"* ["Saint Lucy had three daughters, one blessed headache, one blessed stomach ache and one blessed bellyache"], which is supposed to be pronounced three times, followed by "En el nombre del Padre, del Hijo, del Espíritu Santo, amén".
- To cure herpes, Doña Lucía has two formulas, one for each name that the disease goes by in the region (*culebrilla* and *cobrero*, derived from portuguese *cobreiro*): 1. *"Cobrero bravo, yo te corto el rabo, te corto la cola y la mitad del rabo"* ["Wild cobrero, I will cut your tail, I will cut your tail and half of your tail"¹⁶], accompanied by cutting through the air three times with a knife; 2. *"San Pedro, con qué se cura la culebrilla, con la rama del monte y el agua de río, en el nombre del Padre y del hijo de María"* ["Saint Peter, with what do you cure the culebrilla, with a twig from the forest and water from the river, in the name of the Father and the Son of Mary"], making the sign of the cross three times.
- To cure an "air disease", diagnosed by sudden indisposition and a sore throat, Doña Lucía recommends: *"el aire del sol, el aire de la noche, el aire del sereno, el aire de la, de la mañana, el aire de la madrugada, el aire del sol, el aire del sereno"* ["the air of the sun, the air of the night, the air of the evening, the air of the morning, the air of the dusk, the air of the sun, the air of the evening"], spoken three times and followed by *"Yo te pido en el nombre de Dios y de la Virgen María que te libre del aire"* ["in the name of God and the Virgin Mary I ask you that you be free of the air"] and making the sign of the cross three times.
- To cure an *ingua*, i.e. an inflammation of the lymphatic ganglions of the groin and armpit areas, Doña Bernardina says a *bencedura* towards a star: *"estrella, quiero que vivas tú y muera ella"* ["star, I want you to live and her [i.e. the ingua] to die"], pronounced three times on three nights in a row while making a sign of the cross in the direction of the inflamed region.
- To get rid of warts, Doña María Dolores (CbGII, Lavalleja) suggests putting the same number of grains of salt into an envelope as one has warts on the body, saying: *"Verrugas traigo, verrugas vendo, aquí las dejo y salgo corriendo"* ["Warts I bring, warts I sell, I'll leave them here and run away"]. The envelopes are then left on the ground for someone else to pick up. The warts will then be passed on to that person. Note that in this trick, no appeal to God is made. It

---

16 In Spanish, *cola* and *rabo* are two words for 'tail'.

could be considered a mild case of *brujería*, as one person is cured, but to the disadvantage of another, albeit due to his or her own curiosity.

We see that there are charms for quite a lot of different conditions, many of which, however, are unspecific illnesses that may be symptoms or epiphenomena of a generally weakened immune system, such as sore throat, headache and skin diseases. The specific formula is usually short and simple, its power depending in most cases on the invocation of a divine being and an accompanying gesture. For the present topic, it is important to remember that it is essentially the words themselves that are believed to have the ability to cure.

The last case will make clear something that has already been mentioned in passing, namely that the charm is not aimed at the sick person directly, which is why he or she does not need to hear or understand it clearly. This is also evident in that a charm can be used to cure animals, as in the following account by Don José (CbGII, Durazno):

(18)

J: *[…] había un potrillo y era muy arisco era muy cimarrón, se había, lo habíamo castrado y se había abichau y yo digo pa estarlo volteando todos los día pa curar este animal lo vamo a deshacer más, y vino un amigo, un conocido así y me dice: "Yo te voy a dar una simpatía", dice: "Que te garanto que lo curás", bueno, le digo: "Sí", dice: "Pero se la voy a decir a la señora porque vos no parás", si era cuando yo estaba en la policía que estaba en un destacamento, yo salía, dice: "Y ella está siempre en las casas, y ella se lo hace dos vece al día", dice: "Una de mañana y otra de tarde", dice: "Y en dos día o tres está sano", dice: "Contá, mirándolo, decí: 'Siete, cinco, tres, uno, que se te caigan los gusano hasta que no quede ninguno'", nada más; "Hacele dos vece al día", dice–*

O: *sí, pero, con el pastito, pero yo lo hacía con, con el medio del nudo del pasto, le contaba eso, de atrás para adelante*

J: *y sanó, a los tres, cuatro día estaba sano otra vez*

O: *o de adelante para atrás viene a ser*

E: *¿cómo, de adelante para atrás?*

O: *seguro, sí*

J: *si contar de, de, de siete, hasta el uno y contás salteado siempre los none, "siete, tres, cinco, uno, que se te caigan los gusano hasta no quedar ninguno"*

E: *¿y se curó?*

J: *y se curó*

O: *se curó sí*

J: *se curó, a los tres, cuatro día estaba sano*

O: *y era en enero, febrero, imagínese, unos soles tremendo, la mosca trabajaba horrible*

J: *él me decía, dice: "Vos sabés que yo estaba en una estancia", dice: "Y había un toro malísimo", dice, "Y se había abichau, y cómo iba a agarrar el toro yo!", dice: "Me enseñaron esa simpatía, se la hice, lo curé", dice*

We see how a charm is used as the ultimate coping strategy. The problem is twofold: the bull (or the colt) is bug-ridden but too rambunctious and fierce to approach. The charm therefore allows the charmer to work from a safe distance. Instead of interacting with the world of objects and states of affairs, the charmer acts upon the symbolic world created by language.

Concluding observations

As we have seen, the act of curing by words relies on a few basic principles. First and foremost, it is through language that a secondary, symbolic level is created, on which the problem can subsequently be acted upon, also symbolically. In other words, returning to the quote from Todorov (1970) prefacing this article, the devil and the monsters that the *curanderas* have created through language are henceforth subject to their will. Unlike in literature, however, in magic thinking there is no boundary between the symbolic and the object world that it refers to (cf. Schröder 2009: 237; see also Cassirer 1953: 48). Saying a magic formula is performative *per se*, as we have seen in the examples above. The *curanderas* cannot simply quote the verse, but have to apply it to someone. This is the pragmatic side of verbal magic, i.e. how the charmer tries to influence the object world by manipulating the symbolic world.

The practice of verbal magic needs to be seen within its social context, though, because the communication situation involves people other than the charmer alone. The afflicted person is usually present, but is not the person spoken to. He or she isn't even supposed to understand the words pronounced on his or her behalf, as these are commonly mumbled or whispered. Yet it is important that he or she hear that they are, in fact, pronounced. All of these elements show that verbal magic is embedded in a complex system of customs, beliefs and social relations. As we have seen, inside this system it is generally more important **that** something is said in the presence of others than **what** is actually said. Nevertheless, both the healer and the patient attribute extraordinary healing power to the words spoken, which makes the procedure of curing by words a unique category of human communication. From the perspective of the healer, who actually knows what is being said, the charms are conventional formulas, learned and passed on through oral tradition. In other words, the power lies within the spells themselves, not within the charmer.

References

Austin, John L. (1955). *How to do things with words.* Oxford: Oxford University Press.

Álvarez Santaló, Carlos & Buxó i Rey, María Jesús & Rodríguez Becerra, Salvador (1989) (eds.). *La religiosidad popular.* Three volumes, Sevilla: Fundación Machado.

Bouton, Roberto J. (1961). *La vida rural en el Uruguay.* Montevideo: A. Monteverde.

Cassirer, Ernst (^{2}1953). *Das mythische Denken.* Darmstadt: Wissenschaftliche Buchgesellschaft.

Da Costa, Néstor (2003). *Religión y sociedad en el Uruguay del siglo XXI. Un estudio de religiosidad en Montevideo,* Montevideo: CLAEH.

Dussel, Enrique (1988). "Hipótesis fundamentales". In: Kohut & Meyers (eds.), 13–25.

Faget, Eduardo (2012)[1969]. *Folklore mágico del Uruguay.* Montevideo: Tauro.

Frazer, James G. (1951). *The Golden Bough. A Study in Magic and Religion.* New York: The Macmillan Company.

Herzig, Tamar (2013). "Witchcraft Prosecutions in Italy". In: Levack (ed.), 249–267.

Holzmann, Verena (2001). *"Ich beswer dich wurm vnd wyrmin…". Formen und Typen altdeutscher Zaubersprüche und Segen.* Frankfurt a. M.: Peter Lang.

Hughes, Charles C. (1985). "Medical Care: Ethnomedicine". In: Lehman & Myers (eds.), 240–245.

Kohut, Karl & Meyers, Albert (1988) (eds.). *Religiosidad popular en América Latina.* Frankfurt a. M.: Vervuert.

Lehmann, Arthur C. & Myers, James E. (1985) (eds.). *Magic, Witchcraft and Religion. An Anthropological Study of the Supernatural.* Palo Alto: Mayfield Publishing Company.

Levack, Brian P. (2013) (ed.), *Witchcraft in Early Modern Europe and Colonial America.* Oxford: Oxford University Press.

Mauss, Marcel (2001)[1950]. *A General Theory of Magic.* London: Routledge.

Muchembled, Robert (1994) (ed.). *Magie et Sorcellerie en Europe du Moyen Age à nos jours.* Paris: Armand Colin.

Roper, Jonathan (2009). *Charms, Charmers and Charming. International Research on Verbal Magic.* Hampshire: Palgrave Macmillan.

Ruff, Margarethe (2003). *Zauberpraktiken als Lebenshilfe. Magie im Alltag vom Mittelalter bis heute.* Frankfurt a. M.: Campus.

Schröder, Ingrid (2009). "Sprache und Magie – ein linguistischer Erklärungsversuch". In: *Geisteswissenschaften in der Offensive. Hamburger Standortbestimmungen*. Hamburg: Europäische Verlagsanstalt, 225–240.

Todorov, Tzvetan (1970). *Introduction à la littérature fantastique*. Paris: Editions du Seuil.

Thun, Harald & Steffen, Joachim & Steffen, Martina & Figueiras, Mónica (in print). *Palabras de Orientales: textos orales del Uruguay, parte I castellano*. Kiel: Westensee-Verlag.

Thun, Harald & Steffen, Joachim & Steffen, Martina & Frank-Kersch, Dorotea (in print). *Palabras de Orientales: textos orales del Uruguay, parte II português*. Kiel: Westensee-Verlag.

Translations

(1)
J: *All of these were things, all of these were things of yore, when there were no doctors, now I take you to the doctor's and he shoots you an antibiotic, he gives-, and soon you are better, but before that didn't exist, in the countryside there were no doctors nor anything else, only potion mixers.*

(2)
E2: *Could you say that you are a curandera [= healer] or is a curandera something else?*
B: *I wouldn't say curandera*
E2: *No? What is a curandera?*
B: *These are things that you learn when you have children and work in the countryside, you know? In the countryside you are far away from the doctor and from everything*
E: *Sure*
B: *That is why I picked it up*
E2: *And curanderas know a lot more, or what is the difference?*
B: *Ah yes! Curanderas are curanderas*
E2: *They are*
B: *They know what I know but they are real curanderas, people activate them*
E2: *Ah!*
B: *For one thing or another, see?*
E: *Ah! But they know more or less the same things as you do, they do the same things you do?*
B: *If it is for children, yes*
E: *For curing, yes?*
B: *Me, for example, I don't understand anything about porquería [= filthy stuff], see?*
E: *What do you mean, porquería? What is that?*
B: *Witchcraft, let's say*
E: *Ah! And a curandera does, does she?*
B: *Yes, yes there are curanderas, sure, there are curanderas for those kinds of things, for example, sometimes someone falls sick and they are brought to the doctor's and they are*

auscultated and they do not know what he has and it is some kind of filthy spell that has been cast upon them
E: *mh*
B: *They go to a curandero and he or she is cured, mh*

(3)
[...] *they give them the evil eye because they are infatuated with the child, for example, you see a child and you like it and play with it, or even the child's own parents, when the children are asleep, and they just talk to them and look at them, and that's when they give them the evil eye, and be careful with the evil eye because the doctors don't understand it, what I do when my daughters come in from the fields and they are sick in the stomach and I note that something has befallen them, I charm them and I'll tell you, say that to anyone, to any doctor, I know them all, I charmed them for this, because to me it is about this, but if you bring them to a doctor and they'll tell me that everything is alright*

(4)
E: *And sometimes even the doctor will send a patient to the curandera, won't he?*
W: *Yes, if he sees that it is not for him, yes*
R: *Ah, yes they do send them*
E2: *And the doctor probably knows why, doesn't he?*
E: *The culebrilla [= herpes zoster], for example*
W: *Sure, for that they will send you*
R: *Yes, from that they will cure you, see?*
W: *The doctors won't cure it*

(5)
J: *But, here in Durazno, no, there was a case here but they brought him to Paso de los Toros where there was a Brazilian, that curandero was really good, he cured, there was an old man there who tended to the football lottery, and there was a black man there who had fallen ill, he worked for OSE, they brought him to the hospital, he was out of luck, he was dying, and the doctors couldn't figure out what he had, he told me that a doctor said to him in the hospital: "Do you want me to bring you to a curandero?", he said: "I'll bring you to Paso de los Toros, there is a very good curandero there", he said, well, "Yes", the man said, he worked for OSE over there, and he said "Yes, sure, let's go", he went to the curandero and the curandero saw him and said: "Yes, I will cure you", well, he did some things to him, he gave him some remedies to drink, some potions, whatever, and said: "Well, you can go and stop worrying, tomorrow at one o'clock at night" he said, "you will stink from your body but you yourself won't notice the stench you will emit, it is unbearable, but you will be cured", the old man went to see him at one o'clock and he says that there was a stench coming from the body that not even he could tolerate, but he was cured, until this day, the old man who had taken him to the curandero died a few years back because he was an old man, but the black man lives to this date, he's retired now*
O: *I'm not sure whether he's retired*
J: *Healthy, and the doctors could not figure out what he had*
O: *They couldn't even move his stomach, because he wasn't moving his stomach, sometimes–*

J: *It seems that it was an obstruction that he had inside that could not be moved by anything, and the curandero with his potions, the nonsense that he gave him*
E: *Cured him with that*
J: *With that he cured him*

(6)
E: *And where did you learn it?*
B: *A neighbor taught me*
E: *Ah*
B: *An old lady*
E: *And now you are going to teach one of your daughters?*
B: *Yes, well no, that is something you have to keep to yourself, I'm telling you because you're not from here and of course you want to learn*

(7)
H: *Because the moment that I teach others*
C: *My daughters have asked to be taught–*
E: *–Ah, yes*
H: *I will have to give up the practice*
E: *Ah... sure*
H: *When I teach somebody else I will have to give it up*
C: *We have another daughter who wants to be taught but he won't allow it*
E: *Ah, sure*
H: *Eh, as I have many people*
E: *Ah, yes*
H: *who already have faith in me... who come to me and bring me their children and...*
E: *Ah, yes*
H: *elderly people to charm, I can't simply leave*
E: *No, of course, yes*
H: *And me teaching you, I don't even teach my children because if I teach them, I have taught him, he has to go on and I can't go on*
E: *Yes, yes, are you going to pass on this knowledge to only one of your children... or to several of them?*
C: *No*
H: *No... I think that at the moment that I leave it I can teach two of my children*

(8)
E: *Yes, yes, and that is a power that has come upon you?–*
C: *It is from God*
E: *From, from your mother?*
C: *No, from God*
H: *No, she taught me–*
C: *–Because he didn't know*
H: *Some benceduras [= charms]*
E: *Ah, yes, mh*

H: *But God has taught me others*
E: *Ah, yes*
H: *Because nobody showed me anymore, she only showed me two benceduras*
E: *Mh*
H: *The bencedura of the air, you sometimes catch an air draught*
E: *Ah, yes*
H: *You take off your clothes when your body is hot, and you catch a blow of air on your back*
E: *Ah, yes, sure*
H: *No?*
E: *Mh*
H: *So that one she taught me*
E: *Yes*
H: *But God showed me these others because nobody else taught me*
E: *Ah, yes*
H: *And God gave me this, this power, others*
E: *Yes*
H: *So in order to charm I*
E: *Yes*
H: *I first pray to God*
E: *Yes*
H: *And beg for power from him*

(9)
E: *Ah! And those are things you don't know?*
B: *No! And I don't even want to know*
E2: *But there is no difference between–*
B: *But I think, I think there is, I believe*
E: *Mh, mh*
B: *There is a very big difference*
E2: *Mh*
B: *To cure a child or to cure a malicious spell, there is a big difference, eh?*
E2: *But for witchcraft, is it not the witches that do witchcraft?*
B: *They are the same witches*
E2: *Is a curandera the same as a witch?*
B: *Sometimes they are, because you either pay them to cure a person or you pay them to kill a person*
E2: *Are there any here?*
I: *There are*
E2: *Curanderas and witches?*
B: *There are, yes*

(10)
R: *There are good and evil*
E: *Aha*

R: *Because you go and let yourself be charmed when you have herpes, and she will cure you, but if you go on and gossip she might give you a double, do you understand what I'm trying to say? There are curanderas and curanderas*

(11)

L: *I'm laughing because they are going to say over there that you were in the house of a witch*
E: *No! But, eh? Is there a difference between a lady that cures like you and a witch?*
L: *There is, of course, because it's the sorcerer who does evil, on the contrary*
E: *Gualichos [= an evil spirit from Mapuche mythology]*
L: *Sure, and it is something he does for money*
E2: *Ah, that's why*
E: *And you, you don't take money?*
L: *No, no, no, on the contrary, if they paid me for something like this I wouldn't accept it because I wish the person to be cured and if I can teach a person, see? I'm telling you these things confidentially, but I couldn't tell them to another person because the first thing he or she would say would be: "She's a witch", it's the first word that comes out, although, in reality, it is something good that one is doing*

(12)

I: *[Are there] also witches?*
B: *There are, yes*
E: *How?*
B: *How could there be no witches?*
I: *They go and buy a book and already they know*
B: *How could there not be [witches], they go to the other side [of the border] and buy books and they know everything, because over there they sell their books*
E: *Aha! In Brazil*

(13)

E: *What kind of sympathies? Do you remember a specific one used to cure?*
I: *Sure, the problem is that the curandera that charms you, doesn't say the charms aloud*
R: *Ah, no [-?-]*
W: *You'll never make out what she says because you can't hear it properly*

(14)

E2: *What words does the person speak?*
M: *Ah! That I don't know because only she knows, see?*
E: *Does she speak them in Spanish or Portuguese?*
M: *Ah, in Brazilian, I believe*
E: *You believe in Brazilian?*
M: *Yes*
E2: *Does she speak them in a low voice?*
M: *Very softly, only to herself she speaks them*

(15)
E2: *And what are those words?*
G: *Ah!, I don't know, somebody is, mhmhmh*
E2: *Mh*
E: *But you don't remember the words?*
G: *Yes, but they are, wait!*
E: *But they are secret*
G: *Sure! I won't tell them you, I don't know, they are not spoken simply like that*
G: *No*
E: *Only when they are done*
G: *Only when a person is in need of them*

(16)
E: *What do you do about evil eye?*
B: *Well, the evil eye I diagnose with the fingers*
E: *Mh*
B: *Or otherwise with pieces of coal, see?*
E: *How?*
B: *For example, with pieces of coal you pick up an ember and a glass of water, then you speak the charm over the glass of water and if the piece of coal sinks to the bottom the person has evil eye*
I: *Ah yes, I have seen that*
B: *And sometimes it breaks in half when the person has a very bad case of evil eye*
E: *Aha*
E2: *And what if the piece of coal floats?*
B: *If it floats, the person doesn't have evil eye*
E2: *Ah, no*
B: *It's not evil eye*
E: *Mh*
E: *And do you have to say a bencedura [= charm] while you do that with the coal?*
B: *Ah, yes*
E: *What do you say? What is the charm?*
B: *Well, I will apply it to her*
E: *Alright*
B: *If she has evil eye, she will yet be cured* [laughter], *for example, her name is Iris*
E: *Yes*
B: *Well, I will call her Ramona*
E: *Yes*
B: *I say to her: "Ramona, your mother has born you, your mother has licked you, and God will bring you up, if you have some kind of rupture I will cure it, in the name of the Father, the Son, and the Holy Spirit, Amen", and with that I throw the piece of coal into the water and do this*
E: *You throw it back*
B: *If I do not charm, if I don't charm with water*

I: *If it is done with coal, no*
B: *If I don't charm with coal I throw it back with my hand like this, right? I do this three times, see?*
E: *Three times in a row or three times on the same day?*
B: *During the same charm I do it three times, three times a day*
E: *Aha, aha*
E2: *And with your right hand you make*
E: *the sign of the cross*
E2: *the sign of the cross*
B: *Sure, I cross myself and say to her: "In the name of the Father, the Son, and the Holy Spirit, Amen", I cross myself*

(17)

Doña Bernardina	Doña Lucía
Food badly eaten	*Water badly drunk*
water badly drunk	*a bite badly eaten*
food undecided	
or wind gone astray	
don't cut me with a knife	*is not cut by knife*
nor with a cutting blade	*nor thing to cut*
I will cut you with the holy	*it is cut with the words*
words from God	*of the Holy Trinity*
and the Holy Spirit, Amen.	

(18)
J: *[…] there was a foal and it was very rambunctious, very wild, we had castrated it and it had been befallen by vermin, and I said if we have to knock this animal over each day in order to cure it we will harm it even more, and there came a friend, an acquaintance of mine and told me: "I will give you a sympathy", he said, "I guarantee you that you cure it with that", "Well", I said "Yes", and he said: "But I will tell your wife because you don't stop [= you are hardly ever around]", because it was when I worked in the police force and I was often gone to detachment, he said: "And she is always at home, and she will do this twice a day", he said, "once in the morning and again in the afternoon", he said, "and within two days it will be cured", he said, "look at the animal and count: seven, five, three, one, let the worms fall off you until there is none left", nothing else, "do this twice a day", he said-*
O: *Yes, but, with a little grass, but I did it with, half of a bunch of grass, I counted to him, from back to front*
J: *And it was cured, within three or four days it was healthy again*
O: *Or from front to back, that is*
E: *How from front to back?*
O: *Sure, yes*
J: *Yes, counting from seven to one and you count, always skipping the even numbers, "seven, three, five, one, let the worms fall off you until there is none left"*
E: *And was it cured?*

J: *It was cured*

O: *It was cured, yes*

J: *It was cured, in three, four days it was healthy again*

O: *And that was in February, imagine that, in the burning sun when the flies are working terribly*

J: *And he said to me, he said: You know that I worked on a farm", he said, "and there was a really evil bull", he said,"and it had been befallen by vermin, and how was I supposed to grab the bull!", he said, "Someone taught me this sympathy, I applied it to the bull and I cured it, he said"*

Luca Melchior

Über Läuse und Stillberatung – die Implementierung des Friaulischen im Bereich Medizin und Gesundheit

1. Einleitung

Seit der gesetzlichen Anerkennung als offizielle Sprache der Region Friaul-Julisch Venetien (Regionalgesetz 15/1996) und als Sprache einer historischen Sprachminderheit Italiens (Nationalgesetz 482/1999) erlebt das Friaulische einen intensiven und extensiven Ausbau (vgl. Koch 1988: 344), der von institutionellen Trägern, wie z. B. der Agjenzie Regjonâl pe Lenghe Furlane (ARLeF) und dem Centri Interdipartimentâl di Ricercje su la Lenghe dal Friûl (CIRF), und durch einzelne AkteurInnen vorangetrieben wird. Aufgrund seiner Nähe zu den BürgerInnen und seiner Bedeutung für die BürgerInnen ist das Gesundheitswesen für sprachpolitische Interventionen prädestiniert und eine Domäne, in der der Ausbauprozess besonders sichtbar ist. Es lassen sich zwei Hauptgebiete sprachpolitischer Tätigkeit feststellen, die als innengerichtet, also vordergründig für das medizinische Personal bestimmt, zu bezeichnen sind: die Produktion von Konversationsführern bzw. Fachglossaren und die Implementierung des Gebrauchs im medizinischen Wissenschaftsdiskurs. Als außengerichtet sind dagegen Maßnahmen zu fassen, die auf die Sichtbarmachung der Sprache in der Öffentlichkeit abzielen. Im vorliegenden Beitrag sollen einige konkrete Beispiele dieser Maßnahmen analysiert werden.[1]

2. Innengerichtete Maßnahmen

2.1 Fachglossare und Konversationsführer

Der 2006 erschienene Konversationsführer bzw. das Fachglossar *La lenghe furlane par i miedis* (Di Benedetto/Fabbro/Marin 2006), das nicht wie andere zeitgleich erschienene Glossare vom CIRF (vgl. Melchior 2012a: 166–167, FN 22; 2014: 575–576), sondern von der ASS4 Medio Friuli herausgegeben wurde, ist ein interessantes Beispiel schriftsprachlicher Produktion, die auf den mündlichen

---

1 Die Analyse beschränkt sich auf die Maßnahmen, die bis Anfang 2013 erfolgt waren, über die mir Daten vorliegen.

Gebrauch gerichtet ist (obwohl die darin verwendete Sprache, die sogenannte *coinè*, eine rein schriftliche ist, vgl. Melchior 2012b: 210–211; 2014). In das Werk haben – so die Präambel (vgl. Di Benedetto 2006: 5) – viele ÄrztInnen ihre Erfahrung einfließen lassen. Die Publikation ist explizit an nicht-friaulischsprachige ÄrztInnen gerichtet, die Friaulisch sprechen bzw. verstehen sollten, um Nähe zu den PatientInnen zu schaffen. Dafür ist, so die Autoren, eine geregelte Sprache nötig:

> Fevelâ par furlan intal ambient sanitari nol vûl dî disi strambolots. Bisugne dâsi un minim di regulis. Parcè che il mont sientific intes sôs proceduris al è un mont ordenât. Duncje chest libri di introduzion a la lenghe furlane par miedis al raprresente une prime propueste ordenade pe utilizazion dal furlan intai ospedai (Fabbro 2006: 7–8).

Im ersten Teil des Buchs finden sich, sortiert nach medizinischem Fach, Muster zu PatientInnengesprächen auf Friaulisch und Englisch. Ausgangsbasis ist ein (nicht erwähnter) italienischer Text. Lexikalisch wurden teils emblematische Elemente (z. B. *spagnolets* ‚Zigaretten' statt des dem Italienisch nahen *sigarets* auf Seite 18), teils aus dem Italienischen übersetzte Fachbegriffe wie *sostancis stupefacentis* ausgewählt. Neologismen sind morphologisch angepasst, auch wenn sie so wie z. B. in *riscli* ‚Risiko' (Seite 18) von den sprechsprachlichen, zwar ebenfalls, aber auf anderer Art und Weise adaptierten Volksentlehnungen (in diesem Fall: *riscjo*) abweichen. Bei Entlehnungen ist das Werk morphologisch und graphisch inkonsistent, wie z. B. bei *marjuane* (Seite 18), welches zwar an das friaulische Femininum angepasst, aber mit dem der friaulischen Graphie unbekannten <j> geschrieben wird.[2] Den zweiten Teil des Werks bildet das italienisch-friaulisch-englische *Dizionari des peraulis*, das friaulische Neuschöpfungen, vor allem Übertragungen aus dem Italienischen, aufführt – mit wenigen Ausnahmen wie *anamnesi – storie dal pazient, de famee, angiografia polmonare – angjigrafie dai polmons*, mit präpositionalem Anschluss statt des relationalen Adjektivs, selten im Friaulischen, oder *ampiezza – amplitudin*, mit Verzicht auf den Italianismus *amplece* (Seite 137).[3]

2.2. Der wissenschaftliche Diskurs

Mit dem friaulisch-englischen *Gjornâl Furlan des Siencis/Friulian Journal of Science* (*GFS*) bietet die Societât Sientifiche e Tecnologjiche Furlane die Möglich-

---

2   Fraglich bleibt auch die Aufnahme von Einträgen wie *ecstasy* (Seite 142), *popper* (Seite 148) usw.
3   Das Glossar baut auf dem sprachschöpferisch-normativen Wörterbuch von Nazzi (2003) auf. Die Einträge sind an die in Nazzi nicht verwendete offizielle Graphie mittels automatischer Rechtschreibprüfung angepasst worden.

keit, den wissenschaftlichen Diskurs bilingual Friaulisch/Englisch zu führen. Die Zeitschrift, deren *impact* sowohl in der lokalen als auch in der nationalen und internationalen wissenschaftlichen Community zumindest momentan noch äußerst limitiert zu sein scheint, soll als Plattform für die Schaffung einer friaulischen Wissenschaftsterminologie dazu dienen, die Herausbildung einer friaulischen wissenschaftlichen Prosa und so die Abdeckung des Bereichs „FxN" des Kloss'schen Schemas (vgl. Kloss ²1978: 48) zu ermöglichen:

> Par podê doprâ il furlan intai laboratoris e soredut par insegnâ lis siencis al coventave un gjornâl sientific dulâ che oltri ai risultâts des ricercjis si podès scomençâ a fâ jentrâ inte lenghe furlane, come che za al sucêt pal todesc, francês, spagnûl, e v.i., lis gnovis peraulis che ogni dì si inventin intes siencis.
> Vê un Gjornâl des Siencis par furlan al è un segnâl de vitalitât de marilenghe par tancj sienziâts e tecnics che a vivin, a lavorin e soredut a pensin par furlan. (Morassi [s. a.])

In den sechzehn bisher erschienenen Ausgaben finden sich nur wenige Beiträge aus dem Medizinbereich: zwei Rezensionen und drei Originalbeiträge, einer davon in friaulischer und englischer Fassung, die anderen nur auf Friaulisch. Das könnte zwar auf Originalfassungen hindeuten, die Texte sind jedoch syntaktisch so eng am Italienischen angelehnt, dass sie eine Erstfassung in dieser Sprache und eine Übersetzung ins Friaulische vermuten lassen:

(1) *Scuasit ducj (85%) i emofiliacs no an il fatôr VIII, a chei altris i mancje il fatôr V. In assence di chescj, ancje un piçul sburt al pues causionâ une emoragjie interne cun consecuencis tremendis* (Locci 2008: 141–142)

In (1) dient die PP *In assence di chescj* als Adjunkt wie im Italienischen *in assenza di questi*, obwohl im Friaulischen hiefür eine explizite propositionale Konstruktion wie *se a mancjin chescj* o. ä. zu erwarten wäre.

(2) *Si fevele simpri plui di riscli coronaric complessîf, metint adun i fatôrs di riscli cognossûts, come il fum, il diabet, il colesterûl masse alt, il sore pês e la sedentarietât* (Tuniz/Petri/Piani 2005: 139)

In (2) scheint die Verwendung infiniter Formen (Gerundium und Partizip Perfekt), die typisch für literate Strukturen (vgl. Maas 2010: 25–36) sind, direkt aus dem Italienischen übertragen zu sein. Neben dem Italienischen dient auch das Englische als Muster für die Wissenschaftsprosa. Beim Vergleich zwischen (3a) und (3b) zeigen sich kaum Unterschiede:

(3a) *I malâts cun crisis psicomotoriis a tindin a vê il stes gjenar di aure, cun piçulis variazions. La eletrostimolazion cerebrâl intes operazions neurochirugjichis par gjavâ vie il fogolâr epiletic al prodûs intai pazients lis stessis esperiencis psicologjichis tipichis de lôr aure.* (Fari 2003: 33)

(3b) *Patients with psychomotor seizures generally tend to show the same aura, with limited variations. Cerebral stimulation during neurosurgery for removal of the epileptic focus tends to recreate in these patients the psychological experiences typical of aura (Halgren 1982).* (Fari 2003: 53)

Es kann hier nicht beantwortet werden, ob es sich dabei um Übersetzungen oder Originaltexte handelt, eine Übersetzungsphase verwundert jedoch nicht. Ausbau erfolgt immer in Kontaktszenarien, in denen Zwei- bzw. Mehrsprachigkeit (vgl. Maas 2008: 24, 40) herrschen und weiter ausgebaute Schrifttraditionen als Modell dienen (vgl. Kabatek 1994: 181). Auch in diesem Fall werden eigene Diskurstraditionen durch Übernahme fremder Muster herausgebildet, da, wie dies auch beim Ausbau großer romanischer Sprachen geschehen ist, „alles Notwendige in der Nachbarsprache schon vorhanden ist und von dort übernommen werden kann" (Kabatek 2005: 269).

3. Außengerichtete Maßnahmen: Der Beitrag der Aziende per i Servizi Sanitari (ASS)

Ein Großteil der friaulischen Schriftproduktion im Bereich Medizin und Gesundheit – vor allem informative Plakate und Broschüren – wird durch die örtlichen Aziende per i Servizi Sanitari (ASS)[4] zur Verfügung gestellt. Von den 2013 sechs aktiven ASS der Region Friaul Julisch Venetien beteiligten sich jedoch nur die drei der Provinz Udine (mit Sitz in Gemona, Udine und Palmanova) an diesem Prozess. Die ASS1 (Triestina) befand sich im nicht friaulischsprachigen Teil der Region, während die ASS2 Isontina[5] und die ASS6 Friuli Occidentale[6] sich in schwächer friaulischsprachigen Gebieten im östlichen respektive westlichen Teil der Region befanden; da sie an diesem Prozess nicht teilnahmen, sind Teile friaulischsprachiger Bevölkerung davon ausgeschlossen.

---

4 Dabei handelt es sich um Sanitätsbetriebe, denen Krankenhäuser, Gesundheits- und medizinische Einrichtungen sowie soziale Ämter in einem bestimmten Gebiet unterstehen.
5 Nach der 2014 beschlossenen und mit 01.01.2015 in Kraft getretenen Reform im Bereich des Gesundheitswesens der Region Friaul Julisch Venetien wurden die ehemalige ASS2 Isontina und die ASS5 Bassa Friulana in die neue ASS2 Bassa Friulana – Isontina zusammengeführt. Damit ist die neue ASS2 auch für die friaulischsprachigen Gebiete der ehemaligen ASS5 zuständig.
6 Heute ASS5 Friuli Occidentale.

Die ASS3 Alto Friuli[7] zeichnete sich dadurch aus, dass ihre Schriftproduktion viersprachig (italienisch-friaulisch-deutsch-slowenisch) bzw. fünfsprachig (mit englischem Text) ist und sich an alle anerkannten Sprachgemeinschaften der Region richtet.[8] Neben kleineren Broschüren bzw. Flyers zur Risikoprävention, die häufig an Kinder gerichtet waren,[9] und dem hauseigenen Blatt *InForma*, das zweimal jährlich Schwerpunktinformationen zu unterschiedlichen Vorsorge- und Gesundheitsthemen viersprachig anbot, zeichnete sich die Textproduktion durch umfangreiche Texte aus, wie die fast 190 Seiten starke *Carta dei Servizi*, in welcher Dienste, Leistungen, Adressen und Öffnungszeiten relevanter Einrichtungen des Gesundheitsbetriebes detailliert vorgestellt wurden. Selten waren zweisprachige Publikationen wie z. B. das Handbuch zum Umgang mit Medikamenten *Le medicine in casa/Lis medisinis in cjase*, welches *un strument facil di lei e consultâ* (*Medisinis*: 1) sein sollte. Die Broschüren wurden in hoher Auflage produziert (10.000 Exemplare für etwa 76.500 EinwohnerInnen im Einzugsbereich) und engmaschig verteilt. Sie wurden in den Gesundheitsinstitutionen, aber auch in Gemeindeämtern, Vereinen, Apotheken, Schulen und ggf. in einzelnen Geschäften des Zuständigkeitsgebiets verteilt: Das erreichbare Publikum war damit groß. Es bleibt jedoch fraglich, ob die Rezeption der Informationen auf Friaulisch (bzw. in einer anderen Minderheitensprache oder auf Englisch) erfolgte, oder ob sie durch die italienischen Texte geschieht: Die Materialien sind mindestens zweisprachig und der italienische Text geht den anderen immer voraus. Die friaulische Fassung ist jeweils eine ziemlich getreue Übersetzung davon und in ihrer syntaktischen Struktur am Original orientiert. Kenntnisse der Schriftsprache Friaulisch, die von den nordfriaulischen Varietäten teils abweicht, sind nur bei einem kleinen Teil der Bevölkerung gegeben. Ein Ziel der Publikationen scheint daher vielmehr zu sein, auf die Verwendungsmöglichkeiten der Minderheitensprachen aufmerksam zu machen.

---

7   Die neue ASS3 Alto Friuli-Collinare-Medio Friuli ist auch für die stark friaulischsprachigen Gebiete des friaulischen Hügellands und des Mittelfriauls zuständig. Diese – anders als die traditionellen Gebiete der ASS3 im Nordfriaul – sind sprachlich durch größere Ähnlichkeit zur friaulischen Schriftsprache gekennzeichnet.
8   Damit können laut Olga Passere, der ich für die Information danke, auch die durch das Nationalgesetz 38/2001 zum Schutz der slowenischsprachigen Minderheiten bereitgestellten Mittel ausgeschöpft werden. Danke an Luciano Lister für die Bereitstellung der Materialien. Eine erste Bilanz der Öffentlichkeitsarbeit auf Friaulisch der damaligen ASS3 ist in De Luca (2006) zu finden.
9   Teilweise werden diese in Zusammenarbeit mit Schulämtern verfasst, so etwa die fünfsprachige Gesundheitsfibel Candusso/Piutti/Zappetti [s.a.].

Anders stellte sich die Produktion der ASS4 Medio Friuli[10] dar, deren einsprachig friaulische Materialien vor allem die Themen Vorsorge und Risikoprävention betrafen.[11] Sicherlich existierte eine italienische Fassung, die höchstwahrscheinlich den Ausgangstext darstellte, der Verzicht auf Zweisprachigkeit verleiht dem Friaulischen jedoch Autonomie gegenüber dem Italienischen: Der Text ist da, um gelesen zu werden. Einen Schwerpunkt stellten Materialien für junge Familien und Kinder, wie die Reihe *Conseis par parà il to frutin dai incidents in cjase*, dar, die in kurzen Sätzen – meist im Imperativ – praktische Hinweise für Eltern zum Umgang mit Babys und Kindern bot. Ein junges Publikum wurde auch mit Comics angesprochen, wie z. B. in der Broschüre zum Thema Läuse, die in Zusammenarbeit mit Kindern einer Grundschule aus dem Italienischen übersetzt wurde. Deren einfacher Text besteht aus kurzen Sätzen besteht, und gängige Italianismen werden weniger bekannten friaulischen Synonymen vorgezogen (vgl. Abb. 1 *farmacist* statt *speziâr*).[12]

Abbildung 1 (Pedoli: 10)

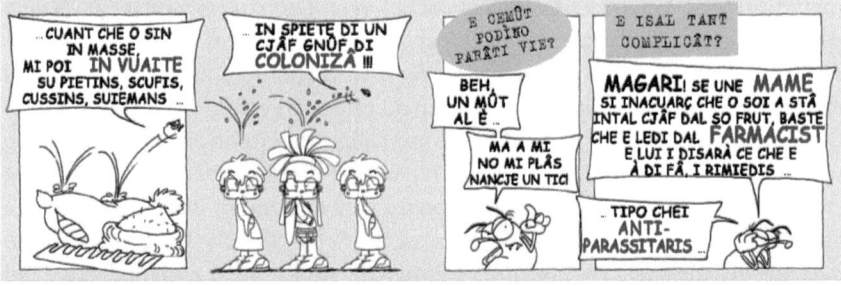

Die ASS4 richtete sich an jene junge Generation, die in der Familie weniger mit der Sprache in Berührung gekommen ist, teilweise aber selbst Friaulischunterricht in Schule bzw. Universität genossen hat und daher positiver gegenüber der

---

10 Nach der 2015 in Kraft getretenen Reform umfasst die neue ASS4 Friuli Centrale nur einen Teil des Zuständigkeitsgebietes der ehemaligen ASS4 Medio Friuli; das friaulische Hügelland sowie das Mittelfriaul, die stark friaulischsprachig sind, befinden sich heute im Zuständigkeitsgebiet der neuen ASS3 Alto Friuli-Collinare-Medio Friuli (vgl. Fußnote 7).

11 Italienisch-friaulisch-slowenisch ist die interaktive Broschüre zu Arbeitsunfällen *Sicurezza nel mondo del lavoro*: http://www.ass4.sanita.fvg.it/ass4/friul/ocijo/Ocjo_pc.exe (18.3.2013). Ich danke Antonio De Toni von der damaligen ASS4 Medio Friuli für seine themarelevanten Hinweise.

12 Die Übersetzung der italienischen Vorlage ist als Schulprojekt erfolgt.

Standardsprache eingestellt ist, die sie auch lesen kann, um die für sie wichtige Informationen zu rezipieren.

Die ehemalige ASS5 Bassa Friulana,[13] Teile deren Zuständigkeitsgebiets dem Druck des Venedischen bzw. des Italienischen ausgesetzt und daher friaulischschwächer sind, hatte eine Zwischenposition zwischen den beiden bereits vorgestellten und wählte die Zweisprachigkeit. Friulischer und italienischer Text standen aber nicht neben- bzw. hintereinander, sondern bildeten jeweils eine Hälfte der wendbaren Broschüren. Die Produktion von Broschüren war vielfältig:[14] Sie reichte thematisch von Stillberatung und Diabetesprävention bis hin zu Rauchabhängigkeitsbekämpfung, Blutspende, Stomie usw. Das angesprochene Publikum ist groß. Die friaulischen Texte richten sich nach den italienischen, weisen aber teilweise originelle Züge auf:

(4a) *La ativitât dal centri, su la fonde de normative regjonâl, e previôt che il pazient diabetic al puedi jessi visitât cence la domande dal miedi di midisine gjenerâl* (Centri: 2)

(4b) *L'attività del centro, sulla base della normativa regionale, prevede che il paziente diabetico possa essere visitato direttamente senza la richiesta del medico di medicina generale* (Centro: 2)

(5a) *Si à di imparâ a cognossi il frut che o vin tal braç, i siei timps, lis sôs dibisugnis: cualchidun al è plui golôs, cualchidun altri plui pegri o plui mateot. Cussì ogni frut al à i siei timps e lis sôs oris.* (Gotis: 2)

(5b) *Bisogna imparare a conoscere il bambino che abbiamo tra le braccia, i suoi ritmi, le sue esigenze: alcuni sono più voraci, altri più pigri o giocherelloni. Ogni bambino avrà quindi i suoi tempi e i suoi orari.* (Sorsi: 2)

Mit dem Einsatz der *gnognosauros*, Kindern aus dem Friaulischunterricht bekannten Comic-Figuren (vgl. Abb. 2), zielte auch die ASS5 auf jüngeres Publikum ab. Interessant ist, dass bei der zweisprachigen Publikation das Italienische kleiner und am Seitenrand abgedruckt ist. Es diente nur als Verständnisstütze, die Mitteilung erfolgte aber auf Friaulisch.

---

13 Die ASS5 Bassa Friulana wurde mit Inkrafttreten der Reform im regionalen Gesundheitswesen mit der damaligen ASS2 Isontina zur neuen ASS2 Bassa Friulana – Isontina zusammengeführt (vgl. oben Fußnote 5). Die neue ASS2 ist damit für weite Gebiete zuständig, in denen das Friaulische in starker Konkurrenz mit dem Venedischen steht und für die eine fortschreitende Italianisierung feststellbar ist.

14 Ich danke Paola Virgolin und Silla Stel der ASS5 für die Materialien. Eine erste Bilanz der Öffentlichkeitsarbeit dieser ASS auf Friaulisch liegt in Stel (2011) vor.

Abbildung 2 (Gnogno: 6)

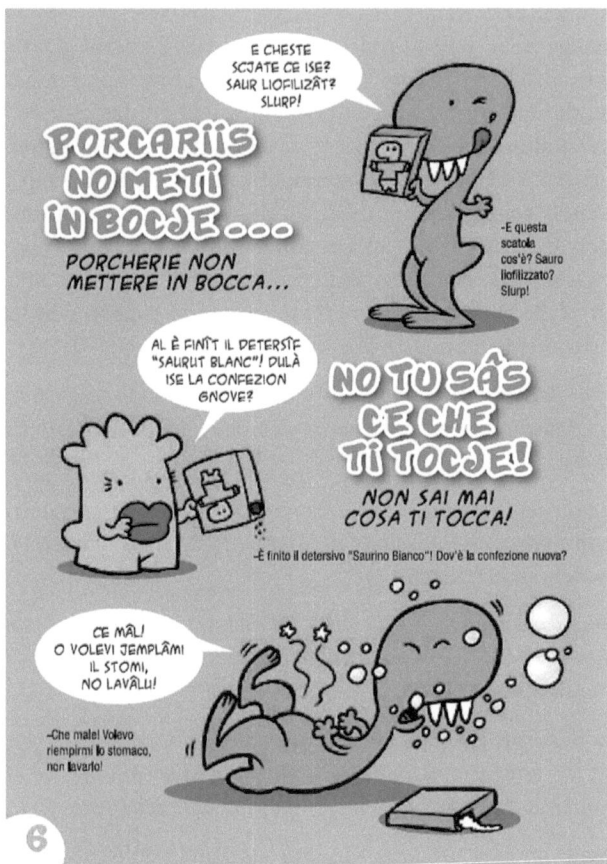

4. Abschließende Überlegungen

In einem Artikel in der Zeitschrift *Sot la Nape* rechtfertigte Silla Stel, zuständig für die Projekte der ehemaligen ASS5, den Einsatz des Friaulischen im Gesundheitswesen damit, dass die Muttersprache von besonderer Bedeutung sei, um die Kommunikation zwischen ÄrztInnen und PatientInnen zu verbessern, da sie einen direkten Zugang ermögliche und einen Mehrwert darstelle (vgl. Stel 2011: 49). Ob diese Begründungen haltbar sind, ist fraglich: Die friaulische Standardsprache wird nicht als Muttersprache erlernt, ihr Schriftbild ist den meisten SprecherInnen nicht vertraut (vgl. Melchior 2006: 13). In Wirklichkeit haben diese

Maßnahmen zum Ziel, die Sichtbarkeit des Friaulischen in der Öffentlichkeit zu erhöhen, die Minderheitensprachen als gleichwertig mit dem Italienischen und die Mehrsprachigkeit der Region als einen Wert an sich darzustellen (vgl. dazu Colle 2006, Stolfo 2006 und Toffoli 2006). Vor allem bezwecken sie aber den extensiven Ausbau des Friaulischen zu einer Kultursprache. Um diesen voranzutreiben, ist ein intensiver Ausbau der sprachlichen Ressourcen notwendig. Bei diesem – wie auch den vorgestellten Beispielen zu entnehmen war – zeigen sich Charakteristika, die Radatz (2012: 124) als prototypisch für Emblemsprachen hält: Der Prozess wird (zumindest teilweise) von NeosprecherInnen vorangetrieben, jungen AkademikerInnen mit tendenziell puristischer Haltung in Wortschatzfragen, Schriftorientierung und einer stark von einer Nationalsprache beeinflussten Syntax. Ob die unternommenen Maßnahmen jedoch wirken werden und der hier beschriebene Prozess bei der Etablierung eigener Diskurstraditionen und Ausweitung der Anwendungsgebiete Erfolg haben wird, bleibt derzeit eine offene Frage.[15]

5. Primärtexte

ASS4 „Medio Friuli" (Hrsg.) [s.a.]. *Conseis par parâ il to frutin dai incidents in cjase*. Vier pdf-Broschüren im .zip-Paket, [online] http://www.ass4.sanita.fvg. it/ass4/friul/allegati/Conseis%20par%20par%C3%A2%20il%20to%20 frutin%20dai%20incidents%20in%20cjase.zip (30.7.2012).

Candusso, Patrizia/Piutti, Luigina/Zappetti, Marzia [s.a.]. *Bambini... all'attacco!/ Fruts... al atac/Kinder... zum Angriff/Otroci... v napad!/Children... one two three, go!.* [s.l.]: ASS3 „Alto Friuli"/Direzione Didattica di Gemona del Friuli

Carta dei Servizi = ASS3 „Alto Friuli" (Hrsg.) [s.a.]. *Carta dei Servizi/Listino Sluzbe/Cjarte dai Servizis/Karte Dienstleistungen.* [online] http://www.ass3.sanita. fvg.it/pls/ass3doc/docs/F21428/Volume+carta+servizi-3.pdf (30.7.2012).

Centri/Centro = ASS5 „Bassa Friulana" (Hrsg.) [s.a.]. *Centri diabetologjic/Centro diabetologico.* [s.l.]: [s.e.].

Di Benedetto, Paolo (2006). „Preambul", in: Di Benedetto, Paolo/Fabbro, Franco/ Marin, Dario (2006), 5.

---

15 Ebenfalls fraglich ist, ob und in welcher Form solche Maßnahmen von den nach der angesprochenen Reform im Gesundheitswesen territorial neu strukturierten ASS fortgeführt werden. Diese Frage stellt sich insbesondere für die Gebiete der ehemaligen ASS5 Bassa Friulana, die sich nun im Zuständigkeitsgebiet der neuen ASS2 Bassa Friulana – Isontina befinden (vgl. oben Fußnoten 5 und 13).

Di Benedetto, Paolo/Fabbro, Franco/Marin, Dario (2006). *La lenghe furlane par i miedis*. Udine: ASS4 „Medio Friuli".

Fari, Franc [=Franco Fabbro] (2003). „Epilessie e creativitât leterarie in Fyodor M. Dostoevskij." *GFS* 3. 31–49 [englische Fassung: „Epilepsy and Literary creativeness: Fyodor M. Dostoevsky", *GFS* 3, 51–67].

Fabbro, Franco (2006). „Prefazion", in: Di Benedetto, Paolo/Fabbro, Franco/Marin, Dario (2006), 7–8.

Gnogno = ASS5 „Bassa Friulana" (Hrsg.) [s.a.]. *No sta a fâ il gnogno!/Non essere tonto!* [s.l.]: [s.e.].

Gotis/Sorsi = ASS5 „Bassa Friulana" (Hrsg.) [s.a.]. *Gotis di vite/Sorsi di vita*. [s.l.]: [s.e.].

Locci, Romano (2008). „[Rezension zu:] Irwin W. Sherman. *Twelve Diseaeses that Changed our World*. ASM Press, Washington, 2007." *GFS* 9, 141–147.

Medisinis = ASS3 „Alto Friuli" (Hrsg.) (2005/2006). *Le medicine in casa/lis medisinis in cjase*. [s.l.]: [s.e.].

Morassi, Antonino [s.a.]. *Presentazion*. [online] http://www.siencis-par-furlan.net/gfs/presentazion (04.09.2015).

Pedoli = ASS4 „Medio Friuli" (Hrsg.). *Il pedoli pentît. Interviste cul vampîr*. [online] http://www.ass4.sanita.fvg.it/ass4/friul/allegati/pidocchi.pdf (30.7.2012).

Sicurezza nel mondo del lavoro = ASS4 „Medio Friuli" (Hrsg.). *Sicurezza nel mondo del lavoro* [herunterladbare Datei] http://www.ass4.sanita.fvg.it/ass4/friul/ocijo/Ocjo_pc.exe (18.3.2013).

Tuniz, Duilio/Petri, Enzo/Piani, Franca (2005). „Malatiis cardiovascolârs e ativitât fisiche. Cemût, dulà e cetante ativitât fisiche dopo une malatie di cûr". *GFS* 6. 139–147.

6. Literaturhinweise

Berkenbusch, Gabriele/Bierbach, Christine (Hrsg.) (1994). *Soziolinguistik und Sprachgeschichte: Querverbindungen*. Tübingen: Narr.

Colle, Valter (2006). „Dal privât al public: oralitât, lenghe, identitât. Il mût di doprâ, la funzion e il valôr dal furlan intai modei di comunicazion", in: *Lenghis in salût*, 16–21.

Danler, Paul/Konecny, Christine (Hrsg.). *Dall'architettura della lingua italiana all'architettura linguistica dell'Italia. Saggi in omaggio a Heidi Siller-Runggaldier*, Frankfurt/Main etc.: Lang.

De Luca, Francesca (2006). „Il plan di marketing sociâl dal ASS n° 3 'Alte Furlane'. Doprâ lis lenghis minoritaris te promozion de salût", in: *Lenghis in salût*, 33–36.

Herling, Sandra/Patzelt, Carolin (Hrsg.) (2012). *Sprachkontakt, Sprachausbau und Verschriftungsproblematik*, München: Meidenbauer.

Holtus, Günter/Metzeltin, Michael/Schmitt, Christian (Hrsg.) (1988). *Lexikon der Romanistischen Linguistik (LRL)*, Bd. IV: *Italienisch, Korsisch, Sardisch*, Tübingen: Niemeyer.

Kabatek, Johannes (1994). „"Wenn Einzelsprachen verschriftet werden, ändern sie sich". Gedanken zum Thema Mündlichkeit und Schriftlichkeit", in: Berkenbusch, Gabriele/Bierbach, Christine (1994), 175–187.

Kabatek, Johannes (2005). *Die Bolognesische Renaissance und der Ausbau romanischer Sprachen*. Tübingen: Niemeyer.

Kloss, Heinz (^{2}1978). *Die Entwicklung neuer germanischer Kultursprachen seit 1800*. Düsseldorf: Schwann.

Koch, Peter (1988). „Italienisch. Externe Sprachgeschichte. Externe Sprachgeschichte I", in: Holtus, Günter/Metzeltin, Michael/Schmitt, Christian (1988), 343–360.

Lenghis in salût. La comunicazion sociâl in lenghe minoritarie/Lingue vive, gente in salute. [s.l.]: ASS3 „Alte Furlane"/Universitât dal Friûl/CIRF/Regione Autonoma Friuli Venezia Giulia.

Maas, Utz (2008). „Können Sprachen einfach sein?" *Grazer Linguistische Studien* 69, 1–44.

Maas, Utz (2010). „Literat und orat. Grundbegriffe der Analyse geschriebener und gesprochener Sprache." *Grazer Linguistische Studien* 73, 21–150.

Melchior, Claudio (2006). „La comunicazion sociâl e i cjamps dulà che e agjìs", in: *Lenghis in salût*, 7–15.

Melchior, Luca (2012a). „Sprache und Dialekt, Erinnerung und Norm – Der Ausbau des Friaulischen und dessen Wahrnehmung im Friaul und in der Migration", in: Herling, Sandra/Patzelt, Carolin (2012), 159–180.

Melchior, Luca (2012b). „[Rezension zu:] Turello, Davide (2007): *Sprachplanung des Friaulischen: eine Untersuchung der Standardisierungsprozesse*, Bamberg: Otto-Friedrich-Universität, 180 pp." *Zeitschrift für romanische Philologie* 128:1, 200–215.

Melchior, Luca (2014). „Lo stato dell'elaborazione del friulano: alcuni appunti", in: Danler, Paul/Konecny, Christine (2014), 159–180.

Nationalgesetz 38/2001 = *Legge 23 febbraio 2001, n. 38 „Norme a tutela della minoranza linguistica slovena della regione Friuli – Venezia Giulia"*. [online abrufbar] http://www.regione.fvg.it/rafvg/export/sites/default/RAFVG/cultura-sport/patrimonio-culturale/comunita-linguistiche/FOGLIA2/allegati/ITA_testo_38.pdf (04.09.2015).

Nationalgesetz 482/1999 = *Legge 15 Dicembre 1999, n. 482 "Norme in materia di tutela delle minoranze linguistiche storiche".* [online abrufbar] http://www.camera.it/parlam/leggi/99482l.htm (04.09.2015).

Nazzi, Gianni (2003). *Vocabolario italiano-friulano, friulano-italiano*. Udine: Clape Culturâl Acuilee/Designgraf.

Radatz, Hans-Ingo (2012). "Regionalsprache und Minderheitensprache", in: Herling, Sandra/Patzelt, Carolin (2012), 97–128.

Regionalgesetz 15/1996 = *Legge Regionale n. 15 del 22 marzo 1996 "Norme per la tutela e la promozione della lingua e della cultura friulane e istituzione del servizio per le lingue regionali e minoritarie".* [online abrufbar] http://www.regione.taa.it/biblioteca/normativa/regioni/speciali/friuliveneziagiulia1.pdf (04.09.2015).

Stel, Silla (2011). "La promozion de salût par Furlan: la esperience de ASS5 'Basse Furlane'." *Sot la Nape* LXIII:2, 49–53.

Stolfo, Marco (2006). "Comunicazion sociâl tes lenghis minoritariis: valôr, dirit, oportunitât", in: *Lenghis in salût*, 22–26.

Toffoli, Donato (2006). "Politiche linguistiche e planificazion dal status: promozion de lenghe o promozion in lenghe furlane? Lis campagnis di comunicazion in lenghe furlane promovudis de Regjon Autonome FVJ", in: *Lenghis in salût*, 27–32.

III. Lexikon

Christina Katsikadeli

Sprache der Medizin, griechische Sprachgeschichte und nominale Wortbildung

1. Die Sprache der antiken Mediziner als „Fachsprache"

Das Studium der Geschichte der altgriechischen Medizin ist eng mit dem Studium der Entwicklung ihrer Fachsprache verbunden. Zu den bekanntesten Studien gehören Abhandlungen über die Semantik von Termini wie *therapeia, iasis, hiera nosos (nousos)* u. a., über die Medizin als Spenderin von Metaphern in anderen, nicht-naturwissenschaftlichen, Disziplinen, wie z. B. *katharsis*, ursprünglich ‚Reinigung, Purgierung', und weitere historisch-soziologische Studien, wie zum antiken Frauenbild im Kontext der medizinischen Schriften. Der vorliegende Beitrag versucht die Rolle der kontinuierlichen Interaktion von Medizin und Sprachgeschichte des Griechischen, vom Altgriechischen (Agr.) bis zum Neugriechischen (Ngr.), anhand zweier stichprobenartig ausgewählter Beispiele aus der Domäne der nominalen Wortbildung aufzuzeigen. Bevor Instanzen der zwei wichtigsten Prozesse und Strategien bei der Schöpfung neuer Fachterminologie vorgestellt werden, nämlich der Affigierung und der Komposition, möchte ich kurz die allgemeinen Merkmale der altgriechischen Medizinersprache[1] zusammenfassen:

Die fachsprachliche Terminologie ist bekanntlich durch ihr spezialisiertes Lexikon gekennzeichnet, dennoch gibt es viele Fälle, in denen wissenschaftliche Texte unterschiedliche Mittel einsetzen, um einen fachspezifischen Kontext zu vermitteln, wie z. B. die vermehrte Verwendung von nominalen Konstruktionen und Komposita – „Namen für Satzinhalte" i. S. v. Walter Porzigs Terminologie aus dem Jahr 1934 – im Vergleich zur Umgangssprache, die verbale Konstruktionen bevorzugt. Diese Praxis diente der *saphēneia* ‚Klarheit' und *syntomia* ‚Kürze', die ein wissenschaftlicher Text verlangte – zwei Grundprinzipien der antiken Rhetorik. Neben der Standardisierung, Ökonomie und Präzision der Fachtermini (d. h. Tendenz zur Monosemie) waren „neutrale", konnotationsfreie Ausdrücke

---

[1] Ich möchte gleich am Anfang meines Beitrags darauf hinweisen, dass das hier diskutierte altgriechische Material sich nur auf die antike medizinische Fachsprache bezieht (vorwiegend auf das hippokratische Corpus, die hellenistischen Ärzte und z. T. Aristoteles und Galen), d. h. es wird nicht die Sprache von überlieferten magischen Praktiken untersucht, wie z. B. die *katadesmoi* (~ lat. *defixiones*), die umgangssprachlichen Charakter aufweisen.

ebenfalls erwünscht. In der Tat zeigt ein Vergleich zwischen den Fachterminologien von Medizin und Mathematik einige wichtige distinktive Charakteristika auf, vor allem auf der Ebene der Morphologie und der Syntax. Die Mathematik bevorzugt eher syntaktische als lexikalische Mittel, während die Medizin hochentwickelte nominale Bildungen einsetzt, bei einer bescheideneren, „trivialen" (im Sinne einer Abhebung von der Umgangssprache) Syntax.[2]

In der Antike war allerdings die Unterscheidung zwischen einem wissenschaftlichen und einem literarischen Text weniger klar definiert als in den modernen Gesellschaften.[3] Es handelte sich um einen komplett neuen sprachlichen Subtyp, der im Begriff war sich zu entwickeln. Außerdem war die damalige griechische Fachterminologie nicht ganz konsistent. Fälle von Polysemie verursachten oft Verwirrung, vor allem in den früheren Perioden und meistens wenn auf kleinere Organe wie Muskeln, Nerven und Gefäße Bezug genommen wurde: Derselbe Terminus wurde für unterschiedliche Organe verwendet, z. B. φάρυγξ[4]. Diese inkonsistente Terminologie ist wohl auf die unterschiedlichen Schulen und ihre Traditionen zurückzuführen.

Eine sehr markante und quantitativ kaum übersehbare Neuerung der agr. Fachsprache auf der Ebene der Wortbildung war die Entwicklung von einem Suffix, das eng mit der philosophischen oder medizinischen Fachsprache verbunden ist; gemeint ist das Suffix -ικος (-ikos ~ nhd. -isch), das immer mehr die Rolle der Überführung eines Substantivs in die Klasse der Adjektive übernimmt[5] und das

---

2 Diese zwei Disziplinen spielen eine zentrale Rolle für die Erfassung von Fachsprachen, denn weitere Disziplinen orientierten sich an der Terminologie einer oder beider dieser τέχναι, z. B. Optik und Astronomie wurden als Zweige der μαθηματικὴ ἐπιστήμη ‚Wissenschaft' angesehen, während Zoologie und Botanik die medizinische Terminologie adaptierten. Andererseits weist die Mechanik sprachliche Merkmale beider Disziplinen auf (vgl. Schironi 2010: 338).
3 Vgl. die Zusammenfassung von Willi (2003: 69) zu den Unterschieden zwischen den antiken Fachsprachen und der Dichtersprache.
4 Beispiele: aa. Polysemie: Derselbe Terminus wurde für unterschiedliche Organe verwendet: φάρυγξ: ‚Pharynx', ‚Ösophagus', aber auch ‚Trachea' und ‚Larynx'; θαλάμη: „'lurking place' indicated "the ventricle of the heart, the nostrils, the optic thalamus, the recesses in the cranial bones, and the eye socket"" (LSJ s. v.); ab. Derselbe Terminus beschreibt den Körperteil und eine seiner Krankheiten: σταφυλή: ‚Uvula',‚Entzündung der Uvula'; b. Ein Körperteil hatte mehrere Namen: ‚Retina': χιτὼν ἀμφιβληστροειδής ‚netz-ähnlich' oder ἀραχνοειδής ‚spinnennetz-ähnlich' oder ὑαλοειδής ‚glas-ähnlich'; ‚Bronchien': βρόγχια, σήραγγες, und ἀορταί, vgl. auch Schironi (2010: 345).
5 Im Griechischen behält -ικός die Funktion von Zugehörigkeit, Relation (Herkunft: idg. *-(I)ko-, z. T. Zugehörigkeit, z. T. diminutiv).

ιος (und seine Extensionen -αῖος, -ιαῖος, -ειος, -ηιος, -οιος) nicht nur bei Neubildungen verdrängt hat, vgl. älteres πάτριος → πατρικός. Es war das beliebteste Suffix der antiken wissenschaftlichen und philosophischen Sprache und diente zur Bildung von neutralen Ausdrücken (vgl. Chantraine 1957). Bei Homer kommt es nur zwei Mal in Adjektiven vor: ὀρφαν-ικός, παρθεν-ική; sehr zahlreich ist es bei den Sophisten, Plato (vgl. Amman 1953), Hippokrates (vgl. Lypourlis 1968), selten bei den attischen Komikern, vgl. Debrunner (1917: 197),[6] und schließlich ist es in die moderne europäische wissenschaftliche Sprache eingedrungen.

2. Farbadjektive und Stoffadjektive mit ἐν-, ὑπο- (ἐπι-, προσ-) bei den altgriechischen Medizinern

Ein weiteres Beispiel zur agr. Wortbildung in Fachsprachen und insbesondere bei den antiken Medizinern ist die Modifizierung der Semantik von Farbadjektiven in den klassischen und hellenistischen medizinischen Texten mit den Präfixen/Präpositionen ὑπο-, ἐν-, ἐπι-, ἀντι-, προσ-, δια-, συν- (in den späteren Sprachstufen und in der ngr. Umgangssprache kaum bzw. nur bedingt produktiv). Komposita mit diesen Präpositionen sind als Determinativkomposita zu verstehen, wobei die Bedeutung des Hinterglieds entweder diminutiv oder approximativ modifiziert wird, approximativ im Sinn von ‚annähernd, fast, nahezu, ungefähr, ziemlich' oder Ähnlichem. Der Typus, bei dem die Präposition als Approximator fungiert hat, kann seit der späten klassischen Zeit als ausgestorben gelten, d. h. man kann hier von einer abgeschlossenen Klasse sprechen. Der Grund dafür ist naheliegend, da entweder die Präpositionen nicht mehr oder kaum gebräuchlich waren, oder sie unterlagen einer Bedeutungsspezialisierung, die die Rolle des Approximators nicht unterstützte, z. B. ἐπί wird im Ngr. nur als der mathematische Operator *mal* bei der Multiplikation verwendet. Diese approximative Funktion bzw. ihre semantischen Besonderheiten wurden meiner Meinung nach bisher nur oberflächlich behandelt. ἐν-, ἐπι-, προσ- werden oft als Diminutivpräfixe bezeichnet, obwohl diese Deutung nicht immer zutreffen muss. Es ist nicht nur die Semantik dieser Präpositionen als Präfixe bzw. als erste Kompositionsglieder, je nach Erklärungsmuster, schwierig: Da sie sehr oft bei Farbadjektiven vorkommen, hat

---

6 Die attischen Komiker verwendeten -ικός meistens dort, wo sie die Gelehrtensprache parodieren wollten. Dort haben wir eine Anhäufung von -ικός-Bildungen, die diesen philosophisch gelehrten Touch wiedergeben: vgl. Aristophanes in *Ritter* 1378 ff. συνερτικός ‚scharfbeweisend', περαντικός ‚folgerecht', γνωμοτυπικός ‚anführungsreich', κρουστικός ‚eindringlich laut', καταληπτικός τοῦ θορυβητικοῦ ‚und bringt am besten einen Störenfried zur Ruhe'.

man auch weitere Schwierigkeiten bei der semantischen Interpretation dieser Gruppe. Farbadjektive machen nicht nur einen großen Teil der Adjektive aus, die Wahrnehmung bezeichnen, sondern sie gehören zu den Adjektiven, die im Griechischen am meisten modifiziert werden.[7] Was Korpussprachen anbelangt, wird die Erforschung von Farbbezeichnungen noch komplizierter. Die drei wichtigsten antiken gr. Texte über Farben sind *Timaeus* (Kap. XXX) von Plato, *De sensu et sensilibus* (Kap. III, IV) und *De coloribus* von Aristoteles. Die Ergebnisse aus Arbeiten über die Semantik von Farbbezeichnungen im Agr. sind sehr unterschiedlich. Der Grund dafür ist nicht nur die Nicht-Beachtung der verschiedenen Verwendungen innerhalb der Dichtung und der Prosa: Man muss bedenken, dass bisher – bis auf gewisse grobe Beobachtungen – eine einheitliche synchrone Darstellung der Zuordnung von „Farbe" und „Bezeichnung" in verschiedenen Sprachen der Welt nicht möglich war. Hat man dasselbe Vorhaben im Rahmen der Diachronie, dann werden die Schwierigkeiten größer, da uns in vielen Fällen Informationen über außersprachliche Gegebenheiten fehlen. Aus diesem Grund werden im Folgenden Bemerkungen zu antiken Farbbezeichnungen grundsätzlich in Bezug auf die Rolle der Wortbildung innerhalb dieser Klasse gemacht. Eine rein philologische Interpretation ohne Berücksichtigung von historisch-archäologischen und naturwissenschaftlichen Informationen wäre m. E. nicht ausreichend.

Betrachten wir zunächst die Präposition ἐν ‚in, darauf' (agr. ἐν(ι), εἰς/ἐς < ἐνς ‚in, darauf', lat. *in*, got. *in*, air. *in*) und die entsprechenden Bildungen. Auf dem Weg zum Ngr. wurde ἐν von εἰς absorbiert (auch in der lokalen Funktion) (vgl. Blass-Debrunner 2001: 167). Die mit ἐν- präfigierten agr. Adjektive lassen sich zunächst in die Gruppe der Possessivkomposita (PK, Bahuvrīhis) des Entheos-Typs (für die die Präposition/das Präfix auch namengebend wäre) und in die Gruppe der sogenannten präpositionalen Hypostasen, z. B. ἐγκέφαλος ‚Enzephalus', ‚das im Kopf Seiende' für ‚Gehirn/Hirn', unterscheiden. Strömberg (1946: 113–132) bietet eine detaillierte Beschreibung der Typen und Bedeutungen der Komposita mit ἐν-. Bei seiner Auflistung kommt der Autor zu folgendem Ergebnis, nämlich, dass sich aus der possessiven Bedeutung der Possessivkomposita zwei neue Funktionen entwickelt haben: 1) eine verstärkende Funktion mit der Bedeutung ‚an etwas reich sein', z. B. ἔνυδρος ‚wasserreich' und 2) eine abschwächende Funktion wie in ἔνωμος ‚ein wenig roh'. Für die zweite Bedeutung rechnet er mit der possessiven Bedeutung und mit analogischem Einfluss von ὑπό (‚unten, unterhalb') und ἐπί- (‚auf, darauf'), die ebenfalls Komposita mit einer abschwächenden Bedeutung

---

[7] Farbadjektive gelten im Normalfall als nur bedingt intensivierbar (vgl. Hamann 1991: 668).

bilden. So erklärt Strömberg ἐμ-πόρφυρος (Diosc.) als eine Bedeutungsentwicklung aus: 'with purple spots on (or in) itself' id est 'inclining to purple'.[8] Zwei Possessivkomposita, die für diese Argumentation sprechen, sind ἔμ-πευκής ‚bitterlich' und ἐν-ερευθής ‚rötlich'. Aus Strömbergs Argumenten geht hervor, dass das Präfix entweder verstärkend oder pleonastisch gebraucht wurde (demnach wäre das Kompositum eine Art Determinativkompositum (DTK) ohne bedeutungstragendes Vorderglied) oder mit einer abschwächenden Bedeutung (wenn in bestimmten Kollokationen die verstärkende Bedeutung auszuschließen sei), vor allem bei Farbadjektiven, wo Parallelbildungen mit ὑπο-, ἐπι-, παρα- existieren.

Die präzise Deutung im jeweiligen Kontext ist m. E. schwierig bzw. sie kann nur anhand von enzyklopädischem Wissen erschlossen werden. Wir hätten demnach eine Wortnische für Farb-, Material- und Eigenschaftsbezeichnungen mit folgendem Maximalrepertoire, d. h. es kommen nicht alle Adjektive beim selben Autor vor:

(1) Farbadjektive: ἔμ-πυρρος ‚rötlich', ἐν-ερευθής ‚rötlich', ἐν-έρυθρος ‚rötlich', ἔλ-λευκος ‚weißlich', ἔγ-κιρρος ‚gelblich', ἔγ-γλαυκος ‚bläulich', ἐμ-πόλιος ‚bleigrau', ἐγ-χλωρότερος ‚grüngelblicher'. Andere: ἔγ-γλυκυς ‚süßlich', ἔμ-πικρος ‚bitterlich' (vom Geschmack), ἔμ-πευκής ‚bitterlich', ἔν-ισχνος ‚schwächlich', ἔν-δασυς ‚ein wenig haarig', ἔν-τραχυς ‚ein wenig rau', ἐν-άπαλος ‚ein wenig weich', ἔν-σιμος ‚ein wenig stumpfnasig', ἔν-σομφος ‚ein wenig schwammig'

Die meisten von diesen präfigierten Adjektiven kommen bei Aristoteles, Hippokrates und Dioscurides vor.

Strömberg geht von einer allgemeinen Entsemantisierung des Präfixes aus und erklärt die Präfigierung bei Adjektiven (die in dieser Funktion nur in antiken wissenschaftlichen Texten vorkommt) als einen wissenschaftlichen „Klang" und „Stempel" neben dem Simplex, vgl. auch die Präfigierung mit ἐπι- bei ἐπί-ξηρος – ξηρός, ἐπί -κοινος – κοινός: „the simplicia ξηρός and κοινός are more relative and vague conceptions, commonly used in everyday parlance." (Strömberg 1946: 126). Im Folgenden werden Beispiele aus Dioscurides[9] diskutiert:

---

8   Aufmesser 2002 übersetzt ἐμ-πόρφυρος mit ‚purpur(farben)', also nicht abschwächend.
9   Über das Leben des Dioscurides fehlen genauere Angaben: Er lebte im 1. Jh. n. d. Z. und stammte aus Anazarba in Kilikien. Er war Truppenarzt in Diensten des römischen Imperiums und ist in dieser Funktion auf der ganzen ihm damals zugänglichen Welt herumgekommen. Er gilt als der bedeutendste Botaniker und Pharmakologe, der in jener Zeit auch als „Arzt" bezeichnet werden durfte. Sein Werk de materia medica galt für über 1500 Jahre als das Standardwerk der nichtchirurgischen Therapie, vgl. Aufmesser (2002: 15).

(2) Diosc. *De materia medica* 1.13.1.1–1.13.1.9:

<Kassie> Sie kommt in mehreren Formen im gewürzreichen Arabien vor. Ihr Zweig ist von dicker Rinde bedeckt und Blätter hat sie wie der Pfefferbaum. Wähle jene Art, die blassgelb (ἔγκιρρον), gut aussehend und korallenähnlich ist. Sie soll dünn, zart, lang und fleischig in den Halmen sein. Eine Kassie von dieser Qualität wird von den Einheimischen Achy, von den alexandrinischen Kaufleuten Daphnitis genannt. Vor dieser rangiert aber auch die dunkel-purpurne (ἡ μέλαινα καὶ ἐμπόρφυρος), dicke, die man Gizir bezeichnet. Sie duftet nach Rosen und ist in der Heilkunst gebräuchlich […] [Übers. Aufmesser 2002]

Hier soll ἐν- einmal abschwächend in ἐγ-κιρρον und einmal „neutral" (also als Entheos-Kompositum) in ἐμ-πόρφυρος verwendet sein. Die Interpretation von Strömberg kann hier nicht angenommen werden, höchstens als ‚mit roten Flecken/Punkten versehen'. In diesem Zusammenhang erweist sich auch folgendes Beispiel aus Dioscurides als interessant:

(3) Diosc. *De materia medica* 1.64.1.6.-1.64.1.9:

Unüberbietbar aber ist die Troglodytische, benannt nach ihrem Ursprungsland; sie ist grünlich (ὑπόχλωρος), beißend und durchsichtig. Hinter der Troglodytische gereiht, erntet man eine dünne (dünnflüssige), ein wenig weiche (ἐνάπαλος), wie das Bdellion, die ein wenig unangenehm (ὑπόβρωμος) riecht und an sonnigen Plätzen wächst [Übers. Aufmesser 2002]

Wir haben also innerhalb einer Beschreibung (der Myrrhe) einen Wechsel von ὑπο-, ἐν-, ὑπο-, der wohl nach Strömbergs Argumentation auf eine semantisch unwillkürliche, dem fachsprachlichen Ton entsprechende Verwendung der Präfixe zurückzuführen wäre.

Das Repertoire von derartigen (Quasi-)Synonymen bei Farbadjektiven, Geschmacksadjektiven und anderen Stoffadjektiven umfasst in der wissenschaftlichen (vor allem medizinischen) Sprache der spätklassischen Zeit folgende Bildungen mit abschwächender Bedeutung (vgl. auch Babiniotis (1969)):

(4) ἐρυθρός ‚rot': ὑπ-έρυθρος, ἐν-έρυθρος, δι-έρυθρος; λευκός ‚weiss': ὑπό-λευκος, ἔλ-λευκος, ἐπί-λευκος, παρά-λευκος; ὠχρός ‚blass, bleich': ὕπ-ωχρος, ἔν-ωχρος, ἔπ-ωχρος, πάρ-ωχρος; σιμός ‚(ein)gebogen': ὑπό-σιμος, ἔν-σιμος, παράσιμος; γλυκύς ‚süß': ὑπό-γλυκυς, ἔγ-γλυκυς, ἐπί-γλυκυς; πικρός ‚bitter': ὑπό-πικρος, ἔμ-πικρος, ἐπί-πικρος, παρά-πικρος; ἁπαλός ‚sanft, weich': ὑφ-άπαλος, ἐνάπαλος, ὀξύς ‚scharf, spitz': ὕπ-οξυς, ἔπ-οξυς, ἄπ-οξυς; ὅμοιος ‚gleich': παρ-όμοιος, ἀνθ-όμοιος, προσ-όμοιος

Über diese Anhäufung von Parallelbildungen, die in der Vergangenheit oft als stilistische Varianten und idiolektale Bemühungen der antiken Autoren bei der Prägung von Neologismen erklärt wurden, könnte man die folgende Frage formulieren: Wieso tauchen in der hochwissenschaftlichen, beschreibenden Sprache von Hippokrates, Aristoteles oder Dioscurides unklare Begriffe auf, indem die Autoren einmal z. B. mit ὑπο- und einmal mit ἐν- präfigierte Adjektive benutzen, vgl. Diosc. ἔγκιρρος ‚gelblich, blass' vs. ὑπόκιρρος ‚dass'?

Neben der o. a. Argumentation Strömbergs möchte ich noch folgenden Gedanken hinzufügen: Derselbe Autor macht darauf aufmerksam, dass ἐν als Präposition neben der lokalen Bedeutung (mit dem Dat.) ebenfalls in der Bedeutung ‚hinein, ins Innere' und mit einem Richtungsakkusativ belegt ist, d. h. die Deutung als präpositionales Rektionskompositum (PRK) mit der Bedeutung ‚auf das Rote/ Schwarze hinzu seiend' wäre auch möglich.[10] In Schwyzer-Debrunner (1950: 61)

---

10 Ein berechtigter Einwand gegen die Deutung als Hypostase wäre, dass präpositionale Rektionskomposita mit ἐν (und sonstige i. Allg.) meistens mit dem ιος-Suffix geformt werden. Es sind aber ebenfalls Hypostasen ohne -ιος belegt, vgl. das o. a. ἐγκέφαλος. Hypostasen bezeichnen meistens eine Ruhelage, eine Stellung im Raum. Strömberg (1946), der sonst die abschwächende Bedeutung nach dem Schema: „‚etwas (z. B. eine Farbe) ist oben drauf' → impliziert in manchen Kontexten ‚etwas ist nur wenig oben drauf'" herleitet, räumt ebenfalls eine marginale „Richtungsbedeutung" ein, vgl. Strömberg (1946: 16): „Thus the hypostases usually express rest; it seldom occurs that they indicate direction: καταπορθμίας (scil. ἄνεμος) ‚an East wind blowing down the Messina-Straits'". Ein anderes Problem ist, dass die Richtungsangabe bei Komposita im Normalfall mit εἰς angegeben wird; man sollte also Komposita sichern, wo ἐν noch diese Bedeutung erfüllt, vgl. dazu Wackernagel (1926–28: 156): „Das Bedürfnis nach schärferem, bestimmterem Ausdruck, nach Scheidung der Ausdrücke auf die Frage ‚wo?' und ‚wohin?' hat zu dieser Umbildung [scil. εἰς < ἐνς] geführt." Übrigens sind auch im ionisch-attischen Reste der ursprünglichen weiteren Bedeutung von ἐν bewahrt. In Homers ἐνῶπα, ἔναντα, in attischem ἔμβραχυ ‚in Kürze, kurzweg', finden wir ἐν mit einem davon regierten Akkusativ zusammengewachsen; und ebenfalls Wackernagel (1926–28: 205): ἐνδέξια ‚nach rechts hin'. Aber auch wenn die richtungsangebende Bedeutung von ἐν als Relikt einer älteren Verwendung zu beurteilen wäre, ist es ebenfalls problematisch, Bildungen wie ἔντραχυς oder ἔνδασυς als PRK zu deuten, da das Hinterglied hier adjektivisch ist. Die formale Absicherung von PRK kann nicht für alle in dieser Gruppe vorkommenden Adj. zutreffen; wir könnten einzelne Bildungen wie das in Beispiel (6) Hapax legomenon ἔγγλυκυς in Diosc. wegdiskutieren, indem wir mit einem subst. γλυκύς ‚Weinsirup' (Herodot, Arist.) im Hinterglied rechnen, vgl. dass bei Diosc. das präfigierte Adj. in Verbindung mit Weinsorten vorkommt; vielmehr sind sie dem Typus der präpositionalen DTK einzuordnen oder man rechnet mit einer erweiterten Auffassung der Hypostase, die ebenfalls von Schwyzer (1939: 430) ein-

findet man die Bemerkung, dass schon in manchen Fällen die Auffassung der Präposition zwischen Ruhelage (ἐν mit Dat.) und Richtung (ἐν bzw. ἐνς mit Akk.) schwankt und mehr und mehr die Richtung in solchen Fällen die bevorzugte Auffassung wird, vgl. auch das Vorkommen der Bildungen ἐμφερής und ἔντραχυς im selben Kontext bei Dioscurides:

(5) Diosc. *De materia medica* 5.159.1.1–5.159.1.4

(Heil)erde aus Melia ist, was die Farbe betrifft, der aschgrauen aus Euböa ähnlich (ἐμφερής), jedoch etwas rau (ἔντραχυς), wenn man sie zwischen den Fingern reibt, verursacht sogar ein leises Geräusch ähnlich dem Schaben auf Bimsstein [Übers. Aufmesser 2002]

Außerdem ist die oft als diminuierend bezeichnete Funktion, die den gerade besprochenen Präfixen zugeschrieben wird, eine sekundäre Erscheinung und auch nicht in jeder Kollokation erkennbar. Streng genommen beziehen sich die präfigierten Adjektive auf eine Approximation an den vom Basisadjektiv vertretenen „Normalwert".

Erkenntnisse aus der typologischen und kognitiven Erforschung der Farbsemantik könnten zu einem besseren Verständnis dieser Adjektive beitragen. Ein m. E. wichtiger Aspekt, den Kay/McDaniel 1978 in ihrer grundlegenden Studie über Farben berücksichtigen, ist die Untersuchung von Farbkategorien als *fuzzy sets* (nach Lakoff 1972). Farben haben verschiedene Grade von Helligkeit (*brightness*), Sättigung (*saturation*) und verschiedene Schattierungen (*hues*), also wäre der Versuch alle potentiellen Variationen einer Farbe zu benennen und vor allem feste Grenzen für eine Farbbezeichnung zu setzen wohl kaum erfolgreich.[11] Die Funktion von Präfixen bei Farbadjektiven wäre also sie entweder eher dem Bereich der Schattierungen (*hues*) oder dem der Helligkeit (*brightness*) oder der Sättigung (*satu-*

---

geräumt wird: „Nur einen Teil dieser Erscheinungen, die auf präpositionalen Verbindungen beruhenden Komposita, bezeichnet gewöhnlich der Ausdruck Hypostase. In solchen Fällen ist ein lebendiges Erfassen wichtiger als die oft gar nicht mögliche Einordnung in eine Gruppe."

11 Biggam (2012: 124) bietet eine sehr detaillierte Metasprache für die Beschreibung historischer Farbbezeichnungen: „HUE (red, yellow, green, brown etc.); SATURATION (vivid, mid, dull); TONE (achromatic): white black, pale grey, mid grey, dark grey, TONE (chromatic) pale medium, dark; BRIGHTNESS light emission; BRIGHTNESS reflectivity; BRIGHTNESS surface illumination (well-lit, purely lit; BRIGHTNESS space illumination (brilliant, dim, unlit); TRANSPARENCY (transparent, translucent)". Für die Zwecke dieser Studie werden nur die drei allgemeineren Dimensionen/Achsen: *hue-saturation-brightness* angewandt.

ration) zuzuordnen. Auffällig ist, dass nicht nur Farben, sondern auch Geschmacksrichtungen nach diesem System modifiziert werden, also ebenfalls Bezeichnungen, die nicht antonymisch zueinander stehen, vgl. folgendes Beispiel aus Dioscurides:

(6) Diosc. *De materia medica* 5.6.6.4–5.6.6.7 (von Weinsorten):

Der Albaner ist voller als der Falerner, süßlich (ἔγγλυκυς) den Magen blähend [...] [Übers. Aufmesser 2002].

Vergleicht man ὑπο- mit den anderen (nicht mehr produktiven) Präpositionen, die unter den Approximatoren einzureihen sind, ist ein Unterschied hinsichtlich der Semantik und der Funktion zu erkennen: ὑπο- besitzt die ziemlich eindeutige Bedeutung ‚unten, unterhalb von' und dient einer echten semantischen Abschwächung. Die Modifikation von Farbadjektiven mit ὑπο- hat aus onomasiologischer Sicht die Funktion, eine abgeschwächte Farbnuance zu benennen, d. h. innerhalb der Skala *hell-dunkel* (*brightness*), während die Approximatoren[12] die Tendenz/ Annäherung zu einer Farbe (im Kontrast zu einer anderen) zeigen sollen (im Sinne von „eher zu Gelb als zu Orange" oder „eher zu Blau als zu Grün" usw., vgl. auch Kay/McDaniel (1978: 628)).

Diese Annahme von unterschiedlichen Bedeutungsnuancen bei verschiedenen Präfixen würde demnach auch der erwartbaren Präzision in den Fachtexten von antiken Naturwissenschaftlern entsprechen, und nicht nur ein unwillkürliches, rein stilistisches Phänomen bedeuten. In der bisherigen Diskussion über diese Bildungen wurde m. E. auch der Aspekt des onomasiologischen Bedarfs zu wenig berücksichtigt. Am Beispiel der ausführlichen, fast peniblen Beschreibungen des Dioscurides ist es berechtigt anzunehmen, dass die Wahl seines Wortschatzes, vor allem innerhalb einer einzigen Passage, bei Farbbezeichnungen auch nicht zufällig ist, vgl. auch die schon unter 1. besprochene Tendenz zur Monosemie. Die Farbschattierungen, die ihm begegnet sind, waren sicherlich nicht mithilfe des damaligen Farbenvokabulars (auch wenn dieses reicher war, als heute angenommen wird) auszudrücken.

Wir können auch nicht sicher sein, ob diese Farbbezeichnungen einen Lexikalisierungsgrad aufwiesen oder ad hoc, nach produktiven Wortbildungsregeln geformte Bildungen darstellten. Rechnet man aber mit feinsemantischen Unterschieden bei konkurrierenden Präfixen, wie z. B. mit einer approximativen Grundbedeutung beim besprochenen Präfix ἐν-, so lässt sich das reichliche Repertoire an Präfigierungen beim selben Farb- oder Stoffadjektiv auch leichter erklären. Denn schließlich ging es bei der antiken wissenschaftlichen Sprache nicht nur um die

---

12 Neben ἐν- auch ἐπι-, ἀντι-, προσ-, die aber hier nicht weiter besprochen werden.

Vermeidung von Ambiguitäten, wie schon Meyer (1923: 25) zusammenfasst: „Wir begegnen hier demnach nicht künstlerischen Absichten, die Sprache zu gestalten, sondern strengen, durch die Neuheit des Stoffes gebotenen Forderungen."

3. Sprache der Medizin und die Tendenz zur Endozentrizität

Das Beispiel der Farbadjektive liefert uns nicht nur Daten über den semantischen Wandel, sondern auch für den gut bezeugten Sprachwandel bei nominalen Komposita, nämlich die Tendenz zur Endozentrizität. Hoenigswald (1977) spricht von einem Mechanismus in vielen idg. Sprachen, der vom exozentrischen zum endozentrischen Typus führte. Als Beispiel führt Hoenigswald (1977: 10) gr. *πρόθυρον* an: zunächst Hypostase mit der Bedeutung ‚das vor dem Haus Seiende', später ‚die Tür vor einer anderen Tür', also ‚Vortür'. Diese Beobachtung hat sich nur zum größten Teil bestätigt, vor allem was die präpositionalen Rektionskomposita betrifft, wie wir eben bei der Präposition *ἐν-* gesehen haben. Es sind aber einige Nischen erhalten geblieben, wo Exozentrizität nachweisbar ist, vgl. die Possessivkomposita mit *μεγα-*, auch in der Variante *μεγαλο-* und *μικρο-*, *πολυ-*, *(ο)λιγο-*, und die Privativpartikel *α(ν)*. Ausschlaggebend ist, dass der Prozess der Umdeutung immer vom exozentrischen Kompositum Richtung endozentrisches vollzogen wird und nie umgekehrt.

Wir wenden uns nun den ngr. Daten zu, in erster Linie wegen der Gegebenheiten, die mit Errungenschaften der Naturwissenschaften, vor allem der Medizin und der Biologie, im Zusammenhang stehen.

Einige kurze Bemerkungen zum Neugriechischen: Der ngr. umgangssprachliche Wortschatz basiert auf der hellenistischen Koine, wie auch der sog. „gelehrte Wortschatz". Der ngr. Lehnwortschatz ist im Allgemeinen nach folgenden Punkten zu unterscheiden: Es gibt eine diachrone Entlehnung, auch orthographische Entlehnung genannt, vgl. ngr. *τραγωδία* < engl. *tragedy* < agr. *τραγῳδία*, ein Phänomen, das oft *token-blocking*-Phänomene verursacht; Calques werden fast ausschließlich in archaisierender Sprache wiedergegeben und fallen oft mit alten Bildungen zusammen: ngr. *ημερίδα* (parallel zu *εσπερίδα*) nach franz. (semantisch) *matinée* vs. agr. *ἡμερίς* ‚mildes Klima' (vgl. u. a. Petrounias 2000).

Ernst Risch (1981: 5) kommt in seiner ausführlichen Studie über gr. Determinativkomposita zum folgenden Ergebnis:

> Wie wir gesehen haben, stellen die Determinativkomposita im Altgriechischen während der ganzen gut 1000jährigen Entwicklung nur eine relativ kleine Gruppe dar [...]. In der ältesten Sprache sind sie nur durch einige wenige markante Gruppen vertreten, von denen die wichtigsten offenbar ererbt sind [...]. Dadurch werden also die Möglichkeiten, Determinativkomposita zu bilden, mit der Zeit bedeutend vergrößert. Aber auch jetzt sind

Neubildungen nur in engerem Rahmen möglich. Denn jedes neue Determinativkompositum geht auf ein oder mehrere schon bestehende Komposita zurück, die ihrerseits gar nicht immer Determinativkomposita zu sein brauchen. In vielen Fällen lässt sich das jeweilige Vorbild auch heute noch annähernd genau angeben.[13]

Der Typus des DTK ist reicher geworden, meistens durch Lehnwortbildungen aus europäischen Sprachen. In Bezug auf diesen letzten Punkt möchte ich die Komposita mit μικρο- besprechen. Auf die „inadäquate" Verwendung von gr. μικρο- als erstes Kompositionsglied bzw. Präfixoid/Konfix (je nach Schultradition benannt) hat bereits Emile Benveniste (1966: 82–87) hingewiesen, anlässlich der Problematik des damals rezenten Fachterminus *microbe*. „Inadäquat" hieße in diesem Kontext, dass die Neuschöpfung von Termini den überlieferten Wortbildungsregeln des Altgriechischen nicht entspricht, bzw. nicht die „primäre" Lesart wiedergibt. Komposita mit μικρο- lassen eine determinative Lesart nur marginal zu, d. h. die Fälle, in denen μικρο- i. S. v. *Klein-* – wie in dt. *Kleinkind* – verwendet wird und demnach eine Bildung wie *Mikroorganismus* als ‚kleines Lebewesen' interpretiert wird, kommen seltener vor. Benveniste betont, dass *microbe* < gr. μικρόβιος oder μικρόβιον als ein Possessivkompositum mit der Bedeutung ‚etwas, das ein kurzes Leben hat' zu interpretieren sei und führt die entsprechende Evidenz aus den einschlägigen Quellen an. Dass sich in der Fachsprache ein neuer Typus etabliert, wo alte Possessivkomposita von Determinativkomposita ersetzt werden, ist allerdings kein seltenes Phänomen.[14] Im Folgenden wird die „Geschichte" von gr. μικρο- bei Komposita kurz skizziert: Simplex: altg. *(σ)μικρός*, μικκός (dor., böot.), μικός (att. Inschr.): ‚klein kurz, gering', auch Dim.: μικύλος (Mosch.). Kompositionstypen: agr. PK: μικρόψυχος ‚eine kleine Seele habend', μικρόφθαλμος ‚kleine Augen habend', μικρόστομος ‚einen kleinen Mund habend', μικρομελής ‚kleine Glieder habend' usw. (sehr produktiv in der Sprache der Wissenschaft). Die adj. DTK sind seltener, meistens desubstantivisch, vgl. μικροπολιτικός ‚kleinstaatlich'

---

13 Über die quantitative Verteilung der gr. Nominalkomposita kommt Risch (1981: 5) zu folgender Schlussfolgerung: „Hier sind die Determinativkomposita auffallend selten, es überwiegen die verbalen Rektionskomposita (im weitesten Sinn), die etwa 60% aller Nominalkomposita ausmachen, und die Possessivkomposita (Bahuvrīhi), zu denen 25–30% der Komposita gehören. Der Rest verteilt sich fast ganz auf die präpositionalen Rektionskomposita (Hypostasen) und ähnliche Bildungen, ferner auf die adjektivischen und substantivischen Determinativkomposita. Dabei zeigen die Stichproben keine wesentlichen Unterschiede zwischen den Texten verschiedener Zeitepochen und verschiedener Literaturgattungen."

14 Zu einem Beispiel einer ähnlichen „Verselbstständigung" eines agr. Suffixes in der dt. medizinischen Fachsprache vgl. Panagl (1971) über *-om*.

(Aristophanes) < μικροπολίτης (Aristophanes, Xen.). Im Ngr. hat sich der Typus der PK erhalten; adj. DTK sind als Ableitungen aus fachsprachlichen Substantiven zu betrachten: μικροαστικός ‚kleinbürgerlich'; Ausnahmen: u. a. umgsspr. μικροπαντρεμένος ‚der im jungen Alter geheiratet hat'. Die Produktivität von μικρός als Vorderglied von DTK ist durch seine fachsprachliche Verwendung gestiegen, vgl. μικρο-οργανισμός ‚Mikroorganismus' (vgl. Katsikadeli 2004: 134–135)

Es wäre auch nicht auszuschließen, dass bei Bildungen mit μικρο- auch innerhalb der griechischen Sprachgeschichte, unabhängig von dem Einfluss fremder Vorbilder, dasselbe wie bei anderen europäischen Sprachen zu beobachten ist, nämlich die Reinterpretation von DTK als PK. Zu diesem Punkt ist die Bemerkung – in Form einer Beschwerde – des Lexikographen Koumanoudis aus dem Jahr 1892 interessant (vgl. auch Babiniotis 1969: 89):

> Also, ihr sollt noch μετριο-τραυματισμόν [scil. ‚mittelgroße Verletzung'] und μεγαλο-τραυματισμόν [scil. ‚große Verletzung'] bilden, um zu sehen wann euer „wortjagender" Heißhunger gesättigt wird. Ich hätte mit Recht dasselbe über viele andere Wörter, die mit μικρο- anfangen, sagen können. Aber ich werde mich darüber nur mit einem Ausrufezeichen äußern. [Übers. aus dem Ngr.: C. K.]

Ebenfalls kritisiert er Bildungen wie μικρομανία [scil. ‚kleine Manie'], μικροσταφιδοκτήμων [scil. ‚Kleinrosinenbauer'], μικρο-ύπηρέται [scil. ‚Klein-Diener', Bezeichnung für untergeordnetes bzw. junges Dienstpersonal]. Man muss hier auch betonen, dass Koumanoudis gegenüber Neologismen positiv gesinnt war; von ihm stammt das bisher umfassendste Lexikon zu den neugriechischen Neologismen, erschienen im Jahr 1900. Es scheint also, zumindest nach der Intuition von Koumanoudis, dass der Typus adj. Attribut + Subst., obwohl er im Gr. vorhanden ist (vgl. das umgangsspr. μικρο-μάνα ‚junge Mutter'), eher zum Ausdruck von markierten Bezeichnungen reserviert war, und nicht ausnahmslos für den „alltäglichen Konsum" bestimmt. Die von Koumanoudis angeführten Beispiele mit μικρο- sind heutzutage gängige Bezeichnungen in der Hoch- und Umgangssprache. Es scheint also, dass Lehnbildungen, vor allem aus der Sprache der Medizin, später auch der Technik, Informatik und der Gesellschaftswissenschaften, dazu geführt haben, dass sich der neue Typus entfalten konnte.

Ähnlich erweist sich auch das „Schicksal" der Komposita mit πολυ-, wobei PK mit der Bedeutung ‚viel' dem Typus der DTK, sogar mit der Bedeutung ‚multi' (einer Art von „Komplexivkomposita") weichen mussten:[15]

---

15 Zum Italienischen vgl. Rainer (1981: 201), der (im Rahmen der Diskussion von ital. -issimo) von einem *intensiven* und einem *frequentativen* molto spricht.

myk. in *po-ru-po-de* (PY 246) ‚Polyp'; im Agr. vor allem PK: vgl. Il. 7.180 πολυ-χρύσοιο (Gen. Sg.); Il. 6.347 πολυ-φλοίσβοιο (Gen. Sg.); Ngr. (a) PK: πολυσέλιδος ‚viele Buchseiten habend'; πολύπλευρος ‚viele Seiten habend'; πολύτεκνος ‚viele Kinder habend'; (b) DTK (VRK$_2$): πολυ-μαθής ‚sehr belesen' (urspr. PK, zum Typus vgl. Risch 1974: 81); πολυ-αγαπημένος ‚sehr geliebt'; πολυ-βασανισμένος ‚sehr gequält'; πολυδιαβασμένος ‚sehr belesen'; πολυ-δουλεμένος ‚sehr bearbeitet'; πολυ-λογ-άς ‚der viel spricht'; ‚über das Maß hinaus (exzessiv)'; πολυ-φορεμένος ‚viel (lange) getragen'; πολυ-πλυμένος ‚viel (oft) gewaschen'; bei subst. Basen: πολυ- als Lehnübersetzung für *multi-*, vgl. πολυϊατρείο ‚Multi(arzt)praxis'; πολυ-μέσα ‚Multimedia'; πολυ-βιταμίνες ‚Multivitamine'; πολυβιβλιοθήκη ‚Multi-Bibliothek'; πολυ-θέαμα ‚Varieté'; πολυ-κατάστημα ‚Multi-Geschäft' (für ‚Kaufhaus').

4. Conclusio und Ausblick

a) Es ist oft notwendig, die Übersetzungen von Termini der antiken Fachsprachen zu überdenken und sie gegebenenfalls zu revidieren. Dies ergibt sich bereits durch stichprobenartige Analysen, vgl. u. a. das schon erwähnte Adjektiv ἐμπόρφυρος, Beispiel (2), das Strömberg (1946) als *rötlich* wiedergibt, während es in der Dioscurides-Übersetzung des Salzburger Arztes und Sprachwissenschaftlers Max Aufmesser aus dem Jahr 2002 mit der neutralen Lesart *purpurn* übersetzt wird, die mit den botanischen Gegebenheiten im Einklang steht.[16]

b) Das unter 2. postulierte „geschlossene" System des agr. „Medizinerjargons" liefert uns nicht nur „trockene" Daten zu bestimmten Wortbildungsregeln. Neuere diachrone Studien zur Farbsemantik (vgl. u. a. Biggam 2012, siehe auch Fußnote 12) zeigen, dass die anfängliche Resignation bezüglich unseres Verständnisses von Farbenbezeichnungen in der Vergangenheit unbegründet war. Neologismen für spezialisierte Farbbezeichnungen aus verschiedenen Zeitstufen liefern uns Informationen über die kognitive Dimension der Modifizierung von Grundfarbenbezeichnungen (das sog. distributionelle Potential von Grundfarben (*basic color terms*) mittels derivationeller Morphologie nach Berlin/Kay 1969), aber auch über andere nicht polare Primäradjektive.

c) Ferner liefert eine Überarbeitung der Texte zur antiken Medizinsprache nicht nur wertvolle Informationen über die Geschichte dieser Disziplin, sondern sie trägt auch zur Bereicherung unserer Datenbasis für Sprachwandel und Entlehnungsprozesse bei, vor allem im nominalen Bereich. Im Fall des Neugriechischen haben wir es mit besonderen Formen der Rückentlehnung zu

---

16 Zu den am meisten von AltphilologInnen missverstandenen agr. Termini gehört *rheuma*: Dieser wird sehr oft unpassend als ‚Rheumatismus' und nicht als ‚Ausfluss' interpretiert.

tun, wobei die oberflächlich indigene lexikalische Ebene bei Komposita (für das Griechische im Allgemeinen) verhältnismäßig seltene Wortbildungstypen strukturell unterstützt und sogar ihre Produktivität fördert, vgl. die o. a. Beispiele zu μικρο- und πολυ-.

d) Die Medizin als zentraler Bereich des menschlichen Lebens bediente sich einer Terminologie, die viel früher ein breiteres Spektrum an „LaiInnen" erreicht hat, als der Fachwortschatz der Philosophie und der erst viele Jahrhunderte später aufkommenden „Alltagstechnologie" und Informatik.

Die Entwicklung der medizinischen Lexikographie im 3. Jh. v. d. Z. in Alexandrien (parallel zur Lexikographie zur Lyrik und zu Homer) weist darauf hin, dass die medizinische Sprache als eine Fachsprache zu verstehen war, für LaiInnen nur bedingt verständlich, allerdings „benutzerInnenfreundlicher" als die MedizinerInnensprache in vielen europäischen Sprachen heute.[17]

e) In der Forschung über die Geschichte der Medizin herrscht die *communis opinio*, dass es in vielen Fällen den alten GriechInnen gelungen ist, Neuentdeckungen von elementaren Naturerscheinungen und biologischen Phänomenen zu machen und bis dahin noch nicht vorhandene Disziplinen zu entwickeln. Obwohl der Einfluss anderer Kulturen naheliegend wäre (z. B. Ägypten, des Nahen und Mittleren Ostens), finden wir kaum erkennbare Adaptionen fachlicher Ausdrücke aus anderen Sprachen (vgl. Schironi 2010: 339). Trotzdem scheint die soziolinguistische Dimension und die Erforschung von unterschiedlichen Sprachregistern – vor allem der hellenistischen Zeit – noch nicht ganz ausgeschöpft zu sein.[18]

---

17 Galen favorisiert die alltagssprachlichen Termini und kritisiert oft den Gebrauch von zu seiner Zeit schon obsolet gewordenen attischen Ausdrücken (z. B. *Alim. Fac.* VI 585, 591, 592). Beispiele zu den Unterschieden zwischen Fach- und LaiInnensprache kennen wir aus dem neutestamentlichen Griechisch: Luk. 4.38.: συνεχομένη πυρετῷ μεγάλῳ ‚mit hohem Fieber behaftet': die Phrase kommt oft in Hippokrates und Galen vor, im NT nur bei Lukas, der als der „Mediziner" unter den Evangelisten gilt. Galen (*De diff. febr.* 1,1) trennt μέγας and μικρός πυρετός ‚hohes' und ‚niedriges Fieber'; die Parallelstellen in Markus (1.30) und Matthäus (8.14) in „LaiInnensprache" verwenden das Verbum πυρέσσω ‚fiebern', vgl. Bauer (1979) s. v.

18 Die soziolinguistische Komponente in der hellenistischen Zeit steht – abgesehen von den Werken der bekannten Wissenschaftler wie Galen – eher im Hintergrund, trotz Berichten über einen engeren Kontakt zwischen den „Medizinern" der damaligen Welt: z. B. griechische Ärzte sollen Ägypter (die Rede ist von „ägyptischen Sklaven" an der „medizinischen" Schule von Faloubetis) in ihrer Sprache (gemeint ist hier das Demotische) unterrichtet haben (*UPZ* 1.148; nach der Ausgabe von Rémondon 1964).

Bibliographie

Amman, Adolf N. (1953). *-ΙΚΟΣ bei Platon. Ableitung und Bedeutung mit Materialsammlung.* Freiburg: Paulusdruckerei.

Aufmesser, Max (2000). *Etymologische und wortgeschichtliche Erläuterungen zu De Materia medica des Pedanius Dioscurides Anazarbeus.* Hildesheim/Zürich/New York: Olms-Weidmann.

Aufmesser, Max (2002). *Pedanius Dioscurides aus Anazarba. Fünf Bücher über die Heilkunde.* Hildesheim/Zürich/New York: Olms-Weidmann.

Babiniotis, Georgios (1969). *Ο διά συνθέσεως υποκορισμός εις την ελληνικήν.* Diss., Athen.

Bauer, Walter (1979). *A Greek-English Lexicon of the New Testament and Other Early Christian Literature.* (Revised and augmented by F. W. Gingrich and F. W. Danker from Walter Bauer's fifth edition, 1958). Chicago/London: University of Chicago Press.

Benveniste, Emile (1966). „Formes nouvelles de la composition nominale." *Bulletin de la Societé Linguistique de Paris* 61. 82–95.

Berlin, Brent & Paul Kay (1969). *Basic color terms: Their universality and evolution.* Berkeley, California: CSLI Publ.

Biggam, Carole P. (2012). *The semantics of colour. A historical approach.* Cambridge: CUP.

Blass, Friedrich & Albert Debrunner ([18]2001 [[1]1976]). *Grammatik des neutestamentlichen Griechisch,* bearbeitet von F. Rehkopf. Göttingen: Vandenhoeck & Ruprecht.

Chantraine, Pierre (1956). *Études sur le vocabulaire grec,* II: Le suffixe grec *-ικός,* Paris.

Debrunner, Albert (1917). *Griechische Wortbildungslehre.* Heidelberg: Winter.

Hamann, Cornelia (1991). „Adjectives." In: Stechow, Arnim von & Dieter Wunderlich (Hrsg.) (1991): *Semantik* (HSK 6). Berlin/New York: de Gruyter. 657–673.

Hoenigswald, Henry M. (1977). „Diminutives and Tatpurusas: the Indo-European Trend toward Endocentricity." *Journal of Indo-European Studies* 5. 9–13.

Katsikadeli, Christina (2004). *Ausdrucksregister des Adjektivs in Synchronie und Diachronie. Eine vergleichende Untersuchung zum Griechischen und Deutschen,* Diss., Universität Salzburg.

Kay, Paul & Chad K. McDaniel (1978). „The linguistic significance of the meanings of basic color terms." *Language* 54. 610–646.

Koumanoudis, Stefanos (1900). *Συναγωγή νέων Λέξεων, υπό των λογίων πλασθεισών από της αλώσεως μέχρι των καθ' ημάς χρόνων.* Athen: Sakellariou.

Lakoff, George (1972). "Hedges: a study in meaning criteria and the logic of fuzzy concepts." *Chicago Linguistic Society* 8. 182–228.

LSJ = Liddell, Henry G. & Robert Scott (⁹1996). *A Greek-English lexicon. With a revised supplement.* Revised and augmented throughout by Henry Stuart Jones with the assistance of Roderick McKenzie and with the cooperation of many scholars. Oxford: Clarendon Press.

Lypourlis, Dimitrios (1968). *Η παραγωγική κατάληξη -ικος στην προσωκρατική φιλοσοφία και στο ιπποκρατικό corpus.* Diss., Thessaloniki.

Meyer, Gustav (1923). *Die stilistische Verwendung der Nominalkomposition im Griechischen.* Leipzig: Dieterich'sche Verlagsbuchhandlung.

Panagl, Oswald (1971). "Das Suffix *-om* (= gr. *-ωμα*) – ein Pseudo-Lexem der medizinischen Terminologie." *Glotta* 49. 42–45.

Petrounias, Evangelos (2000). "Ιδιαιτερότητες της νεοελληνικής ετυμολογίας." In: Christos Tsolakis (Hrsg.): *Η διδασκαλία της ελληνικής γλώσσας στην πρωτοβάθμια και δευτεροβάθμια εκπαίδευση*, Thessaloniki: Kodikas. 57–89.

Porzig, Walter (1934). "Wesenhafte Bedeutungsbeziehungen." In: *Beiträge zur Geschichte der deutschen Sprache und Literatur* 58. 70–97.

Rémondon, Roger (1964). "Problèmes du bilinguisme dans l'Égypte lagide." (*UPZ* I 148). *CdÉ* 39. 126–46.

Rainer, Franz (1981). *Intensivierung im Italienischen.* Diss., Salzburg.

Risch, Ernst (²1974 [1937]). *Wortbildung der homerischen Sprache.* Berlin/New York: de Gruyter.

Risch, Ernst (1981 [1944–1949]). "Griechische Determinativkomposita." In: Etter, Annemarie & Marcel Looser (1981) (Hrsg.): *Ernst Risch, Kleine Schriften*. 1–111 = *IF* 59, 1944–1949. 1–61, 245–294.

Schironi, Francesca (2010). "Technical Languages. Science and Medicine." In: Egbert J. Bakker (Hrsg.) (2010): *A Companion to Ancient Greek Language*, Chichester: Wiley-Blackwell. 338–353.

Schwyzer, Eduard (1939). *Griechische Grammatik*, Bd. I (Allgemeiner Teil, Lautlehre, Wortbildung, Flexion). München: C. H. Beck'sche Verlagsbuchhandlung.

Schwyzer, Eduard & Albert Debrunner (1950). *Griechische Grammatik, Bd. II* (Syntax und syntaktische Stilistik), vervollständigt und hrsg. von Albert Debrunner, München: C. H. Beck'sche Verlagsbuchhandlung.

Strömberg, Reinhold (1946). *Greek Prefix Studies.* Göteborg: Wettergren & Kerbers Förlag.

Wackernagel, Jacob (1926–1928). *Vorlesungen über Syntax*, Bd. II. Basel: E. Birkenhäuser.

Willi, Andreas (2003). *The Languages of Aristophanes: Aspects of Linguistic Variation in Classical Attic Greek.* Oxford: OUP.

Renáta Panocová & Pius ten Hacken

Naming Symptoms, Syndromes, and Diseases

1. Introduction

In this article, we will discuss the naming of concepts. Concepts can be seen as classes used in ordering our observations. In the medical field, new concepts arise as our understanding of the world around us advances. The primary place where concepts exist is in the individual mind. However, we tend to think of concepts and their names as social phenomena. After all, they are the basis of communication. Ten Hacken & Panocová (2011) discuss this opposition and explain how a number of linguistic approaches have addressed it. In terminology, the opposition is more acute because the delimitation of the boundaries of concepts is important in settling disputes, cf. ten Hacken (2008, 2010).

In medical terminology, a common understanding of concepts and their names is essential for successful communication. Therefore, many terms have been standardized to various degrees. In this respect, we can observe a progression from symptoms to syndromes and to diseases. Symptoms are descriptive terms that can be used to classify observations. In the system proposed by ten Hacken (2010), they belong to *specialized vocabulary*. Although their names are standardized, their concepts remain based on prototypes. A syndrome is a meaningful combination of symptoms, but it does not imply an understanding of their causes and connections. A syndrome is a new concept that marks an important advance towards a cure. Once the cause is identified and the connection between the symptoms can be explained, we can call the affection a disease. In ten Hacken's (2010) typology, terms for diseases are terms in the narrow sense, with a precisely delimited concept as their meaning.

In the following, we will concentrate on names for symptoms and syndromes. One reasons for this is that the name assigned to a syndrome is often kept even when further research has led to a better level of understanding. We still refer to *AIDS*, where the *S* stands for *syndrome*, although it has long been established that it is a disease caused by HIV. A second constraint of the domain we used is that we only looked at neoclassical formations. Neoclassical formations such as *cervicodynia* combine recognizable formatives, here *cervico* and *dynia*, that are based on classical languages, but the full words cannot be borrowings from these languages because Latin and Ancient Greek did not have them. For our purposes it is important that the use of a neoclassical formation as the name for a new concept demonstrates that the naming was done by specialists.

2. Štekauer's onomasiological approach

The theoretical framework selected for our analysis is Štekauer's (1998, 2005) onomasiological model of word formation. This model was developed on the basis of the Prague school of linguistics and inspired by Saussure's classical model of the linguistic sign.

A crucial distinction in Štekauer's model is between linguistic and extra-linguistic components of the naming process. In Saussure's terminology, the extra-linguistic part of the process results in a *signifié*, and the linguistic part assigns a *signifiant* to it. Štekauer's model includes three components: the lexical component, the word formation component and the syntactic component. Together, these constitute the language. The word formation component consists of four levels that bridge the gap between the meaning and the form.

When a naming need arises, the speech community decides whether a name can be taken from the existing lexical component or a new name is required. The extension of the sense of an existing word is not considered a new name. The main mechanisms for producing new names are word formation and borrowing. New names are added to the lexicon and as such can be used in syntax when a sentence is produced or analyzed.

In the case of word formation, the naming process follows the path through the four levels in the word formation component. The semantic level specifies semantic properties, and the onomasiological and onomatological levels gradually specify form classes. Finally, the phonological level determines how a new naming unit is pronounced. In (1), the stages of this process are illustrated for *interior designer*.

(1) a. extra-linguistic reality: 'someone whose job is to design how the inside of a room or a building looks'
   b. conceptual level: it is SUBSTANCE. SUBSTANCE is HUMAN. HUMAN performs ACTION. ACTION is PROFESSION. ACTION is aimed at another SUBSTANCE … etc.
   c. semantic level: [+ANIMATE] [+HUMAN] [+ADULT] [+PROFESSION] [+LOCATION] [+COLOR] [+FURNITURE] etc.
   d. onomasiological level:
   OS: SUBSTANCE$_1$ –   SUBSTANCE$_2$
   OC: (Location   Action)   Agent
   e. onomatological level:
            interior   design   -er
   f. phonological level:
            /ɪnˈtɪərɪə dɪˈzaɪnə/

The naming process begins with the identification of the object that needs a name, described in (1a). It should be noted that the need to refer to this concept with a specific name was determined in the speech community. Concepts are not in any sense 'given' in the real world. Subsequently, the object is conceptualized by a set of logical predicates, illustrated in (1b). The choice of the key semes takes place at the semantic level as presented in (1c). The structural relations between these semes are not indicated here, as they do not play any role in the questions we investigate here, but it is clear that in our example some structure is necessary. Thus, [+FURNITURE] is used to specify [+HUMAN] but not by directly attaching to the same object. Next, some of the semes are selected as part of the onomasiological structure (OS). In our example, the OS selects two SUBSTANCEs. A SUBSTANCE in this theory is anything with a physical reality. The elements of the OS are connected by the onomasiological connective (OC). The OC characterizes the semantic relations, in (1d) an Agent performing an Action aimed at a particular place. As can be seen in (1d), the first SUBSTANCE in the OS corresponds to the Location in OC, because the Location is more prominent in the meaning than the Action. In (1e), representing the onomatological level, morphemes are assigned to the structural constituents of the OS. As (1e) illustrates, -er is assigned to Agent, *design* to Action and *interior* to Location. The phonological level determines the phonological shape of the newly created naming unit. The example in (1) shows that all three structural constituents of the OS are assigned morphemes at the onomatological level. In Section 3 it will be demonstrated that this is not always the case. The realization of different components serves as a basis for distinguishing onomasiological types, to which we now turn.

3. Onomasiological types

A central concept of Štekauer's theoretical model is that of *Onomasiological Type* (OT). Štekauer (2005: 217) explains that OTs "result from the interaction between the onomasiological and the onomatological levels." Five OTs are distinguished, and they differ in the selection they make of properties in the semantic representation of the concept expressed in the onomasiological structure (OS). The onomatological level assigns morphemes to the elements of the onomasiological representation. The OS consists of three constituents, and OTs 1–4 give four possible combinations depending on which constituents of the onomasiological representation are assigned morphemes at the onomatological level. OT5 is unstructured and using traditional terminology, it corresponds to conversion. All OTs will now be explained and exemplified in turn.

The onomasiological structure of OT1 is ternary, i.e. it is composed of three structural constituents. More precisely, it consists of an onomasiological base (OB) and an onomasiological mark (OM), and the OM is further structured into determining constituent and determined constituent. The three constituents of OS are therefore related as in fig. 1.

Fig. 1: *Generic onomasiological structure*

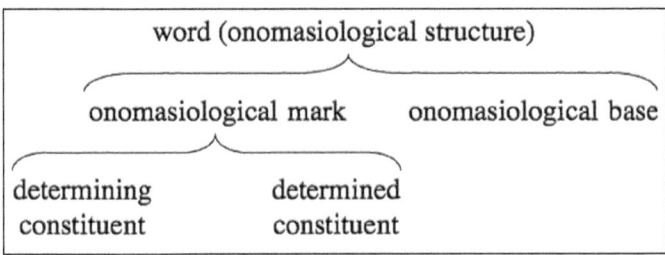

The OB is, for instance, represented by an Agent. This OT was exemplified above in section 2, and in (2) we give another example, from medical terminology.

(2) a.   determining const.   determined const.   onomasiological base
    b.   Object   Action   Agent
    c.   bronchi   dilat   or

In (2) and subsequent examples, we give the onomasiological structure in a simplified form, listing the three components in (2a). Following Štekauer's (2005) practice, we will not specify the components of the OS corresponding to the SUBSTANCEs in (1d), but only give the OC, as in (2b), and the onomatological structure, as in (2c). As shown in (2), the OB expresses the Agent, the determined constituent of the OM the Action, and the determining constituent the Object of the Action. The reading of the semantic relations in (2) can be paraphrased as 'Agent performing an Action (dilating or widening) aimed at an Object (the bronchi)'. This is in line with the initial need to name 'a substance or an agent that dilates the bronchi', which is the presumed starting point in the whole naming process of the naming unit *bronchodilator*. OT1 is the only onomasiological type with a complete complex structure.

In OT2, OT3, and OT4, only two of the components are expressed. In OT2, it is the determining constituent that is left unexpressed, as illustrated in (3).

(3) a.   determining const.   determined const.   onomasiological base
    b.   Action   Agent
    c.   ∅   flex   or

The example in (3) is *flexor* 'a muscle serving to bend a body part'. Here, the OS is ACTION – SUBSTANCE because there is no second SUBSTANCE that is expressed. The OC in (3b) indicates that an Agent carries out a particular Action. The Agent represents the OB and is realized by the morpheme *-or*. The base is specified by the determined constituent of the OM, expressed by the element *flex-* 'bend' at the onomatological level.

The onomasiological structure of OT3 does not realize the determined constituent of the OM. The type is exemplified by the term *nyctophobe* 'a person who abnormally fears night or darkness' in (4).

(4) a.   determining const.   determined const.   onomasiological base
    b.   Object   (Action)   Agent
    c.   nycto   Ø   phobe

The OB stands for Agent and is onomatologically represented by *-phobe*. It is further specified by the determining constituent of the mark standing for Object and expressed by *nycto-*. The determined constituent referring to the Action is left unexpressed morphematically. As opposed to the examples for OT1, the form *nyctophobe* cannot be divided in such a way that individual Action and Agent parts are distinguished.

The structure of OT4 is binary. The OM is simple and cannot be structured into a determining and determined constituent. We can consider OT4 as the third logical possibility of leaving one of the three constituents of the OS unexpressed. After the determining constituent in OT2 and the determined constituent in OT3, here the OB should be unexpressed. However, the remaining two constituents are reinterpreted as OB and OM. OT4 is exemplified by the medical term *cervicodynia* 'neck pain' given in (5).

(5) a.   onomasiological mark   onomasiological base
    b.   Location   State
    c.   cervico   dynia

As can be seen in (5), the OB is represented by State and assigned the form *-dynia* 'pain' on the onomatological level, while the OM stands for Location and in this way specifies where it hurts, expressed by the morpheme *cervico-* 'neck'.

OT5 differs from the types described above by the fact that there is no onomasiological structure. In other words, it is not possible to analyze OT5 on the onomasiological level. We can see this as a result of leaving two of the three constituents unexpressed. The essence of this type is conceptual or onomasiological recategorization and includes conversion in traditional terminology. The onomasiological recategorization is illustrated in (6).

(6) a. $X\text{-}ray_N - X\text{-}ray_V$: SUBSTANCE $\xrightarrow{Result}$ ACTION

The naming unit $X\text{-}ray_N$ is best described by the conceptual category of SUBSTANCE. The conceptual level (described in more detail in section 2) includes a set of hierarchically ordered logical predicates or the so-called logical spectrum. This ordering is changed as soon as the meaning 'a picture of the bones or organs inside somebody's body taken using X-rays' converts to 'to take a picture of the inside of something using X-rays'. A process of recategorization from SUBSTANCE to ACTION has taken place. A more extensive presentation of the onomasiological theory of conversion can be found in Štekauer (1992, 1996). In our analysis, OT5 does not play a role, so we will not discuss it in more detail.

4. Analysis of the names for symptoms and syndromes

A sample of nearly 100 names of symptoms and syndromes was collected from Stedman's (1997) medical dictionary. These were subjected to onomasiological analysis. The results reveal interesting tendencies. Firstly, in our sample there is a very strong preference for OT4; there were only very few instances of other OTs. This gave a good reason for a more subtle analysis within OT4. Our investigation concentrated on differences between logical and semantic relations between OB and OM as expressed by onomasiological connectives (OCs).

In classifying our sample of symptoms and syndromes according to the logical and semantic relations between OB and OM, we found that all of the names corresponding to OT4 exhibit one of only five different OCs. The most frequent OC has State as OB. An example of this OC was given in (5) and two more are given in (7).

(7) a. onomasiological mark   onomasiological base
    b. Location   State
    c. *esophago*   *spasm*
    d. *chiropod*   *algia*

In (7c), the OB represented by State is assigned the morpheme *spasm* 'a sudden involuntary contraction of a muscle' on the onomatological level, while the OM stands for Location and in this way specifies which place or body parts are affected. This is expressed by *esophago-*, which has the meaning 'the muscular membranous tube for the passage of food'. Similarly, in (7d), the OB is again represented by State and assigned the form -*algia* 'pain' on the onomatological level. The OM denotes Location and specifies where it hurts, expressed by *chiropod*- 'hand [and] foot'.

The next most frequent OCs both have Patient as the OB. Examples are presented in (8).

(8) a.   onomasiological mark   onomasiological base
    b.   Quality   Patient
    c.   *macro*   *adenoma*
    d.   Object   Patient
    e.   *chloro*   *myeloma*

As can be seen in (8b-c), the reading of the OM in the example *macroadenoma* is a Quality or more specifically the size of the Patient, i.e. an *adenoma*, 'a benign epithelial tumor having a glandular origin and structure', which is large. A related type of OC is Patient modified by an Object, as in (8d-e), designating a *myeloma*, 'a malignant tumor of the bone marrow', with green masses of abnormal cells morphematically expressed by the element *chloro*-.

Finally, our sample included two types with the OB expressing Action, illustrated in (9). It is interesting to note that they have the same pair of OMs as in (8), Quality and Object.

(9) a.   onomasiological mark   onomasiological base
    b.   Quality   Action
    c.   *syn*   *kinesis*
    d.   Object   Action
    e.   *chole*   *emesis*

The reading of the OC in (9b-c) is an Action specified by a particular Quality. *Synkinesis* is an involuntary movement accompanying a voluntary one. An example of synkinesis is that when one closes one eye and looks at a moving object, the closed eye makes the same movement as the active one. In the name, the Action is represented by motion, expressed by *kinesis*. The type of action is specified in the sense that it includes voluntary and involuntary movement at the same time, which is expressed by the constituent *syn*- having the meaning 'together, with, joint'. In (9b) the Action is denoted by *emesis* 'vomiting' of an Object, here *chole* 'bile'.

We think it is remarkable that only five OCs are found among all of our examples in OT4. Moreover, four OCs, illustrated in (8) and (9), represent all combinations of Quality and Object as OM with Object or Action as OB.

5. Conclusion

In this article, we started from the question of how medical specialists come up with names for symptoms and syndromes. We restricted the scope of our investigation to neoclassical word formation. There are two main conclusions that can be drawn, one about naming strategies and one about the theoretical framework adopted here.

In section 4, we described naming preferences for symptoms and syndromes and found a very clear tendency. First, among the five OTs, with very few exceptions, it was OT4 that was used to come up with a name. This is the OT in which the OM does not have internal structure. When we consider the variety of OCs, we can distinguish two broad classes. One has State as the OB and Location as the OM. This is an obvious pattern for symptoms, as it describes what happens where. The other pattern has any combination of Action or Patient as OB and Quality or Object as OM. This is also a straightforward naming strategy for symptoms, as it describes the nature of a process or substance in the body as being special.

The way this conclusion is formulated raises two questions – first, how remarkable it is, and second, how representative it is for the entire domain of symptoms, syndromes and diseases. Starting with the second question, we have to admit that the sample we analyzed is not huge. However, it was chosen at random from the entries of one of the major medical dictionaries, and there is no reason to expect that a larger sample would lead to significantly different conclusions. The only significant restriction is that we limited our sample to neoclassical formations. There are two frequent naming patterns that are systematically excluded from our sample. One is the use of proper names, e.g. *Parkinson's disease*, the other the use of abbreviations for longer descriptive names, e.g. *AIDS*. In future research, it might be interesting to investigate the way these patterns are used by comparing their distribution with that of neoclassical formations. Within the chosen domain, however, the results are likely to be representative.

As to the first question, the patterns we found are of course not entirely unexpected. However, there are two observations to be made about them. First, general cognitive naming patterns always look straightforward in hindsight because of their cognitive prominence. At the same time we should note, however, that only a systematic analysis of a representative sample will show which of the plausible cognitive patterns are actually used. Second, the fact that the data fall into a small number of frequently used patterns provides further evidence for the system we used for identifying such patterns. Štekauer (2005: 217) proposes replacing the traditional division of word formation into categories such as affixation, compounding and conversion by five OTs. When we then find that an overwhelming majority of items in an independently determined sample falls within one of these OTs and all of them represent a very small number of OCs, these findings vindicate the way these patterns were chosen as cognitively significant. Moreover, we showed how the five OTs Štekauer uses can be seen as a logical consequence of the generic structure in fig. 1. They represent all possibilities of realizing one, two, or three of the components. Therefore, our findings support the use of this framework for the investigation of naming patterns.

References

ten Hacken, Pius. 2008. 'Prototypes and Discreteness in Terminology.' In: Elisenda Bernal & Janet DeCesaris (eds.), *Proceedings of the XIII Euralex International Congress*, Barcelona: IULA-UPF, 979-987.

ten Hacken, Pius. 2010. 'The Tension between Definition and Reality in Terminology.' In: Anne Dykstra & Tanneke Schoonheim (eds.), *Proceedings of the XIV Euralex International Congress*, Leeuwarden: Fryske Akademy & Afuk, 915-927.

ten Hacken, Pius & Panocová, Renáta. 2011. 'Individual and Social Aspects of Word Formation', *Kwartalnik Neofilologiczny* 58, 283-300.

Stedman, Thomas Lathrop. 1997. *Stedman's Concise Medical Dictionary for the Health Professions*, ed. John H. Dirckx, Baltimore: Williams & Wilkins.

Štekauer, Pavol. 1992. On some issues of zero morpheme in English. *Linguistica Pragensia* 2, 73-87.

Štekauer, Pavol. 1996. *A theory of conversion in English*. Frankfurt am Main etc.: Peter Lang.

Štekauer, Pavol. 1998. *An onomasiological theory of word-formation*. Amsterdam & Philadelphia: John Benjamins.

Štekauer, Pavol. 2005. ,Onomasiological approach to word-formation.' In: Pavol Štekauer & Rochelle Lieber (eds.), *Handbook of word-formation*, 207-232. Dordrecht: Springer.

Emil Chamson

Kreislaufprobleme and *Circulation Problems*: When English and German Linguacultural Conceptions Diverge

Introduction

Nowadays, English and German typically show comparable conceptual and linguistic patterns in colloquial references to symptoms and maladies, both physical, e.g. *headache/Kopfweh, restless legs/unruhige Beine*, and figurative, e.g. *broken heart/gebrochenes Herz, lovesick/liebeskrank*. Language contact and translation, especially in the electronic age, are increasing this tendency for parallelism. In fact, in contemporary colloquial discourse – excluding the many archaic disease terms in both languages, it is rare to find instances in which descriptions of commonplace symptoms or ailments in either of the two languages do not easily 'translate', i.e. linguistically and conceptually, into the other. The following is a brief discussion of one such instance, a health-related meme in German that, for cultural and linguistic reasons, is peculiar from an English standpoint. Examples from online sources and everyday experience serve to illustrate typical usage.

The notion of the *Kreislauf*, specifically the problems commonly associated with it, is a standard topic of everyday health discussions in the German-speaking regions of Europe. This heading from an article on a health website captures the common wisdom:

> *Kreislaufprobleme sind weit verbreitet: Fast jeder kennt zumindest einzelne Symptome einer Kreislaufschwäche.*[1]

Although *Kreislauf* is routinely translated as *circulation* in such contexts, the latter rarely seems apposite. Indeed, judging by the language of everyday health concerns, one might conclude that the English 'circulation', by virtue of its rare mention, is far more robust than the German 'Kreislauf'.

---

1   '[Kreislauf] problems are widespread: almost everyone has experienced at least some symptoms of [Kreislauf] weakness.' http://www.onmeda.de/symptome/kreislauf probleme.html (May 5, 2015). All translations in this article, unless otherwise indicated, are my own.

Well suited for this discussion is the concept of *linguaculture* (Friedrich 1989), also called *languaculture* (Agar 1994). The term allows reference to the interface between language and culture (Risager 2012), emphasizing that "the many sounds and meanings of what we conventionally call 'language' and 'culture' constitute a single universe of its own kind" (Friedrich 1989: 306). This notion, built on the thought traditions of, among others, Humboldt, Sapir and Whorf,[2] stresses that linguistic and conceptual-cultural domains are not always separable.

Kreislauf vs. *circulation*

As online articles and discussions attest,[3] one cultural convention that native English speakers[4] living in Austria, Germany and other German-speaking regions of Europe initially find peculiar is the attribution of a wide array of symptoms to the (mal)functioning of the *Kreislauf*. The term, also used other for notions of circularity (e.g. 'cycle', 'circuit' and 'loop'), is routinely translated as *circulation* in health contexts. A compound of the native German elements *Kreis* 'circle' (likely related to *kritzeln* 'to scribble, scratch'[5]) and *Lauf* 'run' (cognate with English *leap*), *Kreislauf* was apparently introduced in the late seventeenth or early eighteenth century as a replacement for the Latin-derived *Circulation/Zirkulation* and/or as

---

2   See Risager (2012) for a concise overview of this tradition and its current offshoots.
3   For example: http://www.spiegel.de/international/you-have-what-mysterious-illness-in-germany-a-416475.html, https://www.reddit.com/r/germany/comments/3963m4/is_it_just_me_or_do_germans_especially_german/, and http://www.toytowngermany.com/forum/topic/700-meaning-of-kreislaufprobleme-kreislaufst%C3%B6rung/ (February 8, 2016).
4   As to the frame of reference of the following – an important point in discussing linguacultural differences, I am a bilingual speaker of American English (L1) and Austrian German. References to typical linguacultural conventions of 'native speakers' of either language are used for expediency and certainly do not exclude that the findings, especially in regard to English, may not apply outside of (or everywhere within) North America. Nevertheless, my experience with British, Irish and Australian English speakers and sources suggests that, for the phenomena discussed herein, perceptions within the Anglophone 'inner circle' are largely similar. The extent to which the findings apply in other English-speaking regions remains to be explored.
5   The connection between *Kreis* and *kritzeln* relies on the supposition that *Kreis* originally referred to a circular line scratched (compare Engl. *write* and Ger. *ritzen* 'scratch') into the ground, thus forming a ring – perhaps for fighting or sacred purposes. S.v. *Kreis* in Grimm & Grimm (http://woerterbuchnetz.de/DWB/?sigle=DWB&mode=Vernetzung&lemid=GK13182#XGK13182) and in Pfeifer (http://www.dwds.de/?qu=kreis) (May 6, 2016).

a translation of English *circulation*.⁶ As part of the linguistic purism currents of the seventeenth and eighteenth centuries, scores of such *Verdeutschungen* 'Germanizations' were coined to take the place of *Fremdwörter* 'foreignisms'. Philipp von Zesen (1619–1689) and Joachim Campe (1746–1818), both of whom have been named in association with the introduction of *Kreislauf*,⁷ were among the era's most prolific word crafters, originating such well-established German terms as *Abstand* 'distance', *Mundart* 'dialect', *Rechtschreibung* 'orthography', *Verfasser* 'author' and *Ausflug* 'excursion', all intended as German equivalents of the existing Latin- or Greek-derived words, *Distanz, Dialekt, Orthographie, Author* and *Exkursion*, respectively. Whereas many such coinages became dominant in everyday language, the classically-derived terms were not fully replaced, but have instead remained alternatives that are especially common in technical and formal contexts. Such dualism is typical in German medical terminology: while English refers to the *urethra, pancreas, tonsils, appendix* and *ovaries* in all registers today, German has the standard-language native terms *Harnröhre, Bauchspeicheldrüse, Mandeln, Blinddarm* and *Eierstöcke*⁸ in addition to the corresponding classically-derived terms for higher-register or specialized purposes, *Urethra, Pankreas, Tonsillen, Appendix* and *Ovarien*. Modern English, too, has such pairs, e.g. *windpipe – trachea, kneecap – patella, shinbone – tibia*, but they are far more common in German.

Such patterns may offer insights into understanding that *Kreislauf*, unlike *Zirkulation*, is a general(izable) term, lending itself to – indeed inviting – broader extension. English *circulation*, though not as clearly marked as *Zirkulation* in terms of its technical, high-register connotations, is also more limited than German *Kreislauf*. Indeed, German speakers ascribe a variety of health states – especially symptoms and complaints – to the *Kreislauf* and its (mal)functioning that most English speakers would not immediately, if at all, associate with their *circula-*

---

6   Pfeifer (1995; see: http://www.dwds.de/?qu=kreislauf) dates *Kreislauf* at the beginning of the eighteenth century and describes it as a translation of English *circulation*: "**Kreislauf** m. 'Zirkulation', Terminus der Chemie und Medizin, zu Anfang des 18. Jhs. als Übersetzung von engl. *circulation* für 'Blutkreislauf', nach Harveys Schrift *Exercitatio anatomica ... de circulatione sanguinis* (1628)." Von Polenz (1994: 105) lists *Kreislauf* among those words whose technical meaning was influenced by English.
7   Several popular sources, e.g. Wikipedia (https://de.wikipedia.org/wiki/Philipp_von_Zesen) (May 6, 2016) and Dünisch (2010: 123), name Philipp von Zesen as the coiner of *Kreislauf*. No evidence is offered, however. Von Polenz (2009: 108) lists *Kreislauf* among word creations that may have been introduced by Joachim Campe.
8   Literally: *Harnröhre* 'urine tube', *Bauchspeicheldrüse* 'belly saliva gland', *Mandeln* 'almonds' (due to shape), *Blinddarm* 'blind intestine' and *Eierstöcke* 'egg stock' (cp. *Bienenstock* 'beehive').

tion: light-headedness, headache and nausea, as well as nonspecific constitutional issues such as listlessness, fatigue and difficulty concentrating.[9] Depending on the particular ramifications of *Kreislauf* problems, English speakers would likely be more specific, e.g. by naming an assumed cause, such as low blood pressure/sugar, or choose a general descriptor, such as feeling 'unwell', 'under the weather', 'out of sorts', 'subpar', 'run-down', 'lackluster' or 'crappy'/'shitty'.

This use of *Kreislauf* typically occurs in complaints such as *heute spielt mein Kreislauf verrückt* 'my [*Kreislauf*] is acting crazy today' and in compounds such as *Kreislaufprobleme* 'problems', *Kreislaufschwäche* 'weakness', *Kreislaufbeschwerden* 'discomfort/troubles', *Kreislaufzusammenbruch/Kreislaufkollaps* 'collapse', and *Kreislaufstörung* 'disturbance/disorder'. The last of these, the *Kreislaufstörung*, is satirized by Zeidenitz & Barko (2008: 65; emphasis in original) in their booklet on German peculiarities:

> Like the French, the Germans devote enormous resources to the treatment of an illness which doesn't exist, in this case the notorious **Kreislaufstörung**, meaning disruption of the circulation. While the rest of us go to meet our maker when our circulation stops, the Germans routinely recover from it and go on to lead useful and productive lives. Once they are good at it, the Germans can have a *Kreislaufstörung* as often as twice a month without it seriously impairing their social life. Treatment for this frightening disease varies. It has been shown to respond positively to three weeks on a Greek beach.

The humor relies on the differing linguacultural associations of German *Kreislauf* and English *circulation*. It also relies on the translation of *Kreislaufstörung* as a *disruption of the circulation*, further equating that with a complete stoppage. *Störung* (cognate with English *stir*), however, refers to disturbances or disorders of varying degrees, in both severity and duration. Nonetheless, this tongue-in-cheek passage does serve to illustrate that most English speakers would perceive *circulation problems* as indicative of a chronic and potentially dangerous medical condition, e.g. as a result of diabetes, whereas *Kreislaufprobleme* typically come and go, without any serious consequences or underlying pathology.

Moreover, in everyday conversational settings, the symptoms subsumed under *Kreislaufprobleme* are not those that most English speakers would associate with *circulatory problems*. Statements such as *I have poor circulation* usually occur

---

9   Historically, however, the association of such symptoms with the *circulation* may well have been more common. For example, *Cassell's Household Guide* (ca. 1869–1886), a widely circulated publication in Victorian England, notes that: *Persons with a feeble circulation, and, therefore, more liable to faintness, may be glad to know that they can often avert a fainting-fit when they feel it coming on, by at once lying down flat on a sofa;* (Vol. 1, 111)

within the context of explaining coldness or numbness in the extremities, as in the sensation of one's hands or feet 'falling asleep'. Poor circulation is also widely known to lead to varicose veins, swelling of the hands and feet, and leg ulcers. In German, by contrast, such symptoms would be seen as a disturbance not of the *Kreislauf* but of the *Durchblutung* (literally 'through-bleeding', cp. *perfusion*) 'blood flow'/'blood circulation', a concept that is more specific than *Kreislauf* and refers to the delivery of blood to specific regions of the body.

In many cases, the colloquial descriptions of *Kreislauf* problems correspond closely to symptoms of low blood pressure (hypotension), as explained on the popular health website netdoktor.de:

1a. *Der Blutdruck fällt, das Blut versackt in den Beinen und versorgt das Gehirn nicht mehr ausreichend mit Sauerstoff.* **Kreislaufstörungen** *machen sich daher zunächst durch Schwindelgefühl und Flimmern vor den Augen bemerkbar.*[10]

Here, translating *Kreislaufstörungen* with *circulation problems* would be incongruous with English speakers' everyday notions of how *circulation problems* manifest themselves. Instead, a linguacultural translation – or interpretation – with greater specificity, namely *low blood pressure (problems)*, would yield a fully inconspicuous, typical statement – if one forgives the arguably pleonastic repetition of "blood pressure" and its reduced level:

1b. 'Blood pressure drops, blood collects in the legs and no longer sufficiently provides the brain with oxygen. As a result, **low blood pressure (problems)** first become(s) evident in feeling dizzy and in flickering vision.'

Yet the *Kreislauf* is also implicated in contexts in which English speakers would point to other underlying causes, such as low blood sugar, dehydration, or (the onset of) heat exhaustion. Indeed, *Kreislauf* complaints seem to be most commonly cited in connection with the weather, especially with heat and rapid changes in temperature, precipitation or wind (e.g. Föhn[11]) conditions. The following statements illustrate this connection and, moreover, another widespread health concept in German-speaking countries: *Wetterfühligkeit* 'weather sensitivity', the assumption that, for many people (estimated between 30% and 50% in Germany[12]), weather strongly affects well-being. The first statement, from the high-traffic

---

10 http://www.netdoktor.de/Gesund-Leben/Reisemedizin/Erste-Hilfe/Kreislauf stoerungen-2217.html (February 8, 2016) Emphasis is mine.
11 See, for example: https://en.wikipedia.org/wiki/Foehn_wind (February 8, 2016)
12 http://www.welt.de/wissenschaft/article4308102/Wie-Wetterfuehlige-sich-helfen-koennen.html (February 21, 2016)

T-Online platform, begins an article entitled "Kreislaufprobleme bei Hitze: Das können Sie tun" '[Kreislauf] problems in the heat: what you can do'; the second is a reader's query on a question-and-answer site, and the third is from an article on an Austrian weather website:

2a. **Kreislaufprobleme** *im Sommer entstehen oft, wenn Hitze und hohe Temperaturen die eigene Körpertemperatur von 37 Grad überschreiten.*[13]
3a. *Wieso belastet Schwüle meinen* **Kreislauf** *so? Mit trockener Hitze habe ich kein Problem, sobald es aber schwül und drückend wird, geht es mir richtig schlecht. Was kann man tun um sich abzuhärten?*[14]
4a. *So macht das Wetter unseren* **Kreislauf** *kaputt. Schlafen Sie schlecht? Können Sie sich nur schwer konzentrieren? Schuld ist das Wetter! Hier ein paar kleine Tipps.*[15]

In these cases, selected for their notional typicality, understanding *Kreislauf* as *circulation* would again yield peculiar statements; nor would *low blood pressure problems* fit in such contexts. Instead, the linguacultural interpretations proposed in the following seem to capture the intended message:

2b. '**Heat-related health problems** in the summer occur often when heat and high temperatures exceed the body's temperature of 37 degrees.'
3b. 'Why is the humidity so hard on my **health**? I have no problem with dry heat, but as soon as it gets oppressively humid, I feel really awful. What can I do to toughen myself up?'
4b. 'How the weather wrecks our **well-being**. Are you sleeping poorly? Can you concentrate only with great difficulty? The weather is to blame! Here are a few little tips.'

From an English linguacultural perspective, therefore, *Kreislauf* is an umbrella term to which in colloquial German a variety of health-related symptoms and complaints are attributed. This is pointed out in a response to the following question, posted on Reddit:

Before I moved to Germany I never experienced people talking about their circulation. Now it seems I can't go a day without hearing about someone's Kreislauf. Is this the Ger-

---

13 http://www.t-online.de/ratgeber/gesundheit/beschwerden/id_57337868/kreislaufprobleme-bei-hitze-das-koennen-sie-tun.html (February 8, 2016), my emphasis.
14 http://www.gesundheitsfrage.net/frage/wieso-belastet-schwuele-meinen-kreislauf-so (February 8, 2016), my emphasis.
15 http://www.wetter.at/wetter/oesterreich-wetter/Milder-Winter-macht-krank-Schlafstoerung-Kreislauf/128879554 (February 8, 2016), my emphasis.

man version of the French "heavy leg syndrome" or the British "lurgy" a go to excuse for when not feeling well?[16]

Among the responses, one contributor – apparently a native German speaker – explains:

> "Kreislauf" is a catch all term we use instead of "I don't feel well" or "I'm wheezing more than I expected". It really just means "My body appears to perform sub-par today." It covers any mild issue related to hot or humid weather, breathing, not enough sleep last night, (mild) blood pressure issues, blood sugar.[17]

This is an apt characterization of how *Kreislauf* is used in colloquial speech. Astonishing, however, is how seldom such comments are encountered. That is, the awareness that *Kreislauf* is, in most everyday contexts, used as a catch-all term and does not refer to a specific medical entity – at least from an English linguacultural perspective – is exceptionally rare. Most speakers assume that their *Kreislaufprobleme* are, by definition, connected to a temporary or chronic insufficiency or malfunctioning of their *Kreislaufsystem*, i.e. *circulatory system*.

But there is more to this issue than a 'mistaken' assumption on the part of German speakers. First, as noted above, *Kreislauf* is also used in strict medical senses to refer to *circulation* – although, depending on context, *Blutkreislauf* or *Zirkulation* are often preferred. English *circulation* and German *Kreislauf* therefore often overlap unproblematically in medical and other technical discourses. For example, in the German version of the International Category of Diseases (ICD), the category "Diseases of the circulatory system" is "Krankheiten des Kreislaufsystems". The German term *Herz-Kreislauf-Erkrankung*, however, corresponds to English *cardiovascular disease*.

Kreislauf thus covers a range from, on one end, the strictly technical – usually synonymous with *Blutkreislauf, Zirkulation* or *Blutzirkulation* – to, on the other, a catch-all category for the cause of various manifestations of unwellness. The first of these, the technical notion, serves to medicalize and legitimize the latter. That is, because *Kreislauf* is (also) a genuine medical concept, people suffering from *Kreislauf* symptoms can point to a specific, recognized entity, thus benefitting from naming, from the 'power of pathonyms'.[18]

---

16 https://www.reddit.com/r/germany/comments/3963m4/is_it_just_me_or_do_germans_especially_german/ (February 8, 2016)
17 https://www.reddit.com/r/germany/comments/3963m4/is_it_just_me_or_do_germans_especially_german/ (February 8, 2016)
18 See Marko, this edition, 147.

A second factor in explaining the broad use of *Kreislauf* may lie in the word itself. As already noted, *Kreislauf* was coined in the seventeenth or early eighteenth century from native elements as a plain replacement for *Zirkulation*. The elements from which it was formed, *Kreis* and *Lauf*, are semantically broad and lend themselves to polysemy. For example, *Kreis* is used not only for obviously circular concepts, such as *circle* (including *social circle*), *cycle*, *circuit*, *loop* and *ring*, but also for *district/county* and for the more abstract notions *extent/range*, *ramifications/influence/impact* and *spread/increase*. The common phrase *weite Kreise ziehen*, for example, may be translated as 'to have a far-reaching impact or broad ramifications', 'to spread/expand/increase' or 'to have a ripple effect'. *Lauf*, too, is polysemous, even more so than English *run*, and may refer to, inter alia, a *course*, *flow*, *motion*, *heat* (in sports), *barrel* (of a gun), *leg* (of an animal) and *passing* (of time). Each of the two elements, therefore, can be used to refer to general processes of development. This is evident in the notional similarity of the two phrases *der Kreis der Natur* and *der Lauf der Natur*.

It is thus unsurprising that the compound of these two elements, *Kreislauf*, apparently originally conceived with a specific technical sense, was soon used figuratively, its intensional simplicity allowing far-reaching extension. English *circulation*, too, is used in non-medical contexts, e.g. circulation of money (*Geldkreislauf*), air *(Luftzirkulation/Luftkreislauf)*, or commercial goods (*Güterkreislauf*). In German, however, *Kreislauf* encompasses still broader notions, such as in the widespread phrase *der Kreislauf der Natur/des Lebens* 'the cycle/circle/course of nature/life' and in the characterization of a recurring (usually unpleasant) process as an *ewiger Kreislauf*, 'a perpetual/never-ending cycle'. *Circulation* is not used in these senses.

In Goethe's *Egmont* (2015 (1788): 372), the author plays on the various associations of *Kreislauf*:

> *Heut steht die Welt auf einmal still; es stockt ihr Kreislauf, und mein Puls schlägt kaum noch wenige Minuten. Leb wohl!*

Here, *Kreislauf* refers first to the movement of the world, then evoking the narrower meaning by referring to the beating of a pulse. A common English translation of this passage reads:

> To-day the world suddenly stands still, its course is arrested, and my pulse will beat but for a few minutes longer. Farewell.[19]

---

19 https://play.google.com/store/books/details?id=YK07AAAAcAAJ&rdid=book-YK07AAAAcAAJ&rdot=1, 388 (February 24, 2016).

Course effectively captures the notion of progression and movement in this context, much as it does in the expression *the course of events*. Yet the overt link to health, as expressed by *Kreislauf*, is lost.

Combining the notions of circularity, completion and well-formedness (*Kreis*) with motion and progress (*Lauf*), *Kreislauf* can thus be understood in broad terms as representing a natural flow of dynamic elements within a system – or within a system of systems (as in the body), wherein each element is connected to and relies on the others for the perpetuation of the whole. This can apply to the specific, tangible and technical – blood, money, electricity – and to the broad, intangible and abstract – time, nature, health, life.[20] From a metaphorical perspective (cf. Lakoff & Johnson 1980; Kövecses 2000, 2002), the German colloquial health notion of *Kreislauf* is consistent with FORWARD MOTION IS GOOD (Chilton 2009: 467), which is reflected in wishes to stimulate or accelerate it, e.g. *Kreislauf in Schwung bringen*, *Kreislauf ankurbeln* and *Kreislauf anregen*. The many expressions involving the *Kreislauf*'s falling or being down, moreover, are in line with SICK IS DOWN (Kövecses 2002: 36), e.g. *Kreislaufabsturz, Kreislaufkollaps, Kreislaufabfall, Kreislauftief, Kreislauf abgesackt, Kreislauf am Boden, Kreislauf im Keller* and *Kreislauf ganz unten*.

The notion of *Kreislauf* also suggests metaphorical concepts such as REGULAR FLOW IS HEALTHY (and its converse, DISTURBED FLOW IS UNHEALTHY) and WELL-BEING IS EQUILIBRIUM. When the body experiences symptoms and discomfort, such as headache, dizziness, fatigue or weakness, its *Kreislauf* – its normal flow and equilibrium – is indeed out of whack.

Concluding remarks

In keeping with the language and health focus of this volume and its joining of German and English articles, the preceding discussion has looked at the notion of German *Kreislauf* in terms of its linguacultural associations in comparison to English *circulation*. The two terms overlap in many technical areas and in some general health contexts, namely when complaints are not involved. For example, in the sentence *ein morgendlicher Spaziergang bringt meinen Kreislauf in Schwung*, *Kreislauf* seems linguaculturally indistinguishable from *circulation* in *a morning walk gets my circulation going*. Yet when used for everyday complaints and illnesses, *Kreislauf* diverges from *circulation*, with *Kreislaufprobleme* encompassing symptoms that are not only different from those suggested by *circulation problems*

---

20 Pointner (this volume) notes that logos for health supplements often feature circular and elliptic elements as part of imagery to symbolize dynamism and vitality.

but also cover a far broader spectrum. As seen above, the *Kreislauf* is named as the cause of symptoms as specific as nausea and as broad as feeling subpar. Its popularity as a health meme appears to rest on two factors: first, the intensional openness of the native compound *Kreislauf* and of its constituent lexemes, *Kreis* and *Lauf*, both of which evoke dynamic processes, allows it exceptional extensional flexibility to refer to perceived disturbances of the body's equilibrium; and second, as *Kreislauf* and *Kreislaufprobleme* are (also) specific medical(ized) terms, speakers benefit from the ability to name, i.e. identify, explain and legitimize, their symptoms.

Sources

Agar, Michael. 1994. *Language Shock: Understanding the Culture of Conversation.* New York: William Morrow.

Calderón, Marietta, Reinhard Heuberger & Emil Chamson (eds.). 2017. *Gesundheit und Sprache/Health and Language.* Frankfurt am Main, etc.: Peter Lang.

Cassell's Household Guide to Every Department of Practical Life: Being a Complete Encyclopœdia of Domestic and Social Economy. New and Revised Edition. 1884–1886. 4 Vols. Vol. 1. London, Paris & New York: Cassell Petter & Galpin. Retrieved online (Feb. 10, 2016): https://archive.org/details/b21537203_0001.

Chilton, Paul. 2009. "Metaphor in mental representation of space, time and society: The cognitive linguistic approach." In Pishwa 2009, 455–471.

Dünisch, Christian. 2010. *Fremdwörter. Fremd- und Fachwortschatz gekonnt im Beruf einsetzen.* München: Compact Verlag.

Friedrich, Paul. 1989. "Language, ideology, and political economy." *American Anthropologist*, 91, 295–312.

Goethe, Johann Wolfgang von. 2015. *Gesammelte Werke: Dramen, Gedichte, Romane, Autobiografische Schriften (Über 1000 Titel in einem Buch – Vollständige Ausgaben): Biografien + Briefe + Naturwissenschaftliche Werke + Epigramm-Sammlungen + Religiöse Schriften + Elegien + Xenien + Sonette und viel mehr.* Ebook: E-Artnow. Retrieved online (Feb. 10, 2016): https://books.google.at/books?id=2u5pBwAAQBAJ&hl.

Grimm, Jacob & Wilhelm Grimm. 1854–1961. *Deutsches Wörterbuch.* 16 Bde. in 32 Teilbänden. Leipzig. Quellenverzeichnis Leipzig 1971. Retrieved online (Feb. 10, 2016): http://woerterbuchnetz.de/DWB/.

Jackson, Jane (ed.). 2012. *The Routledge Handbook of Language and Intercultural Communication.* Oxon: Routledge.

Kövecses, Zoltán. 2000. *Metaphor and Emotion: Language, Culture, and Body in Human Feeling.* Cambridge: Cambridge University Press.

Kövecses, Zoltán. 2002. *Metaphor: A Practical Introduction*. Oxford: Oxford University Press.

Lakoff, George & Mark Johnson. 1980. *Metaphors We Live By*. Chicago & London: The University of Chicago Press.

Marko, Georg. 2017. "The wise and ignorant pathonym [.] Terms for diseases in lay and expert discourses on health." In Calderón, Heuberger & Chamson 2017, 147–165.

Oxford English Dictionary Online (OED). March 2000–, ed. by John A. Simpson. Retrieved online (Feb. 10, 2016): www.oed.com.

Pfeifer, Wolfgang. 1995. *Etymologisches Wörterbuch des Deutschen*. München: dtv. Retrieved online (Feb. 10, 2016): http://www.dwds.de/.

Pishwa, Hanna (ed.). 2009. *Language and Social Cognition: Expression of the Social Mind*. Berlin & New York: Mouton de Gruyter.

Pointner, Ilse. 2017. "*Words that heal and sell*: Zur diskursiven Konstruktion von Gesundheit – eine kritische Diskursanalyse von Werbung für Nahrungsergänzungsmittel im historischen Vergleich." In Calderón, Heuberger & Chamson 2017, 103–109.

Polenz, Peter von. 1994. *Deutsche Sprachgeschichte vom Spätmittelalter bis zur Gegenwart. Band II: 17. und 18. Jahrhundert*. Berlin & New York: Walter de Gruyter.

Polenz, Peter von. 2009. *Geschichte der deutschen Sprache*. 10., völlig neu bearbeitete Auflage von Norbert Richard Wolf. Berlin & New York: Walter de Gruyter.

Risager, Karin. 2012. "Linguaculture and transnationality. The cultural dimensions of language." In Jackson 2012, 101–115.

Tompkins, Penny & James Lawley. 2002. "The Mind, Metaphor and Health." *Positive Health*, 78. Retrieved online (Feb. 10, 2016): http://www.positivehealth.com/article/mind-matters/the-mind-metaphor-and-health.

Zeidenitz, Stefan & Ben Barkow. 1993. *Xenophobe's Guide to the Germans*. 2015. Reprinted/updated. N.p.: Xenophobe's Guides Ltd.

Eva Schmitt

Le language des accoucheurs – lexikologische Aspekte zum französischen Diskurs um die Geburt im 17. und 18. Jahrhundert

Schwangerschaft und Geburt sind zwei Phänomene, die naturgemäß der Gesundheit angehören bzw. gesunde Bedingungen voraussetzen. Sie haben jedoch wie beinahe keine anderen Lebensbereiche eine Entwicklung vom gesunden zum medizinisch überwachten, bis hin zum pathologisierten Zustand oder Ereignis durchlebt.[1] Der Prozess, der in der Medizingeschichte als Medikalisierung bezeichnet wird (vgl. Eckart/Jütte 2007: 312–318 und Seidel 1998), hat seinen Ursprung vor allem im 17. Jahrhundert in Frankreich, das mit der Herausbildung des neuen Fachgebietes der Geburtshilfe und der ersten europäischen Gebäranstalt, dem *Office des Accouchées* (1630) im *Hotel Dieu* in Paris, zum stark frequentierten internationalen Aus- und Fortbildungsort wird.[2] Frankreich entwickelt sich fortan auf institutioneller Ebene vor allem im 18. Jahrhundert zum europäischen Vorbild, was infolge mit der Gründung der Straßburger Entbindungsanstalt des Bürgerhospitals (vgl. Leffz 1985) weiter untermauert wird. In jenen Zeiten der hohen perinatalen Sterblichkeitsraten sind es die berufspolitischen Bestrebungen der Chirurgen, das staatliche Interesse zur Stabilisierung der Bevölkerungszahl und mitunter der kirchliche Eifer nach Optimierung der Taufraten, die die Antriebsfaktoren dieser Spezialisierung bilden. Sprachlich äußert jene sich ab der zweiten Hälfte des 17. Jahrhunderts in einer enormen Produktion an geburtshilflicher Fachliteratur. Die medizinische Textgattung des *Traité d'obstétrique*, wie sie mit dem Werk des Chirurgen und Geburtshelfers François Mauriceau (1637–1709) genannt wird, beinhaltet das Wissen um Fortpflanzung, Schwangerschaft, Geburtsvorgang sowie postpartaler Versorgung von Kind und Mutter. Sie löst schließlich diese Bereiche aus den allgemeinchirurgischen und allgemeinmedizinischen Kompendien vorangegangener Epochen.

---

1 Die Entwicklung des geburtshilflichen Risikodenkens fasst Duden 2010: 274–275 prägnant zusammen.
2 Zur Bedeutung Frankreichs im internationalen Wissensaustausch vgl. auch Gélis 1980: 279–300.

Während die Geschichte der französischen Geburtshilfe aus zahlreichen Perspektiven untersucht worden ist, sei es aus ideengeschichtlicher, historisch-demographischer (v. a. Laget 1982 und Gélis 1977) oder institutionsgebundener Sicht (z. B. Leffz 1985), so ist die Betrachtung ihrer Fachsprache bisher unbeachtet geblieben. Diesem Desiderat soll hier exemplarisch auf lexikologischer, insbesondere lexiko-semantischer Ebene entsprochen werden.[3]

Auch allgemeinmedizinisch ist zu beobachten, dass für den Zeitraum des 17. und 18. Jahrhunderts fachsprachliche Untersuchungen eher rar sind.[4] Die Sichtung der medizinischen wie chirurgischen Traktate des 17. Jahrhunderts durch Bernard Quémada liegt nahezu 60 Jahre zurück und gilt noch immer als Referenz in der sozialgeschichtlichen Betrachtung der medizinischen Wörter (vgl. Eckart/Jütte 2007: 185). In seiner *Introduction à l'étude du vocabulaire médical (1600–1710)* verweist er auf die Vernetzung der medizinischen Fachsprache mit gesellschaftlichen Bedingungen, dem wissenschaftlichen, philosophischen Gedankengut und den institutionellen Begebenheiten: „le milieu historique, les querelles théoriques, le cadre social, laissent leur marque dans le matériel lexical qu'en est l'expression, et l'étude de l'un de ces domaines est difficilement dissociable de l'autre" (Quémada 1955: 14). In diesem Sinn gilt es basierend auf den wegweisenden Werken des 17. und 18. Jahrhunderts um François Mauriceau (1637–1709), André Levret (1703–1780) und Jean Louis Baudelocque (1745–1810), das obstetrische Vokabular in seiner Geschichte zu erschließen und zu kontextualisieren.[5] Nachhaltige Texte des 16. Jahrhunderts (z. B. Paré 1573) werden in der Analyse berücksichtigt.

---

3   Die umfassende Bearbeitung des Untersuchungsgegenstandes erfolgt z. Z. im von der DFG geförderten Projekt „*Le langage des accoucheurs* – Männerworte über kreisende französische Diskurse um die Geburt im 17. und 18. Jahrhundert" (Arbeitstitel).

4   Hingegen ragen für das Altfranzösische Arbeiten wie die wortgeschichtlichen Untersuchungen zur *Anathomie in der Grande Chirurgie des Guy de Chauliac* von Tittel (2004) bzw. für die Renaissance die terminologische Analyse von Papin (1987) zum Oeuvre von Ambroise Paré heraus. Hierbei wird die medizinische Lexik überwiegend unter dem Aspekt des wissenschaftlichen Erkenntnisstandes betrachtet.

5   Für das Projekt konnten für die Zeit vom 16. bis 18. Jahrhundert insgesamt 28 Werke von 18 Accoucheuren unterschiedlicher medizinischer Couleur erschlossen werden. Die zeitgenössische Verbreitung und Zugänglichkeit belegt zumindest für das 17. Jahrhundert Valérie Worth-Stylianou (2007). Um Aussagen zu professionsgebundenen lexikalischen Verwendungsweisen und Motivationen treffen zu können, werden fünf von Hebammen verfasste Schriften sowie Protokollbücher miteinbezogen.

1. Fachsprachliche Vorarbeiten der Chirurgen

Das beständige Engagement der frühneuzeitlichen Chirurgen, das schließlich der Geburtshilfe den Weg bahnte, brachte die frühzeitige Durchsetzung des Französischen als medizinische Fachsprache gegenüber dem Lateinischen hervor. Bereits im 15. Jahrhundert erkannten vor allem Chirurgen aus Montpellier wie Jean Canappe die Notwendigkeit, französische Übersetzungen der wichtigsten antiken Werke und der zeitgenössischen lateinischen Veröffentlichungen anzufertigen.[6] Der Weg des Französischen zur *lingua medica* wurde ab dem 16. Jahrhundert durch direkt in der Landessprache verfasste Chirurgie-Traktate weiter gefestigt (vgl. Stone 1953: 315–346; Quémada 1955: 12). Von Bedeutung ist vor allem das Werk von Ambroise Paré von 1564, *Dix Livres de la Chirurgie*, mit dem ihm eine produktive Synthese von lateinischen, griechischen und französischen Termini gelang (vgl. Papin 1987). Ziel war es, die durch das vierte Laterankonzil von 1215 verstärkte Hierarchisierung und Trennung von Chirurgie und Medizin zunehmend aufzuheben und Auszubildenden einen fundierten Wissensstand zu gewährleisten. Die fortschreitende Tätigkeit der Chirurgen als romanischsprachiger Autoren führte letzten Endes zur Etablierung ihrer Zunft an den Fakultäten. In diesem Zeitraum der Konflikte zwischen Latein und Französisch, theorietreuen Ärzten und praktisch orientierten, aber zunehmend gebildeteren Chirurgen, fällt auch ihre Inanspruchnahme der Geburtshilfe. Die sogenannten *chirurgiens-accoucheurs* kamen v. a. im 17. Jahrhundert vermehrt zum Vorschein, als die sprachliche Auseinandersetzung zugunsten des Französischen zum großen Teil geklärt schien.[7] Die Chirurgen, die ursprünglich von Hebammen nur zu pathologischen Geburtsverläufen zitiert wurden, interessierten sich nun auch für die „normale" Geburt. Durch die Bildung einer neuen Teildisziplin der Chirurgie sollte offensichtlich die erreichte Position gegenüber den Ärzten fundiert werden, unterstützt wurde sie durch eine eigens mehr oder weniger bewusst entwickelte Terminologie.

---

6   Canappe vereinte seine Übersetzungen in den *Opuscules de divers autheurs medecins redigez ensemble pour le proufit et utilité des chirurgiens* von 1552 (vgl. Tittel 2004: 65).

7   Während die Autoren des 16. Jahrhunderts in den Vorwörtern ihrer Traktate die Verwendung des Französischen als Wissenschaftssprache noch begründeten (z. B. Paré 1970: CCXXXVIII), verzichteten die Autoren des folgenden Jahrhunderts bereits selbstbewusst auf Rechtfertigungsbekundungen.

2. Die Bildung medizinischer und obstetrischer Termini

Von Anbeginn stellte die landessprachliche Terminusbildung für die Autoren aufgrund eines im Vergleich zum Lateinischen geringen Umfangs an lexikalischen Ressourcen im Französischen eine „linguistische Herausforderung" (vgl. Tittel 2004) dar. Im 17. Jahrhundert war es zudem auch die *Académie française*, die sich mit ihren Restriktionen vehement gegen neue lexikalische Wortschöpfungen auflehnte. Aus diesem Mangel heraus begründen sich auch in der geburtshilflichen Fachsprache semantische Verschiebungen und zahlreiche kompositorische und syntagmatische Wortbildungen, die aus dem französischen Kontingent neue lexikalische Komplexe entstehen ließen. Diese *lexies complexes* und Paraphrasierungen sind von besonderem Interesse, da sie einen nicht unwesentlichen Teil der Bezeichnungen ausmachen und den Autoren ermöglichten, neue Sachverhalte zu benennen. Darüber hinaus vermochten sie anatomische, physiologische und pathologische Begebenheiten zu strukturieren und bezeugen den Wunsch der Autoren nach Systematisierung. Die syntagmatischen Einheiten bilden semantische Komplexe, deren Einzelbestandteile als distinktive Merkmale klar abgestufter semantischer Zuweisung fungieren können. Sie begünstigten beispielsweise eine Kategorisierung der Niederkunft: Unter zeitlichem Aspekt wurde unterschieden zwischen *l'accouchement prématuré* und *l'accouchement à terme*, während die Komposita *l'accouchement naturel*, *l'accouchement contre nature*,[8] *l'accouchement laborieux* (z. B. Bau 1781(I): 42, 186, 114, 144, 179) den Geburtsvorgang nach „Risikostufen" einteilten. Syntagmatische Einheiten begegnen v. a. dort, wo noch keine präzisen Angaben in einem Wort oder einer Zahl gefasst werden konnten. Ein zentrales Problem im Geburtsvorgang ergab sich vor allem durch Größenveränderungen des weiblichen Beckens, die infolge zu Komplikationen bei der Geburt bis hin zum Geburtsstillstand führten. Bevor exakte Messungen mit Hilfe von Messgeräten metrisch objektiviert werden konnten, wurden sie als *trop grande capacité du bassin* bzw. *trop petite largeur du bassin* (Bau 1787: 36) beschrieben. Geprägt durch den Einfluss der physikalisch-mathematischen Nachbarwissenschaften erklärt Baudelocque (1745–1810) in Frankreich als Erster die Vermessung des

---

8 Die Bildungen *accouchement naturel* und *accouchement contre nature* bauen auf den Gesundheit und Krankheit klassifizierenden Formen *choses naturelles*, *choses non naturelles*, *choses contre nature* auf (vgl. Papin 1987: 28–31 und Schmitt 2007: 51), die ihrerseits spätestens im 16. Jahrhundert nach lateinischen Vorbildern (*res naturales*, *res non naturales*, *praeter naturam*) der antiken Medizin ins Französische übertragen wurden.

großen und kleinen Beckens mit komplexen lexikalischen Konstruktionen.⁹ Wie bereits gezeigt werden konnte, ersetzten für den damaligen Mediziner die syntagmatisch eingebundenen Adverbien *trop, très, fort* annähernd unsere heute messbaren objektiven Werte und Parameter (vgl. Schmitt 2007: 63–64). Diese komplexen syntagmatischen Strukturen verdienen aufgrund ihres Umfangs anderenorts eine gesonderte Darstellung.

3. Semantische Metamorphosen

Wie sich an der Entwicklung des humoralpathologischen Vokabulars (vgl. Schmitt 2007) zeigte, so sind für die medizinische Terminologie häufig auftretende Bedeutungswandel festzustellen, die sich in Bedeutungserweiterung (-generalisierung) durch semantische Innovation (vgl. Blank 2001, 86–88 und 1997: 192–197), Bedeutungsverengung (-spezialisierung) durch semantischen Schwund, oder einer Bedeutungsverschiebung äußern. Tendenziell sind für das 16. und 17. Jahrhundert Bedeutungserweiterungen, synonyme und polysemische Relationen zu beobachten, während das 18. Jahrhundert durch seine wissenschaftliche Spezialisierung und Emanzipierung einzelner Fachbereiche Bedeutungsverengungen bietet. Dabei können die Wandlungsvorgänge dazu führen, dass Termini aus anderen Lebensbereichen eine medizinische Wertigkeit bekommen oder diese abgeben. Diese Prozesse sind auch in der Geburtshilfe zu beobachten. Um sie entsprechend deuten zu können, müssen sowohl die diachrone als auch die synchrone Perspektive berücksichtigt werden.

3.1. Entwicklungen um *accoucher*

Im Dictionnaire Universel von 1690 verzeichnet Antoine Furetière unter dem Lemma *accoucher*: „*ACCOUCHER, v. n. se décharger du fruit qui est dans la*

---

9   Die heute als *pelvimétrie* bezeichnete Untersuchung umschrieb Baudelocque (1787: 34–44) anhand von Paraphrasen: *le diamètre antéro-postérieur* oder *le petit diamètre du détroit supérieur, le diamètre oblique qui va de la cavité cotyloïde droite à la symphyse sacro-iliaque gauche, le diamètre oblique qui va de la cavité cotyloïde gauche à la symphyse sacro-iliaque droite, le sacropubien* (die heutigen z. T. absorbierten Formen sind *l'antéro-postérieur, les obliques, le sacropubien* (*Dictionnaire Médical* 2009)). Die Identifizierung der komplexen Strukturen dient mitunter der Klärung in Datierungs- und Zuschreibungsfragen. So kann die Urheberschaft des Begriffes *pélvimetrie*, wie sie z. B. im *Grand Dictionnaire Terminologique* (*GDT*) (04.03.2013) behauptet wird, negiert werden. Baudelocque hat lediglich das entsprechende Konzept der mehrdimensionalen Vermessung des weiblichen Beckens geliefert.

matrice. Cette femme a accouché d'un beau garçon au bout de neuf mois; elle a accouché d'un faux germe, ou avant terme. Il [le verbe] est quelquefois actif, & signifie, Aider à une femme à se délivrer de son enfant. Les Chirurgiens savent mieux accoucher une femme, que les matrones" (*DUFur*). Bis Furetière diesen Eintrag in sein wissenschaftliches Wörterbuch aufnehmen konnte, sollte *accoucher* einen komplexen semantischen Wandel durchleben, in den weitere Lexien verflochten waren:

Das Verb *accoucher* existierte ab ca. 1160 (*TLFi* und *DHLF*) in der Bedeutung ‚sich hinlegen', wenige Jahre später i. S. v. ‚sich hinlegen um ein Kind zur Welt zu bringen' (1165 *TLFi*). Der Inhalt ‚gebären' wurde seit dem 12. Jahrhundert jedoch überwiegend durch das Verb *gésir* (*d'un enfant*) ausgedrückt (*TLFi*). *Gésir* hatte parallel hierzu die Bedeutung ‚liegen', insbesondere ‚im Grab liegen', ‚ins Grab gelegt werden' (*TLFi* und *DHLF*), bezog sich also auf die Sachverhalte ‚Geburt' und ‚Tod' zugleich. Im 17. Jahrhundert erfährt die indirekt transitive Verwendung von *accoucher* i. S. v. ‚gebären' (*accoucher d'un enfant*) ihren Aufschwung, verdrängt die Bedeutung ‚sich hinlegen' und gewinnt 1671 in direkt transitiver Konstruktion *accoucher une femme* die Bedeutung ‚eine Frau entbinden' (i. S. v. ‚*aider à accoucher*') hinzu (*TLFi* und *DHLF*). *Gésir* wird ab dem 14. Jahrhundert zunehmend aus dem Sachverhalt ‚Geburt' verdrängt (*DEHF*) und nur noch mit Tod und Krankheit in Verbindung gebracht (*DUFur*).[10] Auch das noch im 16. Jahrhundert okkurrente *enfanter* wird zunehmend aus dem wissenschaftlichen Gebrauch ausgeschlossen. Abbildung 1 fasst die semantische Entwicklung in chronologisch stark vereinfachter Form zusammen. Auf der synchronen Achse (Horizontale) sind die drei zeitgleich existierenden Verben abgebildet, die über einen gewissen Zeitraum um den wissenschaftlichen Inhalt ‚gebären' in Konkurrenz treten. Die diachrone Ebene (Vertikale) zeigt die Entwicklung von *gésir*, das durch den Verlust des Inhalts ‚gebären' über eine Bedeutungspejorisierung nur noch dem Konzept ‚Tod' zugeordnet wird. Das bei Ambroise Paré in großer Häufigkeit verwandte *enfanter* verliert im 17. Jahrhundert lediglich seinen wissenschaftlichen Status.[11]

---

10 GESIR, v. n. *Vieux mot qui signifioit autrefois, estre couché. Maintenant il ne se dit que des morts qui sont dans le sepulcre. Cy gît, cy gisenz* (*DUFur*).
11 Dies bestätigen auch statistisch erhobene Parameter. Im Text Bau 1781(I) beispielsweise taucht *enfanter* im Vergleich zu *accoucher* mit 78 Belegen nur ein einziges Mal auf. Für die Unterstützung bei der quantitativen Ermittlung gilt Thierry Declerck mein herzlicher Dank.

Abbildung 1: Semantische Entwicklungen um accoucher

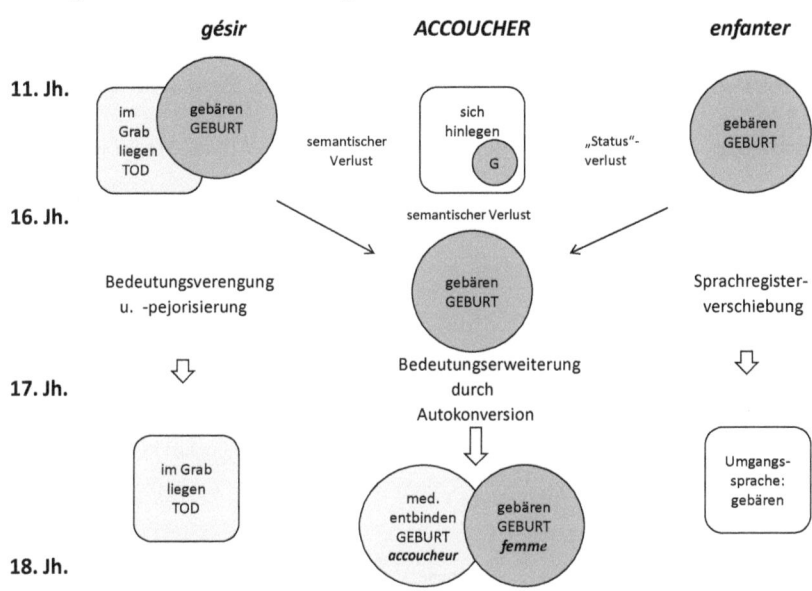

Schließlich tritt *accoucher* mittels einer kausalen Kontiguität[12] über den unwissenschaftlichen Rahmen hinaus und verliert ‚sich hinlegen' zugunsten des Inhalts ‚gebären'. Im Vordergrund steht nun nicht mehr ‚sich hinlegen', sondern ‚gebären', auch wenn im Sitzen oder Stehen geboren wird. In einem weiteren Schritt erfolgt eine semantische Innovation, die die aktive Handlung des Geburtshelfers auszudrücken vermag. Dieser letztgenannte Schritt läuft über den metonymischen Sonderfall der Autokonversion (vgl. Blank 2001: 83–86) ab. Angelehnt an Blanks visualisierendes Modell kann nachvollzogen werden (Abb. 2a), inwiefern über einen assoziativen Prozess die semantische Innovation herzuleiten ist. Während der Zeicheninhalt ursprünglich über das Konzept GEBÄREN unter Mithilfe einer Hebamme (und nur im alleräußersten Notfall unter Hinzuziehen eines Chirur-

---

12 Blank (2001: 153) definiert Kontiguität als ein „für die Gestaltbildung dominantes Assoziationsprinzip, das auf der physischen ‚Berührung' oder Nachbarschaft, zeitlichen Bezügen und allen Arten ‚logischer' Beziehungen, wie Ursache/Folge [hier: ‚Geburt naht' → ‚hinlegen'] oder Teil/Ganzes zwischen zwei Gestalten oder Figuren für die Wahrnehmung basiert".

gen) geprägt war, entsteht im Laufe der Akzeptanz des männlichen Geburtshelfers dessen Kontiguitätsbeziehung zur Gebärenden. Abb. 2b zeichnet den Status der abgeschlossenen Lexikalisierung nach. Der Bedeutungswandel findet im Beispiel von *accoucher* also unter dem Aspekt der Relation ihrer PartizipantInnen statt.[13]

Abbildung 2: Autokonverser Bedeutungswandel von accoucher *(nach Modell von Blank 2001:85)*

Abb. 2a: Innovation

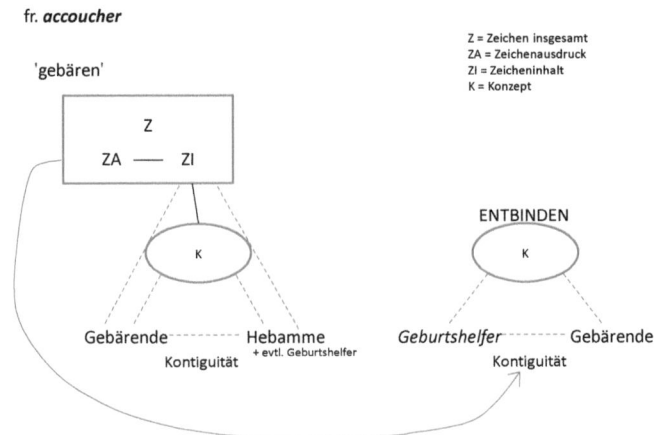

Abb. 2b: Lexikalisierung

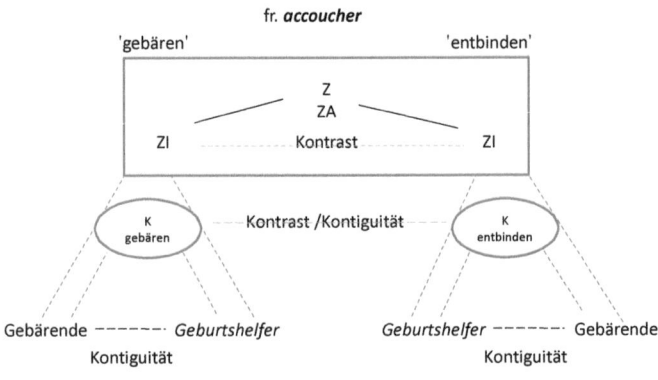

---

13   Das Modell soll die medizinische Terminologie in den Mittelpunkt stellen, so dass überwiegend unmittelbar medizinisch verwandte Sachbereiche berücksichtigt sind und andere wie die literarische Verwendung von *enfanter* unerwähnt bleiben.

Zusammenfassend kann hier festgestellt werden: Mit der Herausbildung der Geburtshelfer beanspruchen diese *accoucher* zur Benennung ihrer Tätigkeit und erheben es zum medizinischen Terminus. Seine Bedeutungserweiterung zu einem zweiwertigen Polysem zieht die Bedeutungseinengung und -pejorisierung von *gésir* nach sich und die Registerverschiebung von *enfanter*.

In analoger Weise verdrängt *accouchement* die Substantive *gésine* und *enfantement*. Der Wortstamm *accouch-* wird zum Element der geburtshilflichen Wortbildung und ermöglicht die Bildung der beiden lexikalischen Neologismen *accoucheuse* und *accoucheur*. Parallel zur Spezialisierung der geburtshilflichen Medizin verläuft eine Spezialisierung der Wörter.

3.2. Das sprachliche Zögern um das Ovar und die Herausbildung der Geschlechter

Der weibliche Körper erfährt in den wissenschaftlichen Salons des 17. Jahrhunderts als Diskussionsgegenstand eine wahrhaftige Brisanz (vgl. Berriot-Salvadore 1994). Die Entdeckung des Ovars 1672 durch Reinier de Graaf revolutionierte die physiologische Bedeutung der weiblichen Anatomie innerhalb der Fortpflanzung und zog damit eine Aufwertung der Frau nach sich, legte aber auch den Grundstein für eine nun auch physisch belegte Geschlechterdifferenz, aus der in den folgenden Jahrhunderten weibliche und männliche Geschlechtercharaktere polarisiert begründet wurden. In diesem Zusammenhang wies Thomas Laqueur (1992) der Sprache eine besondere Funktion zu. In der von ihm als „Ein-Geschlecht-Modell" bezeichneten, bis ins 18. Jahrhundert dominierenden Konzeption des weiblichen Körpers als Version des männlichen fiel ihm eine Abwesenheit einer präzisen anatomischen Nomenklatur für die weiblichen Organe und das Fortpflanzungssystem auf: „Die Sicht des sexuellen Unterschieds kennzeichnet auch die Sprache. [...] Es gab einfach nicht die Sprache oder es brauchte sie nicht zu geben, um männliche von weiblichen zu unterscheiden". Hingegen habe sich seit dem 18. Jahrhundert ein durchdringender „Ruf nach dem Ausformulieren eindeutiger körperlicher Verschiedenheit" erhoben (Laqueur 1992: 16). Es gilt folgend anhand von obstetrisch relevanten anatomischen Begriffen *testicules* und *ovaires* sprachliche Spuren der wissenschaftlichen Codierung aufzudecken, die die Wissenschaft von der Frau und eine „neue Ordnung der Geschlechter" (Honegger 1991) erst ermöglichte. Durch die zunehmenden mit technischen Hilfsmitteln wie dem Mikroskop erworbenen Kenntnisse konnte der Begriff *testicules* inhaltlich reduziert bzw. aus der weiblichen Anatomie eliminiert werden. Noch 1575 beschreibt Ambroise Paré die männlichen Hoden und die „weiblichen samenproduzierenden Geschlechtsdrüsen" in der Auffassung, dass die weiblichen Genitalien nach innen gestülpte männliche wären: *Quant aux Testicules, il ne different de ceux des hommes presque en rien* (Paré 1970: 163).

Das seit der Entdeckung der eiproduzierenden Eierstöcke durch de Graaf aus dem Lateinischen 1672 entlehnte und assimilierte potentielle Lexem *ovaire* konnte aber erst im 18. Jahrhundert das Konzept der *testicules des femmes* vollständig ersetzen. Solange sollte das zweiwertige Polysem *testicules*, dessen zweite Bedeutung ‚weibliche Geschlechtsdrüsen' nun aber mit zwei verschiedenen Konzepten und damit zwei Lexien, *testicules* und *ovaires*, besetzt war, bestehen (Abb. 3). Im Gegensatz zum vorangegangenen Beispiel *accoucher* erfährt *testicules* in der lexikalischen Differenzierung der Geschlechtsdrüsen eine Reduktion von einem aus heutiger Sicht zweiwertigen Polysem zu einem Monosem.

Abbildung 3: Testicules *vs.* Ovaires

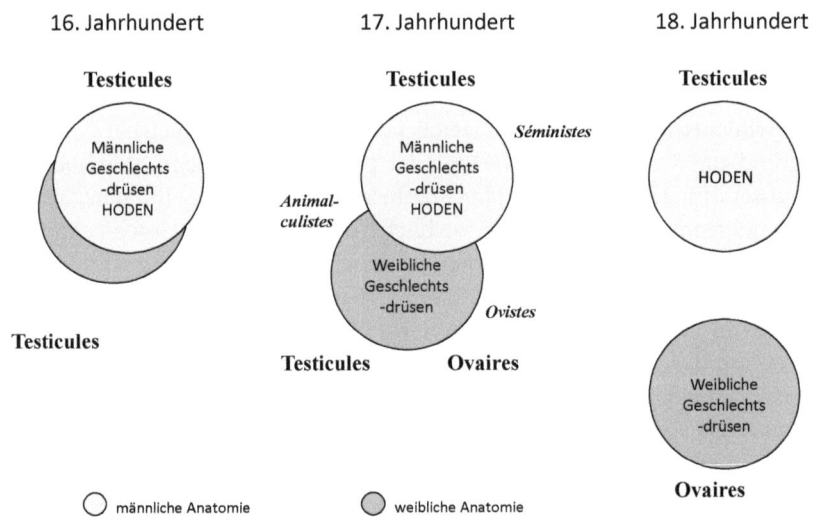

Die dargestellte Situation des 17. Jahrhunderts hingegen reflektiert die wissenschaftliche Unsicherheit jener Zeit. So existierten, wie in der Medizin überhaupt, mehrere theoretische Konzepte nebeneinander. Aus den Diskussionen um Ei und Samen entspringen verschiedenste physiologische Konzepte, die mit ihren Vertretern die Bezeichnungen *animalculistes*, *séministes*, und *ovistes* hervorbringen, jedoch mitsamt ihren sprachlichen Ausdrücken nicht lange überleben sollten.[14]

---

14 Das seministische Modell erklärte seit Hippokrates das Phänomen der Befruchtung durch die Mischung zweier Samenflüssigkeiten, das ovistische Modell stellte das

Im Prozess des sprachlichen Ringens um das Ovar drückt sich auch die Sorge des männlichen Geschlechts um seine zu verlierende Vormachtstellung bei der Fortpflanzung aus und lässt Skeptiker wie Pierre Roussel noch 1775 im *Système physique et moral de la femme* weiter an dem Konzept zweifeln:

> Die Ähnlichkeit, die man bei der Art der Fortpflanzung von Menschen und Vögeln zu finden glaubt, musste durch ihre Einzigartigkeit erstaunen. Wir wissen nicht, ob die Frauen über ein Organ verfügten, das sie den Hühnern annäherte, aber dann hätten sie den größeren Anteil an der Entstehung eines neuen Menschen. Damit wären sie Treuhänderinnen des Menschengeschlechts. Man hat behauptet, das Ei enthalte den vorgebildeten Fetus, und der Samen des Mannes versetzte ihm nur den Anstoß, den er zu seiner Entwicklung braucht (zit. aus Gélis 1980: 56).

3.3. Synonyme als Marker von Berufsgruppen

Synonyme Relationen sind für die medizinische Fachsprache bis heute signifikant. Diese ergeben sich in der Geburtshilfe aus der multiprofessionellen Situation von Hebammen, Chirurgen und Ärzten, die unterschiedlichen sozialen Schichten angehörten und ihre Sprachausprägung mit in die Fachsprache einbrachten. Bernard Quémada (1955: 14) hat an erster Stelle am Beispiel des das Kind im Mutterleib versorgenden Mutterkuchens die These aufgestellt, die Konkurrenzsituation habe zumindest im 17. Jahrhundert Synonymien motiviert; dabei vermochten die jeweiligen Synonyme auf die einzelnen Berufsgruppen zu verweisen. Weder er noch der die These unterstützende Ferdinand Brunot (1967: 605–610) geben hierfür explizite Belege an.

Der Blick in den *Dictionnaire Trevoux* eröffnet unter dem Eintrag *Arriere-faix* zumindest für das 18. Jahrhundert Hinweise zum Verwendungsmodus:

> Quelques uns appellent l'arrière-fais le lit, parce que l'enfant y demeure couché. Les sages-femmes le nomme délivre, parce que quand il est dehors, la femme est entièrement délivrée [...] Quelques uns l'appelent placenta, mais ce sont seulement les accoucheurs & les chirurgiens qui le nomment ainsi.

Belegen können wir, dass im 16. Jahrhundert noch beide Berufsgruppen, Ärzte und Chirurgen, den Begriff *arriere-faix* verwandten und die Chirurgen seit 1642 (*DHLF*) vermehrt von *placenta* sprachen. Es mag seltsam erscheinen, dass ausgerechnet sie, die sich erst kurz zuvor das Französische gegenüber dem Lateinischen

---

follikel-produzierende Ovar in den Mittelpunkt der Betrachtung und die animalculistische Theorie wies den mikroskopisch bewiesenen Spermien die wichtigere Rolle zu (vgl. Carol 2003). Hierbei sind die Belegdaten dieser Lexeme noch detaillierter zu klären.

als medizinische Wissenschaftssprache erkämpften, sich nun des lateinischen Begriffes bedienten. Dieser Zug kann als bewusster Schritt gewertet werden, sich als Geburtsspezialisten sowohl von den Ärzten als auch von den Hebammen abzuheben. Letzteren wurden, wie u. a. im *Trévoux* [*DUFLTré*] nachlesbar, die Begriffe *delivre, delivrance, lit, secondine* zu eigen erklärt. Desweiteren wird wenig später der für die Hebammen bezeichnende Begriff *delivre* in die Medizin erhoben werden und die gesamte Nachgeburt, Plazenta plus Eihäute, bezeichnen.

Im Hinblick auf die zu den Hebammen differenzierenden Lexien genügen jedoch die Aussagen der *Dictionnaires* nicht, um die Hypothese der als Berufsmarker fungierenden Quasisynonyme gänzlich zu stützen. Die von Hebammen geschriebenen Traktate des zu betrachtenden Zeitraumes sind in Umfang und Zahl gegenüber den chirurgischen und medizinischen Traktaten zu gering. Sie zeigen neben der Konkurrenz auch kooperative Züge zu den chirurgischen Geburtshelfern auf, infolge welcher auch eine Angleichung des lexikalischen Materials belegt werden kann. Um die Hypothese der Berufsmarker von Quémada zu untermauern und die Motivationen der lexikalischen und semantischen Produktionen in der Geburtshilfe zu klären, erscheint es sinnvoll, die von Hebammen geführten Protokollbücher hinzuzuziehen.

4. Tendenzen und Fazit

Die Entwicklung der *langue médicale* erfährt zum 18. Jahrhundert eine fachspezifische und lexikalische Klärung. Die Vereinnahmung der Geburtshelfer durch die Chirurgen manifestiert sich lexikalisch über die Konzeptebene des sprachlichen Zeichens von *accoucher*, das in darauffolgenden Derivatbildungen eine berufsspezifische Terminusproduktion erlebt. Die Geburtshelfer bemühten sich um eine Strukturierung und Klassifizierung der Begrifflichkeit, um Gesundheits- und Krankheitszustände der werdenden Mütter zügiger erkennen zu können. Je nach Geschlecht erfreuliche oder weniger erfreuliche Befunde in der weiblichen Anatomie erfahren – wie im Fall *ovaire* – Neologisierungen, die revolutionierende Konzepte reflektieren und offensichtlich deren Akzeptanz stärken können. Synonyme Verhältnisse des 17. Jahrhunderts werden durch Spezialisierung im 18. Jahrhundert deutlich verringert.

Es ist ersichtlich, dass die professionelle Akzeptanz des neuen medizinischen Fachzweiges, der Obstetrik, ohne die engagierte Autorentätigkeit der Chirurgen nicht hätte stattfinden können. Dabei hat die lexikalische und semantische Produktion den Prozess der Etablierung mit Sicherheit beschleunigt. Auch wenn die medizinische Aneignung der Thematiken von Schwangerschaft und Geburt oft intrusiv empfunden wird, so hat sie doch auch oft zur Gesundheit von Mutter und

Kind beigetragen, eine Gesundheit, die in unseren Texten sprachlich nicht in *santé* gefasst wird, sondern im Kollektiv als *bien public* oder in naturphilosophischer Manier als *situation naturelle*.

Literaturverzeichnis

[Bau 1787] Baudeloque, Jean Louis (1787). *Principes sur l'art des accouchemens, par demandes et réponses, en faveur des sages-femmes de la champagne.* Paris: Méquignon l'Aîné.

[Bau 1781] Baudeloque, Jean Louis (1781). *L'art des accouchemens.* I, II. Paris: Méquignon l'Aîné.

Berriot-Salvadore, Evelyne (1994): „Der medizinische und andere wissenschaftliche Diskurse". In: Duby/Perrot (1994). 367–565.

Blank, Andreas (1997). *Prinzipien des lexikalischen Bedeutungswandels am Beispiel der romanischen Sprachen.* Tübingen: Niemeyer.

Blank, Andreas (2001). *Einführung in die lexikalische Semantik für Romanisten.* Tübingen: Niemeyer.

Brunot, Ferdinand (1967). *Histoire de la langue française*, Band VI, 1. Teil, Paris: Colin.

Carol, Anne (2003). „Esquisse d'une topographie des organes génitaux féminins: grandeur et décadence des trompes (XVIIe-XVIIIe siècles)". *CLIO. Histoires, femmes et société* 17. 2–21.

[DEHF] Dauzat, Albert/Dubois, Jean/Mitterand, Henri (1998). *Dictionnaire étymologique et historique du français.* Paris: Larousse.

[DHLF] Rey, Alain (2010). *Dictionnaire historique de la langue française.* Paris: Le Robert.

[DUFLTré] *Dictionnaire universel François et latin, vulgairement appelé Dictionnaire de Trévoux* (1771). Paris: La Compagnie des libr. Assoc.

Duby, Georges/Perrot, Michelle (1994), *Geschichte der Frau*, Frankfurt a. M. [etc.]: Campus.

Duden, Barbara (2010). „Von der Tauglichkeit der Geschichte für Hebammen". In: Schäfer (2010). 273–284.

Eckart, Wolfgang U./Jütte, Robert (2007). *Medizingeschichte. Eine Einführung.* Köln: Böhlau.

[DUFur] Furetière, Antoine (1690). *Dictionnaire Universel, contenant geneéralemnt tous les mots François, tant vieux que moderns et les termes des sciences des arts.* Den Haag: Leers.

Gélis, Jacques (1977). „Sages-femmes et accoucheurs: l'obstétrique populaire aux XVIIe au XVIIIe siècles". *Annales: ESC* 32:5. 927-957

Gélis, Jacques (1980): „Regard sur l'Europe médicale des Lumières: la collaboration internationale des accoucheurs et la formation des sages-femmes au XVIII siècle". In: Imhof (1980). 279-300.

Gélis, Jacques/Laget, Mireille/Morel, Marie-France (1980). *Der Weg ins Leben. Geburt und Kindheit in früherer Zeit.* München: Koesel.

[GDT] *Le Grand Dictionnaire Terminologique.* [online] http://gdt.oqlf.gouv.qc.ca/ficheOqlf.aspx?Id_Fiche=17023758 (04.03.2013).

Honegger, Claudia (1991). *Die Ordnung der Geschlechter. Die Wissenschaften vom Menschen und das Weib 1750-1850.* Frankfurt a. M.: Suhrkamp.

Imhof, Arthur E. (Hrsg.) (1980). *Les hommes et la santé dans l'histoire.* Husum: Matthiesen.

Joubert, Laurent (1578). *Les erreurs populaires.* Bordeaux: Millanges.

Laget, Mireille (1982). *Naissances. L'accouchement avant l'âge de Clinique.* Paris: Éd. Du Seuil.

Laqueur, Thomas (1992). *Auf den Leib geschrieben. Die Inszenierung der Geschlechter von der Antike bis Freud.* Frankfurt a. M. [etc.]: Campus.

Lefftz, Jean-Pierre (1985). *L'art des accouchements à Strasbourg et son rayonnement européen de la Renaissance au siècle de Lumières : un des plus beaux fleurons de la médecine.* Strasbourg: Éd. Contades.

Levret, André (1747). *L'art des accouchemens, demontré par des principes de physique et de mechanique.* Paris: Le Prieur.

Mauriceau, François (1681). *Traité des maladies des femmes grosses et de celles qui sont accouchées.* Paris: Petits Champs.

Papin, Edmonde (1987). *Le vocabulaire médical au XVIe siècle d'après les œuvres d'Ambroise Paré.* [unveröffentlichte Dissertation. Université de Nancy].

Paré, Ambroise (1573). *Deux livres de la Chirurgie. 1. De la génération de l'homme, et maniere d'extraire les enfans hors du ventre de la mere, 2. Des monstres tant terrestres que marins avec leurs portraits.* Paris: Wechel.

Paré, Ambroise (1970). *Oeuvres comlètes.* Genf: Slatkine. [Reprint der Ausgabe von 1840-41. Hrsg. v. Joseph F. Malaigne].

Quémada, Bernard (1955). „Introduction à l'étude du vocabulaire médical (1600-1710)". *Annales Littéraires.* 3-198.

Quevauvilliers, Jacques (2009). *Dictionnaire Médical.* Paris [etc.]: Masson.

Schäfer, Daniel (Hrsg.) (2010). *Rheinische Hebammengeschichte im Kontext.* Kassel: university press.

Schmitt, Eva (2007): *Humeurs et Sensibilité. Wort- und sachgeschichtliche Untersuchungen zur medizinischen Terminologie im Französischen von der Renaissance bis zum Zeitalter der Encyclopédie.* [Unveröffentlichte Magisterarbeit. Humboldt-Universität zu Berlin].

Seidel, Hans-Christoph (1998). *Eine neue „Kultur des Gebärens". Die Medikalisierung von Geburt im 18. und 19. Jahrhundert.* Stuttgart: Steiner.

Stone, Howard (1953). *The French Language in Renaissance Medicine.* Genf: Droz.

Tittel, Sabine (2004). *Die „Anathomie" in der „Grande Chirurgie" des Gui de Chauliac. Wort- und sachgeschichtliche Untersuchungen und Edition.* Tübingen: Niemeyer.

[*TLFi*] *Le Trésor de la Langue Française informatisé.* [online] http://atilf.fr/ (07.03.2013).

Worth-Stylianou, Valérie (2007). *Les traités d'obstétrique en langue française au seuil de la modernité: bibliographique critique des « Divers travaulx » d'Euchaire Rösslin (1535) à l' « Apologie de Louyse Bourgeois sage femme » (1627).* Genf: Droz.

Sandra Herling

Apothekennamen im deutsch-französischen Vergleich

1. Einleitung

Der vorliegende Beitrag verfolgt das Ziel, die Relation Sprache-Gesundheit aus onomastischer Perspektive zu betrachten. Im Mittelpunkt sollen Apothekennamen aus Deutschland und Frankreich stehen. Ein Blick auf die Forschungslage verdeutlicht jedoch, dass Namen von Apotheken bisher kaum auf Interesse in der onomastischen Forschung gestoßen sind. Zu erwähnen sind für die Germanistik die Arbeiten von Hellfritzsch (1987, 1995, 1996), die sich primär auf die Benennung von Apotheken in der ehemaligen DDR beziehen. Für die (Franko-) Romanistik liegt hingegen keine Studie vor – zumindest konnte in der Recherche für den vorliegenden Beitrag keine Publikation zu diesem Thema ausfindig gemacht werden. In Bezug auf die marginale Behandlung der Apothekennamen in der Germanistik bemerkte bereits Hellfritzsch, dass dies bedauerlich sei, denn die Beschäftigung mit Apothekennamen erlaube „interessante Aufschlüsse kulturhistorischer und onomastischer Art" (Hellfritzsch 1987: 1).

Was die Einordnung der Apothekennamen in eine Namenkategorie betrifft, so herrschen verschiedene Auffassungen vor. Bauer (1998: 56) rechnet z. B. Apothekennamen wie auch Häuser-, Hotel-, Gaststätten- und Burgenamen den Toponymen bzw. den Mikrotoponymen zu. Eine ähnliche Einordnung findet sich bei Nübling/Fahlbusch/Heuser (2012: 255) und bei Koß (2002: 149). Apothekennamen werden hier als Gebäudenamen klassifiziert, die wiederum eine Unterkategorie der Toponyme darstellen. Jedoch divergiert selbst die Einordnung der Gebäudenamen. Walther (2003: 19) fasst beispielsweise Gebäudenamen als Ergonyme auf. Vasil'eva (2004: 617) rechnet Apothekennamen den Institutionsnamen zu. Geht man jedoch davon aus, dass Institutionsnamen Objekte bezeichnen, die „als gemeinnützige Einrichtungen reine Kostendeckung" (Nübling/Fahlbusch/ Heuser 2012: 277) beabsichtigen, können Apotheken nicht zu den Institutionsnamen gezählt werden.

Historisch betrachtet geht – wie im Folgenden noch näher aufgezeigt wird – ein Teil der Apothekennamen aus Hausnamen hervor. Eine Zuordnung zu den Toponymen bzw. Mikrotoponymen wäre laut Bauer (1998) somit gerechtfertigt.[1] Nach Nübling/Fahlbusch/Heuser (2012: 250) erfüllen Gebäudenamen und somit auch Apothekennamen die Kriterien von Toponymen: „Sie sind ortsfixiert, werden (zumindest teilweise) kartographisch erfasst, erfüllen das Merkmal [+ besiedelt] und dienen der Bezeichnung eines Ortes." Ein Großteil der synchron entstandenen Apothekennamen folgt jedoch anderen Benennungsmotiven. Beispielsweise werden Appellative wie *fit, gesund* oder *Gesundbrunnen* zur Nomination einer Apotheke herangezogen. Darüber hinaus sollte auch die ökonomische Funktion von Apotheken betrachtet werden, denn sie dienen primär dem Verkauf von Produkten. Vor diesem Hintergrund ist es gerechtfertigt, Apothekennamen der Kategorie Unternehmensnamen zuzuschlagen. Um sowohl der diachronen als auch der synchronen Perspektive Rechnung zu tragen, ist es sinnvoll, Apothekennamen im Grenzbereich zwischen Toponymen bzw. Gebäudenamen und Ergonymen bzw. Unternehmensnamen anzusiedeln (vgl. hierzu auch Nübling 2012: 255).

Was die historische Entwicklung der Benennung von Apotheken anbelangt, so lässt sich festhalten, dass die ersten entstandenen Apotheken noch keinen offiziellen Namen getragen haben – es sei denn, der Kommunikationskontext hat eine nähere Spezifizierung verlangt. In diesem Falle konnte die Lage oder der Name der Besitzerin/des Besitzers als Kennzeichnung herangezogen werden, wie die folgenden Beispiele aus dem 15. und 16. Jahrhundert zeigen: *A. bei den Augustinern, am Pach* (1590) oder *konigs apoteck* (1493) (nach dem Besitzer Hans König). Einige Apotheken erhielten den Namen des Hauses, in dem sie eingerichtet worden sind wie z. B. *Zum Blauenstein* (1517) oder *A. zum Guldenen Ort* aus dem Jahre 1389 (vgl. Hellfritzsch 1987: 2–3).

Die ersten urkundlich erwähnten Apotheken stammen bereits aus dem 13. Jahrhundert. Es handelt sich hierbei um die Löwenapotheke in Trier (der gegenwärtige Name stammt aus dem 19. Jahrhundert) aus dem Jahre 1241 und die Straßburger *Pharmacie du Cerf* aus dem Jahre 1268, die als älteste Apotheke Frankreichs gilt. Jedoch handelt es sich nicht um Apotheken im heutigen Sinne. Die für Trier urkundlich belegte *apotheca* war im 13. Jahrhundert dem Zisterzienserkloster Sankt Thomas angegliedert (vgl. Baschoffner 1970: 203; Datenbank der Kulturgüter Trier 2013). Gemäß der Klosterregel von Benedikt von Nursia musste ein Kloster über einen Raum zur Krankenpflege (*infirmarium*) verfügen.

---

1 Es sei an dieser Stelle angemerkt, dass allerdings auch Haus- und somit auch Gebäudenamen nicht prinzipiell den Toponymen, sondern teilweise auch den Anthroponymen zugeordnet werden, da sie die Funktion eines Personennamens übernehmen können (vgl. Kunze 1998: 10).

Angegliedert war ein Lagerraum, in dem Heilkräuter aufbewahrt wurden, die sogenannten *apotheca* (vgl. Bedürftig 2005: 155). Etymologisch geht das Lexem *Apotheke* auf griech *theke* ‚Behältnis' zurück (vgl. Duden 2006: 44). *Apotheke* bezeichnete zunächst allgemein einen Lagerraum für Gewürze und Kräuter (vgl. Bedürftig 2005: 150). Im Mittelalter trieben Krämer nicht nur mit Gewürzen Handel, sondern auch mit Heilkräutern. Des Weiteren waren es Ärzte selbst, die nicht nur Heilkräuter kultivierten, sondern auch verkauften. Schließlich erließ der Stauferkaiser Friedrich II. im Jahre 1241 eine Medizinalordnung, in der die Trennung der Berufe Arzt und Apotheker festgelegt wurde. Ärzte durften künftig keine Heilkräuter oder Heilmittel mehr verkaufen. Im späten Mittelalter und in der Renaissance wurden vermehrt Arzneiläden in den Städten eingerichtet. In dieser Folge setzte sich das Begriffspaar *Apotheke/Apotheker* im deutschsprachigen Raum durch, während sich in der Romania *pharmacia* für die Bezeichnung der Verkaufsstelle für Arzneien durchsetzte (vgl. Bedürftig 2005:150–151.).

Im Folgenden sollen nun die gegenwärtigen Apothekennamen aus Deutschland und Frankreich im Mittelpunkt des Interesses stehen. Primäres Ziel ist es, die Namen von Apotheken nach semantischen Kriterien, d.h. nach verschiedenen Benennungstypen, zu kategorisieren, um Tendenzen in der Namengebung französischer und deutscher Apotheken aufzuzeigen.

2. Apothekennamen im deutsch-französischen Vergleich

Für die nachfolgende Analyse wurde ein Korpus, dessen Zusammenstellung sowohl auf Recherchen vor Ort als auch auf der Konsultation von Online-Datenbanken beruht, herangezogen. Für Deutschland steht die Webseite http://www.apotheken-in-deutschland.de/ zur Verfügung, und für Frankreich u. a. die Online-Datenbank unter: http://www.keskeces.com/pharmacie/france.php. Insgesamt wurden 1346 Apothekennamen aus Großstädten in unterschiedlichen geographischen Regionen aufgenommen. In Deutschland fiel die Wahl auf die Städte Hamburg, Berlin, Leipzig, Köln, Frankfurt, Stuttgart und München (insgesamt 741 Apothekennamen). Für Frankreich wurden Apothekennamen aus Lille, Nantes, Paris, Straßburg, Bordeaux, Perpignan, Marseille und Korsika ausgewählt (insgesamt 605 Apothekennamen).

Im Folgenden soll nun das Namenkorpus klassifiziert werden, d.h. es soll der Frage nachgegangen werden, inwiefern sich deutsche und französische Apothekennamen in einzelne Benennungskategorien einteilen bzw. zusammenfassen lassen können. Der Schwerpunkt liegt somit auf einer semantischen Betrachtungsweise. Jedoch ist auch ein Blick auf morphologische Aspekte interessant: Sowohl deutsche als auch französische Apothekennamen setzen sich zum einen aus dem Appellativ

Apotheke bzw. *Pharmacie* und zum anderen aus einer onymischen Komponente zusammen. Diese onymische Komponente kann z. B. ein Anthroponym, ein Toponym oder ein Appellativ aus dem Bereich Fauna, Flora, Religion etc. darstellen. Als exemplarisches Beispiel sei der Name *Bären Apotheke* genannt. Teilweise ist die onymische Komponente morphologisch komplexer, d. h. sie setzt sich aus mehreren Bestandteilen, z. B. aus Präposition + Artikel + Substantiv, zusammen: *Apotheke am Nordring* oder *Pharmacie du Cours*. Ein junger Bildungstypus von Apothekennamen sind Wortkreuzungen wie z. B. *Pharmland Apotheke* oder *Pharmacie Pharmesprit*. Hinsichtlich der deutschen Apotheken lässt sich eine Variation der Position des Appellativs *Apotheke* beobachten. Entweder steht dies vor oder nach der onymischen Komponente, wie z. B. *Bären Apotheke* oder *Apotheke am Nordring*.

Die Analyse des vorliegenden Korpus nach semantischen Kriterien ergab folgende Ergebnisse: Zunächst lässt sich konstatieren, dass ein quantitativ großer Teil der deutschen und französischen Apotheken nach ihrer Lage benannt werden. Diese erste Hyperkategorie kann jedoch in weitere Hypokategorien unterteilt werden: Beispielsweise dient als Benennungsmotiv der Straßenname, in der sich die Apotheke befindet, d. h. die Kölner *Bismarckapotheke* befindet sich in der Bismarckstraße. Weitere Beispiele aus Deutschland und Frankreich sind folgende:

- *Waldstraßen Apotheke* (Leipzig), *Apotheke am Kapuzinerplatz* (München), *Apotheke am Frankfurter Tor* (Berlin), *Apotheke am Reuterweg* (Frankfurt), *Charlotten Apotheke* (Stuttgart), *Apotheke am Nordring* (Köln), *Hoheluft Apotheke* (Hamburg).
- *Pharmacie Porte d'Espagne* (Perpignan), *Pharmacie du Molinel* (Lille), *Pharmacie du Cours* (Korsika), *Pharmacie Finkwiller* (Straßburg), *Pharmacie du Port* (Marseille), *Pharmacie de la Bourgeonniere* (Nantes), *Pharmacie du Cursol* (Bordeaux), *Pharmacie Rue de Liège* (Paris).

Zum Teil dient auch die jeweilige Hausnummer als Namenmotiv. In Stuttgart beispielsweise befindet sich die *Apotheke 55* in der Schwabstraße Nummer 55. Französische Beispiele sind etwa die *Pharmacie 58* (Avenue du Général Michel Bizot, Paris), *Pharmacie 110* (Avenue d'Italie, Paris) oder der Apothekenname *Pharmacie 19 Haussman* (Boulevard Haussman, Paris), der jedoch neben der Hausnummer noch den Straßennamen aufweist. Eine ebenfalls kleine Gruppe bilden Apothekennamen, die auf das jeweilige Stadtviertel referieren – als exemplarische Beispiele seien die folgenden genannt: *Grünhof Apotheke* (Frankfurt), *Buchheimer Apotheke* (Köln), *Pharmacie Quartier Latin* (Paris), *Pharmacie Montparnasse* (Paris) oder *Pharmacie 5*, wobei hier die Ziffer auf das fünfte Arrondissement von Paris verweist.

Neben Straßennamen, Hausnummern oder Stadtteilen kann die Lage einer Apotheke auch mittels einer Himmelsrichtung spezifiziert werden. Zahlreiche

Apothekennamen aus dem vorliegenden Korpus spiegeln dieses Phänomen wider. So ist der Name *Nord West Apotheke* dadurch motiviert, dass die Apotheke ihren Standort im Nordwesten Berlins hat. Als weitere französische und deutsche Beispiele seien die folgenden angeführt:

- *Nord West Apotheke, Nord Ost Apotheke* (Berlin), *Nord Apotheke* (Leipzig), *Apotheke West* (München), *Süd Apotheke* (Frankfurt).
- *Pharmacie du Nord* (Marseille), *Pharmacie du Sud* (Lille), *Pharmacie du Sud* (Paris), *Pharmacie Centrale du Nord* (Paris).

Häufig fungiert die zentrale Lage einer Apotheke als Benennungsmotiv. Sehr frequent sind diesbezüglich Appellative wie z. B. dt. *Zentrum* oder frz. *centre*:

- *Zentrum Apotheke* (Berlin), *Centrum Apotheke* (Frankfurt), *Central Apotheke* (Berlin), *Apotheke Stadtmitte* (Stuttgart).
- *Pharmacie du Centre* (Paris), *Pharmacie Centrale (Straßburg), Pharmacie Centrale* (Paris).

Des Weiteren spielt die unmittelbare Nähe der Apotheke zu einem Platz, einem Gebäude oder einer Einrichtung der städtischen Infrastruktur wie z. B. einem Bahnhof, Rathaus, Flughafen, Einkaufszentrum, Park, Zoo, Marktplatz eine ausschlaggebende Rolle im Benennungsprozess:

- *Bahnhofsapotheke, Apotheke im Hauptbahnhof* (Köln), *Apotheke am Ostbahnhof* (Frankfurt), *Nordbahnhof Apotheke* (Stuttgart), *Rathaus Apotheke* (Köln), *Apotheke am Rathaus* (Hamburg), *Apotheke am Flughafen* (Köln), *Flughafen Apotheke* (Hamburg), *Park Apotheke* (München), *Apotheke am Zoo* (Frankfurt), *Apotheke im Löwencenter* (Einkaufszentrum Leipzig), *Apotheke im Kaufzentrum* (Berlin), *Apotheke am Marktplatz* (Stuttgart).
- *Pharmacie de la Gare, Pharmacie Gard du Nord* (Paris), *Pharmacie Gare de Lyon* (Paris), *Pharmacie Hôtel de Ville* (Lille und Paris), *Pharmacie du Port* (Korsika), *Pharmacie de la Poste* (Korsika), *Pharmacie du Marché* (Straßburg und Marseille), *Pharmacie du Parc* (Nantes), *Pharmacie des Halles* (Paris).

Die zweite Benennungskategorie stellen Apothekennamen dar, die auf ein Anthroponym zurückgehen. Analog zu der ersten Kategorie der Lage können auch hier verschiedene Subkategorien beobachtet werden:

Vornamen:

- *Alexa Apotheke* (Berlin), *Carola Apotheke* (Leipzig), *Elvira Apotheke* (München), *Adelheid Apotheke* (München), *Diana Apotheke* (Köln), *Gudrun Apo-

theke (Hamburg), *Friedrich Apotheke* (Berlin), *Markus Apotheke* (Frankfurt), *Immanuel Apotheke* (Berlin).
- *Pharmacie Stéphanie* (Paris), *Pharmacie Mathis* (Paris), *Pharmacie Daniel* (Paris), *Pharmacie Robert* (Korsika), *Pharmacie Luigi* (Korsika), *Pharmacie Alonso* (Marseille).

Nachnamen:

Es handelt sich hierbei in der Regel um die Namen des gegenwärtigen Apothekers/der Apothekerin, des Vorbesitzers/der Vorbesitzerin oder des Gründers/ der Gründerin der Apotheke. Beispielsweise heißt die Besitzerin der *Brock'sche Apotheke* in Frankfurt *Andrea Brock*.
- *Schworm Apotheke* (München), *Dr. Koch Apotheke* (Hamburg), *Rusche Apotheke* (Berlin).
- *Pharmacie Kléber* (Straßburg), *Pharmacie Hincker* (Straßburg), *Pharmacie Ammar* (Marseille), *Pharmacie Deklerck* (Nantes).

In Frankreich lässt sich darüber hinaus verstärkt die Kombination von Vorname und Nachname bei der Benennung von Apotheken beobachten:
- *Pharmacie Michel Poirotte* (Perpignan), *Pharmacie Cano Weyl* (Straßburg), *Pharmacie Arnaud Bosque* (Marseille), *Pharmacie Brigitte Feron* (Nantes), *Pharmacie Patrick Carnel* (Bordeaux).

Hagionyme:

Angemerkt sei, dass in Deutschland die beiden Heiligennamen *Damian* und *Cosmas* (auch in der allografen Variante *Kosmas*) frequent sind. Dies verwundert nicht, denn es handelt sich bekanntermaßen um die Schutzpatrone der ApothekerInnen. Im Gegensatz dazu weist das hier zur Untersuchung vorliegende französische Korpus keinen Beleg für die beiden Schutzpatrone auf:
- *St. Hedwig Apotheke* (München), *Damian Apotheke* (Köln, Leipzig und Berlin), *St. Kosmas Apotheke* (München), *Kosmas Apotheke* (Köln), *St. Cosmas Apotheke* (Hamburg), *Cosmas Apotheke* (Leipzig), *Paulus Apotheke* (Leipzig), *St. Josef Apotheke* (München).
- *Pharmacie St. Nicolas* (Nantes), *Pharmacie Sainte Marie* (Korsika), *Pharmacie Saint Georges* (Paris), *Pharmacie Saint Michel* (Perpignan), *Pharmacie Sainte Cathérine* (Straßburg), *Pharmacie Saint Martin* (Nantes), *Pharmacie Saint Nicolas* (Marseille).

Namen weiterer berühmter Personen:

- *Humboldtapotheke* (Berlin), *Heinrich Heine Apotheke* (Berlin), *Liebig Apotheke* (Leipzig), *Spitzweg Apotheke* (München), *Goethe Apotheke* (Frankfurt), *Beethoven Apotheke* (Köln), *Richard Wagner Apotheke* (Leipzig), *Kant Apotheke* (Frankfurt), *Hegel Apotheke* (Leipzig), *Paracelsus Apotheke* (Köln).
- *Pharmacie Balzac* (Straßburg), *Pharmacie Marie Curie* (Straßburg), *Pharmacie Rodin* (Perpignan), *Pharmacie de la Fontaine* (Lille).

Einige Apothekennamen gehen auf Namen von literarischen Figuren zurück – wie die folgenden Beispiele demonstrieren:

- *Struwwelpeter Apotheke* (Frankfurt), *Faust Apotheke* (Frankfurt), *Harlekin Apotheke* (Berlin), *Jumbo Apotheke* (Berlin).[2]
- *Pharmacie du Swann* (Paris).

Nach der Lage und den Anthroponymen bildet der Bereich ‚Natur' die dritte Kategorie der Apothekennamen. Insgesamt können drei Unterkategorien ausfindig gemacht werden: Eine quantitativ große Gruppe, besonders in Deutschland, stellen Apothekennamen dar, die auf einen Tiernamen zurückgehen. Des Weiteren wird auch der Bereich der Flora zur Benennung von Apotheken herangezogen. Schließlich stellen Himmelskörper Benennungsmotive für deutsche und französische Apotheken dar. Die einzelnen Kategorien mit exemplarischen Beispielen sind wie folgt:

Fauna:

- *Schwanen Apotheke, Löwen Apotheke, Adler Apotheke, Hirsch Apotheke, Bären Apotheke* (in allen Städten), *Delphin Apotheke* (Berlin, Leipzig und München), *Pfauen Apotheke* (Berlin), *Panda Apotheke* (Berlin), *Enten Apotheke* (Hamburg), *Apotheke zum Elefanten* (Hamburg), *Pelikan Apotheke* (Hamburg und Stuttgart), *Scarabäus Apotheke* (Köln), *Zebra Apotheke* (Leipzig), *Kranich Apotheke* (München und Köln), *Bienenapotheke* (München), *Hasenapotheke* (München), *Raben Apotheke* (Frankfurt), *Fasanen Apotheke* (Frankfurt und Stuttgart), *Elch Apotheke* (Köln), *Storchen Apotheke* (Stuttgart), *Pelikan Apotheke* (Stuttgart), *Wolf Apotheke* (Frankfurt).
- *Pharmacie de l'Ours* (Straßburg), *Pharmacie du Corbeau* (Straßburg), *Pharmacie du Cygne* (Straßburg), *Pharmacie Cigogne* (Straßburg), *Pharmacie de l'Aigle* (Straßburg), *Pharmacie de la Canardière* (Straßburg), *Pharmacie du Lion* (Straßburg).

---

2   Die Apotheke führt in ihrem Logo einen Elefanten. Es kann sich hier um einen Verweis auf die Walt-Disney-Figur *Dumbo* handeln.

Flora:

- *Rosen Apotheke* (Berlin, München und Köln), *Ahorn Apotheke* (Berlin, Leipzig und Frankfurt), *Linden Apotheke* (Köln, Stuttgart), *Sonnenblumen Apotheke* (Berlin), *Lotus Apotheke* (Frankfurt), *Arnika Apotheke* (Frankfurt), *Anemonen Apotheke* (Leipzig), *Edelweiß Apotheke* (München), *Efeu Apotheke* (München).
- *Pharmacie des Palmiers* (Marseille und Korsika), *Pharmacie des Platanes* (Perpignan), *Pharmacie des Lauriers* (Nantes), *Pharmacie Rose* (Paris), *Pharmacie de la Rose* (Straßburg), *Pharmacie de la Fleur* (Straßburg), *Pharmacie du Lys* (Straßburg), *Pharmacie des Lilas* (Straßburg), *Pharmacie des Coquelicots* (Straßburg), *Pharmacie du Tilleul* (Straßburg).

Himmelskörper:

- *Sonnenapotheke* (in allen berücksichtigten Städten), *Jupiter Apotheke* (Berlin und Leipzig), *Merkur Apotheke* (Köln, Berlin, Leipzig und München), *Neptun Apotheke* (Berlin, München, Hamburg und Köln).
- *Pharmacie de l'Étoile* (Straßburg), *Pharmacie du Soleil* (Paris, Straßburg und Korsika), *Pharmacie de la Demie Lune* (Paris).

Abschließend sei angemerkt, dass besonders in Deutschland Apothekennamen, die sich auf den Bereich der Fauna beziehen, sehr frequent sind. Laut der bereits weiter oben erwähnten Online-Datenbank gibt es z. B. deutschlandweit 104 *Schwanen-*, 203 *Bären-*, 262 *Hirsch-*, 491 *Löwen-* und 503 *Adler-*Apotheken. Es stellt sich nun die Frage nach dem Grund dieser Häufigkeit. Ein Erklärungsversuch besteht darin, dass ein Teil der Apothekennamen auf Hausnamen bzw. auf Hauszeichen zurückgeht. Jedoch trifft dies eben nur auf einen Teil zu. Hinzu kommt, dass Apotheken dieses Benennungstyps in geographischen Räumen vorkommen, in denen Hausnamen nicht verbreitet waren (vgl. Hellfritzsch 1987: 3–4). Eine Rolle könnte darüber hinaus auch die Heraldik gespielt haben. Beispielsweise stellen Löwe, Adler und Bär Wappentiere dar. Eine geographische Konzentration von *Adler-*Apotheken, die in der ersten Hälfte des 20. Jahrhunderts gegründet wurden, befand sich in Ostpreußen, Brandenburg und Schlesien – Gebieten mit dem Adler als Wappentier (vgl. Wolff 1993: 34). Ausschlaggebend war vermutlich ebenfalls die Tatsache, dass Tiere wie Löwe, Hirsch, Adler und Bär heroische Gestalten im Tierreich darstellen. Diese Tiernamen können folglich ein hohes Prestige des Unternehmens transportieren. Psychoonomastisch betrachtet vermittelt somit z. B. eine *Löwen-*Apotheke eine andere Assoziation als beispielsweise eine Apotheke, die den Namen *Monika* trägt. Hellfritzsch (1987: 7) spricht treffenderweise in diesem Zusammenhang von „Apotheken-Prunknamen". Ein weiterer Grund könnte im religiösen Kontext zu finden sein. Adler und Löwe sind bekanntermaßen Symbole der Evangelisten Johannes und Markus. Dem Hirsch wird die Fähigkeit des Schlangentötens und somit des Bezwingens des Bösen zugesprochen (vgl. Wetzel 2008: 138).

In Bezug auf die Flora können ähnlich heterogene Erklärungsversuche herangezogen werden. Quantitativ stark vertreten ist in Deutschland der Name *Linden Apotheke* mit 348 Einträgen in der Online-Datenbank. Die Häufigkeit lässt sich nicht nur damit erklären, dass die Linde eine gesellschaftliche Relevanz als Gerichtsbaum besaß, und dass das Lindenblatt eine Rolle in der Mythologie, nämlich in der Nibelungensage, spielte, sondern besonders auch damit, dass die Linde bereits in der Antike als Heilpflanze genutzt wurde (vgl. Laudert 2009: 169–170). Es lässt sich folglich festhalten, dass die Benennungsmotive sowohl hinsichtlich der Fauna als auch der Flora vielfältig sind. Sowohl Heraldik, Religion, Mythologie, Pharmazie als auch psychoonomastische Faktoren können als Erklärungshintergrund herangezogen werden.

Die vierte Kategorie umfasst Apothekennamen, die auf geographische Namen wie Städte-, Landschafts-/Regionen-, Gebirgs- oder Flussnamen zurückgehen:

- *Spree Apotheke* (Berlin), *Greifswalder Apotheke* (Berlin), *Berlin Apotheke* (Berlin), *Nordsee Apotheke* (Hamburg), *Apotheke Taunusblick* (Frankfurt), *Spessart Apotheke* (Frankfurt), *Schwaben Apotheke* (Stuttgart), *Schwarzwald Apotheke* (Stuttgart), *Eifel Apotheke* (Köln), *Karwendel Apotheke* (München), *Alpen Apotheke* (München), *Elster Apotheke* (Leipzig).
- *Pharmacie de Paris* (Paris), *Pharmacie de France* (Paris), *Pharmacie du Canigou* (Perpignan), *Pharmacie des Vosges* (Straßburg), *Pharmacie des Flandres* (Lille), *Pharmacie de Lille* (Lille), *Pharmacie du Rhin* (Straßburg), *Pharmacie de l'Europe* (Paris), *Pharmacie de Bretagne* (Nantes).

Die fünfte Kategorie stellen Apothekennamen dar, die sich auf Appellative aus dem Bereich Religion beziehen:

- *Engelapotheke* (in allen untersuchten Städten), *Apostel Apotheke* (München), *Gethsemane Apotheke* (Berlin), *Paradies Apotheke* (München).
- *Pharmacie de l'Ange* (Straßburg), *Pharmacie de la Déesse* (Lille), *Pharmacie du Samaritain* (Straßburg).

Ebenfalls spielt die Mythologie als Benennungsmotiv für Apotheken, insbesondere in Deutschland, eine bedeutende Rolle:

- *Einhorn Apotheke* (in allen Städten), *Neptun Apotheke* (Berlin, Hamburg und Köln), *Phönix Apotheke* (Berlin), *Atlantis Apotheke* (Berlin), *Walpurgis Apotheke* (München), *Rheingold Apotheke* (Köln), *Nibelungen Apotheke* (Frank-

furt), *Pegasus Apotheke* (Köln), *Hermes Apotheke* (Frankfurt), *Merlin Apotheke* (Köln und Berlin), *Minerva Apotheke* (Leipzig, Berlin und München).
- *Pharmacie du Licorne* (Straßburg).

Besonders häufig sind in Deutschland Apotheken (insgesamt 117), deren Namen auf das Einhorn zurückgehen. Dieses Fabelwesen wurde bereits 400 v. d. Z. von dem griechischen Gelehrten Ktesias von Knidos beschrieben. Häufig wird mit dem Einhorn das Attribut ‚rein' verbunden. Nur durch Jungfrauen könne es gefangen werden. Schließlich verkörpert es in der christlichen Symbolik die Reinheit Marias (vgl. Wetzel 2008: 72). Darüber hinaus wurde dem Horn des Einhorns bereits in der Antike (bei Plinius d. Ä. in der *Naturalis historia*) eine wundertätige Heilkraft zugesprochen (vgl. Wetzel 2008: 72). So lässt sich erklären, warum das Fabelwesen die Benennung von Apotheken motivierte.

Eine quantitativ kleine Gruppe stellen Apothekennamen dar, die auf ihr Alter referieren:

- *Neue Apotheke* (Berlin und Hamburg), *Alte Apotheke* (Köln).
- *La nouvelle Pharmacie* (Paris).

Selten – zumindest im vorliegenden Korpus – sind Apotheken, die nach einer Farbe benannt wurden:

- *Grüne Apotheke* (Berlin).
- *Pharmacie Azur* (Paris), *Pharmacie Bleue* (Paris).

Insbesondere bei Apotheken, die in jüngster Zeit gegründet worden sind, lassen sich englische Bezeichnungen beobachten. Auch für Frankreich gibt es einen Beleg im Korpus – was in Anbetracht der Sprachpolitik dieses Landes verwundert:

- *Life Apotheke* (Berlin), *easyApotheke* (in allen untersuchten Städten).
- *Pharmacie City Pharma* (Paris).

Ebenfalls charakteristisch für einen jüngeren Benennungstyp ist der Bezug auf den medizinischen, gesundheitlichen Aspekt. Häufig taucht der Bestandteil *Pharm-* in der onymischen Komponente auf:

- *Pharmland Apotheke* (Berlin), *Medi Plus Apotheke* (München), *Farma Plus Apotheke*, *fit & gesund Apotheke* (München), *Gesundbrunnen Apotheke* (München), *Vitalis Apotheke* (Leipzig), *Vita Apotheke* (Hamburg).
- *Pharmacie Pharmesprit* (Paris), *Pharmacie Suprapharm* (Paris).

Abschließend sei eine Benennungskategorie vorgestellt, die nur im deutschen Korpus belegt werden konnte. Es handelt sich hierbei um den Namenbestandteil

Mohren, der in Deutschland nicht nur bei Apothekennamen, sondern z. B. auch bei gastronomischen Betrieben auftaucht – wie z. B. *Hotel Mohren* (in Oberstdorf). Eine Recherche in der bereits erwähnten Datenbank http://www.apotheken-in-deutschland.de zeigt, dass insgesamt 95 Städte in Deutschland über eine Mohrenapotheke verfügen. Die ersten Mohrenapotheken in Deutschland gehen auf das 16. Jahrhundert zurück. Beispielsweise erhielt die Mohrenapotheke in Nürnberg ihren Namen im Jahre 1578 (urkundlich erwähnt – jedoch nicht mit dem Namen *Mohrenapotheke*) wurde sie bereits 1442 (vgl. Mohrenapotheke St. Lorenz 2012).

Die Deutungsversuche, warum zahlreiche Apotheken die Bezeichnung *Mohr* aufweisen, sind verschieden: Möglich ist, dass ein Bezug zu dem aus Ägypten stammenden und in der Kunst dunkelhäutig dargestellten Heiligen Mauritius hergestellt werden soll. Es kann jedoch auch ein Zusammenhang mit den Heiligen Drei Königen bzw. mit Kaspar bestehen. Im Text der christlichen Bibel ist die Rede von Weihrauch, Gold und Myrrhe als Gaben der Heiligen Drei Könige. Besonders Myrrhe galt bereits in der Antike als Arzneimittel. Von Relevanz ist sicherlich auch die Tatsache, dass bereits seit dem 14. Jahrhundert der Mohr in der europäischen Heraldik vertreten ist (vgl. Bräunlein 1991: 114). Vermutlich hat dies auf die Benennung von Apotheken einen relevanten Einfluss ausüben können.

Die Tatsache, dass Apotheken mit der Bezeichnung *Mohr* verstärkt im 16. Jahrhundert zu verzeichnen sind, legt eine Verbindung zu kolonialen Waren wie Gewürzen und Heilkräutern nahe. Die Figur *Mohr* konnte somit auf den Verkauf von exotischen Heilkräutern in Apotheken hinweisen. Generell könnte die Figur *Mohr* die Apothekerkunst symbolisieren. In diesem Zusammenhang sei ein zeitgenössischer Text aus dem 18. Jahrhundert erwähnt, der auf die Benennung der Mohrenapotheke in Glatz Bezug nimmt:

> Der Apotheker Hieronymus Reinisch gibt jetzt der alten Glatzer Apotheke auch einen Namen. Er nennt sie ‚Apotheke zum schwarzen Mohren'. Er wählt diesen Namen mit bedacht [sic], weiß er doch, dass der Mohr – nach alter Tradition – die Apothekerkunst symbolisiert, denn in alten Zeiten hielten die Fürsten sich für die Bereitung ihrer Arzneien Mohren an ihren Höfen. Diese Mohren hatten das beste Wissen um heilkräftige Spezies und Drogen. Sie kamen aus dem Morgenland, wo in Bagdad schon vor 800 Jahren die ersten Apotheken bestanden hatten, und wo zuerst in der alten Welt die hohe Kunst der Anfertigung von Arzneien in Blüte stand. (Zitiert in Bräunlein 1991: 114).

3. Fazit

Zusammenfassend lässt sich festhalten, dass es keine auffallenden Unterschiede bei den Benennungstypen von Apotheken in Deutschland und Frankreich gibt. Eine Ausnahme stellt lediglich der Typus *Mohrenapotheke* dar. Divergenzen zwischen den beiden Ländern werden hinsichtlich der quantitativen Verteilung deutlich: In Deutschland fallen Apotheken die nach der Lage benannt worden sind mit ca. 36,2 % ins Gewicht. Besonders stark vertreten sind die Unterkategorien Straßennamen und Gebäude/Einrichtungen der städtischen Infrastruktur. Weitere quantitativ starke Kategorien sind einerseits Anthroponyme mit ca. 27,9 % und andererseits die Kategorie Natur mit ca. 20,5 %. Diesbezüglich sind besonders die Tiernamen bedeutend. Apotheken, deren Namen sich auf ein Tier beziehen, weist zwar auch das vorliegende französische Korpus auf, jedoch in einer geringeren Vielfältigkeit. Mit anderen Worten: Im deutschen Korpus konnten insgesamt 36 verschiedene Tiernamen, d.h. *types* ausfindig gemacht werden, im französischen Korpus sind es lediglich sieben. Darüber hinaus konzentrieren sich Tiernamen-Apotheken in Frankreich nur auf das Elsass, eine Region mit geographischer Nähe und starken historischen Bezügen zu Deutschland – eine Tatsache, die einen Erklärungshintergrund darstellen könnte. Alle weiteren oben vorgestellten Benennungskategorien spielen im deutschen Korpus quantitativ eher eine untergeordnete Rolle. Zu erwähnen ist noch die Kategorie Geographie, die 4,6 % der Apothekennamen ausmacht. Auffällig ist hier der jeweilige regionale Bezug. So befindet sich die *Karwendel Apotheke* in München und die *Schwarzwald Apotheke* in Stuttgart.

In Frankreich bilden ebenfalls die nach der Lage benannten Apotheken mit 32,9 % die quantitativ größte Benennungskategorie. Wie in Deutschland spielen vor allem Straßennamen eine relevante Rolle im Benennungsprozess. An zweiter Stelle steht die Kategorie Anthroponyme mit 28,6 %. Während in Deutschland vor allem Namen berühmter Persönlichkeiten oder allgemeine maskuline oder feminine Vornamen eine herausragende Rolle spielen, fallen im französischen Korpus insbesondere Hagionyme und der Name der Besitzerin/des Besitzers ins Gewicht. Innerhalb der Kategorie Natur, die ca. 13,6 % der Apothekennamen ausmacht, sind in erster Linie Namen von Pflanzen vertreten. Auffällig ist hier der regionale Bezug, d.h. die *Pharmacie des Palmiers* befindet sich auf Korsika. In den nördlichen Städten lässt sich kein Beleg dieses Namens ausfindig machen. Ein ebenfalls regionaler Bezug lässt sich – analog zu Deutschland – bei der Kategorie Toponyme erkennen, die im französischen Korpus ca. 1,9 % ausmachen. Beispielsweise befindet sich die Apotheke *Pharmacie du Canigou* in Perpignan.

Abschließend sei erwähnt, dass der vorliegende Beitrag lediglich Tendenzen in der Benennung von Apotheken aufzeigen kann. Aus onomastischer Perspektive ist es lohnenswert, weitere umfassendere Studien vorzunehmen, die ebenfalls einen internationalen Vergleich anstreben. Beispielsweise wäre eine kontrastive Studie zu deutsch- und romanischsprachigen Apothekennamen wünschenswert.

Bibliographie

Baschoffner, Pierre (1970). „De la plus ancienne pharmacie d'Allemagne (1241) à la plus ancienne de France (1268)". *Revue d'histoire de la pharmacie* 206. 202–203.

Bauer, Gerhard (²1998). *Deutsche Namenkunde*. Berlin: Weidler.

Bedürftig, Friedemann (2005). *Geschichte der Apotheke. Von der magischen Heilkunst zur modernen Pharmazie*. Köln: Fackelträger Verlag.

Bräunlein, Peter J. (1991). „Magier, Märtyrer, Markenzeichen: Tucherbräu und Mohren-Apotheken". Lorbeer, Marie/Wild, Beate [Hrsg.]: *Menschenfresser, Negerküsse: Das Bild vom Fremden im deutschen Alltag*. Berlin: Elefanten Press.

Datenbank der Kulturgüter in der Region Trier (2013). „Löwen Apotheke". http://www.roscheiderhof.de/kulturdb/client/einObjekt.php?id=7924 (12.1.2013)

Duden (2006). *Das Herkunftswörterbuch*. Mannheim: Duden.

Hellfritzsch, Volkmar (1987). „Zur Benennung von Apotheken und Drogerien". *Namenkundliche Informationen* 51. 1–21. [überarbeitete Version in Debus, Friedhelm/Seibicke, Wilfried [Hrsg.] (1996): *Reader zur Namenkunde: Toponymie*. 377–401]

Hellfritzsch, Volkmar (1995). „Namen neugegründeter Apotheken im Osten Deutschlands". *Namenkundliche Informationen* 67/68. 79–87.

Hellfritzsch, Volkmar (1996). „Apothekennamen". Eichler, Ernst/Hilty, Gerold/Löffler, Heinrich [Hrsg]: *Namenforschung. Name Studies. Les Noms Propres. Ein internationales Handbuch zur Onomastik*. Band 2. Berlin: De Gruyter. 1590–1592.

Koß, Gerhard (2002). *Namenforschung. Eine Einführung in die Onomastik*. 3., aktualisierte Ausgabe. Tübingen: Niemeyer.

Kunze, Konrad (1999). *Dtv-Atlas Namenkunde*. München: dtv.

Laudert, Doris (2009). *Mythos Baum*. München: BLV.

Mohrenapotheke St. Lorenz (2012). http://www.mohren-apotheke.org/ (12.1.2013).

Nübling, Damaris/Fahlbusch, Fabian/Heuser, Rita (2012). *Namen. Eine Einführung in die Onomastik*. Tübingen: Narr.

Walther, Hans (2003). *Namenkunde und geschichtliche Landeskunde*. Leipzig: Leipziger Universitätsverlag.

Wetzel, Christoph (2008). *Das große Lexikon der Symbole*. Darmstadt: Wissenschaftliche Buchgesellschaft.

Wolff, Klaus (1993). „Adler, Löwe, Hirsch und Bär – Ein Beitrag zu den Apothekennamen aus dem Tierreich". *Zeitschrift der Deutschen Gesellschaft für Geschichte der Pharmazie e. V.* 2. 32–37.

Vasil'eva, Natalija Vladimirovna (2004). „Institutionsnamen". Brendler, Andrea/ Brendler, Silvio [Hrsg.]: *Namenarten und ihre Erforschung. Ein Lehrbuch für das Studium der Onomastik.* Hamburg: Baar. 605–621.

Fiorenza Fischer

Der *griechische Patient* und die *Bankrottansteckungsgefahr* in der Europäischen Union – Physiologie und Pathologie der Wirtschaft in den Metaphern der Fachsprache

1. Einleitung

UnternehmerInnen, VertreterInnen von Institutionen wie Arbeits-, Wirtschafts- und Handelskammern, BankerInnen, JournalistInnen und ÖkonomInnen, die täglich die Wirtschaftssprache als Kommunikationsinstrument benutzen, sind mit den rhetorischen Stilelementen dieser Fachsprache sehr vertraut. So reden sie von *Wall Street*, *Piazza Affari* oder *Eurotower* und meinen die Börse in den Vereinigten Staaten, in Mailand oder die Europäische Zentralbank. Sie schreiben von *R-Wort*, *D-Wort* oder *Freisetzung von Mitarbeitern* und meinen mit diesen verhüllenden Euphemismen ‚Rezession', ‚Deflation' und ‚Kündigung von ArbeitnehmerInnen'. Sie schreiben in ihren Bilanzen Posten als *Finanzgarantien* und verbuchen so hochspekulative Finanzinstrumente wie Credit Default Swaps. Sie reden von *Steueroptimierung* oder *Steuervermeidung*, und gemeint ist ‚Steuerhinterziehung'. Wer die Fachsprache der Wirtschaft in der Domäne des Wirtschaftslebens verwendet, benutzt bewusst – oft aber auch unbewusst – Metonymien, Synekdochen, Euphemismen, Dysphemismen und extrem häufig Metaphern.

Wer die Fachsprache der Wirtschaft aus Sicht der Fachsprachenforschung betrachtet, kann die Spuren dieses rhetorischen Gebrauchs und dessen pragmatische Intentionen auf der Ebene der Fachterminologie nachvollziehen. In dieser Hinsicht kommt besonders der Metapher eine strategische Rolle zu. Anders gesagt bilden Metaphern für die Konstruktion der Bedeutung in Wirtschaftstexten ein entscheidendes sprachliches Mittel. Speziell auch auf der Ebene des wirtschaftswissenschaftlichen Diskurses kommt der Metapher eine zentrale Rolle zu. Man denke diesbezüglich an theoretische Konzeptualisierungen von großer Tragweite, die auf Metaphern basieren, wie z. B. Wirtschaft als Mechanismus zu sehen und an die zahlreichen Wirtschaftstermini aus der Ursprungsdomäne der Physik oder an die andere tragende Metapher, wonach Wirtschaft als Organismus aufgefasst wird, aus der Biologie. In ähnlicher Weise haben in den letzten zwei Jahrzehnten die ÖkonomInnen viele Fachtermini der Wirtschaftssprache aus der Konzeptualisierung BUSINESS IS A GAME abgeleitet. Derzeit kann man beobachten, dass die Dominanz des theoretischen Ansatzes der Spieltheorie (und des Englischen) sich sowohl auf der Ebene der formalen mathematischen Sprache der Wirtschaftsmodelle als auch auf der Ebene des täglichen Sprachgebrauchs, durch Termini wie *local player, global player, competitor, Nullsummenspiel, Win-Win-Situation* manifestiert. Man hört oft WirtschaftsexpertInnen und PolitikerInnen von *Anreizen, Spielausgang, Spielregeln, realkapitalistische Spielanordnung* oder *change of the rules* sprechen. Die Hegemoniestellung der Spieltheorie in den Wirtschaftswissenschaften ist mehrmals durch die Verleihung des Ökonomie-Nobelpreises an Spieltheoretiker bestätigt worden. Wie die Beispiele zeigen, haben derartige grundlegende, theorieträchtige Metaphern einen konstitutiven Charakter, so dass weite Teile der Wirtschaftsterminologie aus lexikalisierten metaphorischen Übertragungen bestehen. Man denke z. B. an die vielen Fachausdrücke, die aus der Source Domain ‚Flüssigkeit' (bzw. ‚Blut') stammen, denen man in der Kredit-, Finanz- und Währungswirtschaft begegnet. Andere metaphorische Spenderbereiche für die Wirtschaftsterminologie sind ‚Krieg', ‚Sport', ‚Wetter', ‚Ehe', ‚Tierwelt' (*Bär* und *Bulle* im Börsenjargon) und ‚Gesundheit' bzw. ‚Medizin'.

Der folgende Beitrag befasst sich mit der Analyse der Gesundheits- bzw. Krankheitsmetaphern in der Sprache der Ökonomie.

2. Eine Metapher mit langer Tradition

Metaphorische Ausdrücke aus dem Ursprungsbereich ‚Gesundheit/Krankheit' genießen in der Sprache der Ökonomie eine lange Tradition. Daniele Besomi (2011: 67) schreibt „The comparison of commercial difficulties to a diseased condition of the economic system, as opposed to a heathly state of prosperous trade, is probably as old as economic discourse itself."

Diese Metaphern sind also seit jeher und nicht nur in einzelnen Sprachen sehr verbreitet. Ein Grund für die massive Verwendung liegt in ihrer starken Erklärungsfunktion. De facto ermöglicht die Aktivierung und Interaktion von

Kontext 1: Lage der Wirtschaft, und
Kontext 2: Gesundheitszustand/Befindlichkeit des Menschen (bzw. des menschlichen Körpers),

den einen Kontext im Lichte des anderen zu verstehen. Die Wirtschaft – wie der menschliche Körper – ‚wächst', ‚wird stärker', ‚nimmt zu' oder ‚nimmt ab', ‚entwickelt sich gesund', ‚gesundet' oder ‚erkrankt' und ‚wird schwächer', ‚unterzieht sich einer Therapie', ‚heilt', ‚erholt sich', ‚schrumpft', ‚altert'.

Die Gesundheitszustandsmetapher in der Wirtschaftssprache erlaubt es, abstrakte Vorgänge bzw. komplexe Zusammenhänge der Wirtschaftsrealität verständlich zu machen:

> Our experiences with physical objects (especially our own bodies) provide the basis for an extraordinarily wide variety of ontological metaphors, that is, ways of viewing events, activities, emotions, ideas, etc. as entities and substances. (Lakoff/Johnson 1980: 25)

In diesem Sinne sind der Gesundheitszustand des menschlichen Körpers (*our own bodies*) Source Domain und die Wirtschaftstätigkeit (*activities*) Target Domain. Die moderne Wirtschaft ist zur Zeit von wachsender Komplexität gekennzeichnet. Die weltweite Vernetzung der Finanzmärkte (Aktienhandel in real time, Hochfrequenzhandel) führt dazu, dass Wirtschaftsereignisse wie Banken-, Währungs-, und Schuldenkrisen in verstärktem Maße stattfinden; die Kausalzusammenhänge sind allerdings nicht immer eindeutig feststellbar. Unter diesen kognitiven Bedingungen erfüllt die besagte Metapher eine wesentliche kommunikative Funktion, indem sie eine Reduktion der Komplexität ermöglicht. Eitze (2012: 43) sagt diesbezüglich: „Das Unbekannte kann in Bezug auf schon Bekanntes erfasst werden."

3. Gesundheitszustandsmetapher und Metapherntypologie: Ein komplexer Fall

Lakoff/Johnson (1980) identifizieren drei Typen konzeptueller Metaphern:

1) Orientierungsmetaphern
2) Strukturmetaphern
3) ontologische Metaphern

Es stellt sich also die Frage, welchen Typen Gesundheitszustandsmetaphern in der Wirtschaftssprache zuzuordnen sind. Eine eindeutige Antwort auf diese Frage scheint nicht leicht zu sein, zumal diese Metaphern Aspekte aller drei Typen aufweisen. Einerseits scheinen sie Strukturmetaphern zu sein, indem sie abstrakte, komplexe Strukturmuster der Wirtschaft mittels Physiologie/Pathologie des menschlichen Körpers veranschaulichen. Andererseits scheinen sie auch dem Typ der Orientierungsmetapher zuordnenbar, da sie dem Metaphernkonzept GUT IST OBEN/SCHLECHT IST UNTEN deutlich entsprechen. Die räumliche Grunderfahrung des menschlichen Körpers ist:

Vertikale Stellung = GESUNDHEIT IST OBEN

Horizontale Stellung = KRANKHEIT IST UNTEN

Nicht zuletzt scheinen die Gesundheitszustandsmetaphern in der Wirtschaftssprache klarerweise dem ontologischen Metapherntyp anzugehören, weil Krisenländer immer mit Patienten und Krisenursachen stets mit Viren, Fieber, Ansteckung gleichgesetzt, auf dieser Weise konkretisiert und als solche konzeptualisiert werden.

Die Zuordnung der Gesundheitszustandsmetaphern zu einem bestimmten Metapherntyp scheint auch andere ForscherInnen schon beschäftigt zu haben. Richardt (2005: 128–131) klassifiziert in ihrer Analyse der Wirtschaftsmetaphern die Gesundheitszustandsmetaphern als „structural/ontological" und weist sie somit zwei verschiedenen Typologien zu. Sie bezeichnet sie als „the PATIENT metaphor". Auch Eitze (2012: 63) stellt ein Problem der fehlenden inhaltlichen und terminologischen Einheit in Bezug auf die Klassifizierung der Metaphern fest.

Sie (Eitze 2012: 37) hält an folgender Definition von Strukturmetaphern fest: „Strukturmetaphern verbinden [...] komplexe Bereiche miteinander, indem ganze Strukturmuster von einem Begriffsfeld sprachlich auf ein anderes übertragen werden." Für Eitze ist der soeben zitierte der relevanteste Aspekt dessen, was die Typologie der Gesundheitsszustandsmetaphern in der Wirtschaftssprache betrifft. Eitze betrachtet sie also als Strukturmetaphern. Für die Kategorisierung der konzeptuellen Metaphern nach Ursprungsdomänen in der Fachsprache der Börse orientiert sie sich an der Terminologie von Weinrich (1976). Sie identifiziert als Spenderbereich für die Gesundheitsszustandsmetaphern das Begriffsfeld MENSCH (Physiologie) und das Begriffsfeld MEDIZIN (Pathologie) und so nennt die Autorin auch die zwei Metaphern. In ihrer Studie stellt Eitze (2012: 81) in der Folge fest, dass die Kreation metaphorischer Ausdrücke ausgehend vom Bildfeld MENSCH zur Anthropomorphisierung der Target Domain führt. Dazu schreibt sie:

> Hierbei werden für den Menschen typische Tätigkeiten, Charakteristika und Fähigkeiten auf die Börse und ihre Abläufe projiziert, wodurch Indices, börsennotierte Unternehmen, Aktienkurse [...] im Zuge der Anthropomorphisierung menschliche Attribute entfalten.

Eitze (2012: 82) führt dafür einige Beispiele aus der Süddeutschen Zeitung an:

> *Die hohen Zinsen könnten dem Dax bald das Genick brechen.* (19.06.2007)
> *Welches Gesicht dieser Konzern mittelfristig haben wird[...]* (27.03.2007)
> *Dem Markt geht nach den jüngsten Kursanstiegen etwas die Luft aus.* (17.01.2007)
> *Der Dax steht auf wackeligen Füßen.* (29.01.2007)

Man kann leicht weitere Beispiele hinzufügen:

Italiens Banken konnten die Krise mit blauem Auge überwinden.
(Der Standard, 16.11.2009)[1]
Das ist ein Angstfaktor, der den Märkten noch weiter Herzrasen bescheren wird.
(FAZ, 01.02.2011)

Ebenso stellt Richardt (2005: 129) fest:

> Economical [sic] problems are thus metaphorized in terms of disease. The economy patient's state of health is dependent on that of his parts, very much like a human being's state of health is dependent on that of the body parts. If the parts of the body do not function properly, the person falls ill.

Diese Anthropomorphisierung der sonst sehr trockenen Realität der Wirtschaft führt dazu, dass bestimmten Wirtschaftsakteuren und -strukturen wie den Firmen, dem Markt, der Börse, dem Wirtschaftssystem oder gar Staaten, nicht nur somatisch sondern auch psychisch menschliche Eigenschaften bzw. Gefühle zugeschrieben werden.

Beispiele:

An der Börse atmet der Aktienkurs von Apple mit dem Gesundheitszustand von Steve Jobs.
(FAZ, 03.03.2011)
Die Börse reagiert enttäuscht. Der Kurs der Apple-Aktie gibt nach. (Süddeutsche Zeitung, 26.07.2012)
Die Märkte sind enorm nervös. Schon zu Wochenbeginn hatten sie Verluste verbucht. (Süddeutsche Zeitung, 21.05.2010)

Es scheint interessant anzumerken, dass nicht nur LinguistInnen, sondern auch ÖkonomInnen über die sprachlichen Prozesse der Anthropomorphisierung von Wirtschaftsinstitutionen reflektieren. Ötsch (2012: 43) schreibt dazu: „Der Markt ist wie ein lebendiges Wesen. Er folgt seinen eigenen Rhythmen, hat Stimmungen und Schwankungen. Er ist manchmal ‚launisch', manchmal ‚friedlich', manchmal ‚lustlos'."[2]

---

1   Alle folgenden eigenen Beispiele werden nach dem jeweiligen sie enthaltenden Medium zitiert. In der Bibliographie werden sie gemäß ihren Titeln angegeben.
2   Ötsch (2012: 43) beobachtet, dass dem Markt auch Intelligenz und Absichten zugeschrieben werden und belegt diese Feststellung mit folgenden Zitaten: „Der Markt hat sein Urteil mit dem in die Höhe geschossenen Zins für griechische Staatsanleihen längst gesprochen" (Schäfers 2010). „Der Markt belohnt und bestraft mit eiserner Konsequenz und setzt so Kräfte frei, die sonst erlahmen" (Miegel 2003). Ötsch (2012: 44) kommt zum Schluss: „Dieses Lebewesen erscheint letztlich wie ein Gott. Der Markt ist allwissend und allmächtig, seine Urteile sind endgültig. Der

Aus dieser Perspektive stellt Eitze (2012: 85) fest, dass die Source Domain MENSCH sogar zur Personifizierung führt, wie folgende von ihr zitierte Beispiele zeigen:

Der große Bruder Dax. (Süddeutsche Zeitung, 09.02.2007)
[...] waren Chinas Börsen die Problemkinder der globalen Finanzmärkte. (Süddeutsche Zeitung, 12./13.05.2007)[3]

Dazu noch zwei eigene Beispiele:

[...] Value-Investoren versuchen diese Stimmungsschwankungen zu nutzen, indem sie Mr. Market Aktien zu niedrigen Kursen abnehmen, wenn ihm vor Angst die Knie schlottern und ihm diese teuer verkaufen, wenn ihn die Gier erfasst. Doch die meisten Anleger folgen den Stimmungsschwankungen von Mr. Market blind bzw. lassen sie sich von ihnen anstecken. (Manager Magazin, 18.02.2008)

Mr. Market ist ein manisch-depressiver Typ, der jeden Tag auftaucht, um Aktien zu kaufen oder zu verkaufen, jeden Tag zu verschiedenen Preisen. Mal sind die Preise fair, meistens völlig absurd. Jeder kann mit Mr. Market handeln – oder es sein lassen. (Handelsblatt, 23.10.2012)

Hier wird die Personifizierung zusätzlich durch den Gebrauch von *Mr.* und Personalpronomina betont.

Für WirtschaftsjournalistInnen und PublizistInnen sind derartige Prozesse willkommene stilistische Instrumente, denn sie dienen zur Emotionalisierung und Belebung von Wirtschaftstexten, die sonst eher trocken wirken würden.

4. Weltwirtschaftskrise: Neues Leben für eine alte Metapher

Am 15. September 2008 kam es zu einem Ereignis, das keine Bank, kein Forschungsinstitut und kein Börsenanalyst in dieser Intensität für möglich gehalten oder vorausgesehen hatte.

Die viertgrößte amerikanische Bank, die traditionsreiche Lehman Brothers, gerät in eine Liquiditätskrise und ist gezwungen, Bankrott zu erklären. Diese Nachricht schlägt weltweit wie eine Bombe ein und bewirkt Panikverkäufe an den Börsen. So nimmt die Finanzkrise ihren Lauf. Sie breitet sich in kürzester Zeit mit

---

Markt besitzt nach Friedrich Hayek eine Vernunft, die so umfassend ist, dass sie das Fassungsvermögen eines Einzelnen und die Lenkungsmöglichkeit durch dessen Verstand übersteigt."

3   Vgl. dazu in Eitze (2012: 82) die Begriffe von „Verwandschafts-" und „Familienmetaphorik".

ungeheurer Intensität weltweit aus.[4] Dieses Ereignis zeigt, wie fragil das Konstrukt der gemeinsamen europäischen Währung ist. Die Staatsschuldenkrise wird so zur Eurokrise. Der Reihe nach geraten in Europa zwischen 2010 und 2012 Griechenland, Irland, Portugal, Spanien und Italien unter den Druck der Finanzmärkte.

Das Ausbrechen der weltweiten Finanzkrise löste innerhalb der Gemeinschaft der WirtschaftsakteurInnen unzählige Stellungnahmen, Analysen und Debatten aus, die in ebenso vielen Wirtschaftstexten resultierten. Die Auseinandersetzung mit dem Thema Finanzkrise führte so zu einem Krisendiskurs, der durch ein spezifisches Diskursvokabular charakterisiert ist, in welchem die Wirtschaftsmetaphern aus dem Bereich Gesundheit/Krankheit eine strategische Rolle spielen. Alte Metaphern werden so aufgegriffen:

Bankenwelt-Kollaps (Müller 2010: 97)
Schlaganfall der Finanzmärkte (Peer Steinbrück, vgl. Müller 2010: 91)
Größter Finanzkollaps aller Zeiten (Focus Money online, 19.09.2008)

5. Die Krankheitsmetapher und der Krisendiskurs

Aus der Sicht der Fachsprachenforschung können für die gleichen Metaphern unterschiedliche Verwendungsweisen in den verschiedenen Phasen der Krise beobachtet werden.

Im Verlauf der Krise von September 2008 bis Oktober 2012 können prinzipiell zwei Phasen identifiziert werden:

a) Die erste Phase reicht vom Paukenschlag der Lehman-Pleite bis zum Frühling 2010, als eine mögliche Insolvenz Griechenlands in der Öffentlichkeit zum Thema wird. In dieser ersten Phase ist die Sprache der Finanzkrise vor allem von einer intensiven Kreation von Neologismen (oft in Form metaphorischer Komposita) geprägt. Die Funktion der Sprache als Instrument der Erkenntnis

---

4   Ende 2008 greift die Finanzkrise auf die reale Wirtschaft über: Die Preise für Erdöl und Rohstoffe sinken rapide. Die Industrieproduktion und der Handel verzeichnen einen Rückgang. Im Jahr 2009 setzt die stärkste Rezession der Nachkriegszeit ein. Die europäischen Staaten müssen die Wirtschaft beleben und die Arbeitslosigkeit bekämpfen. Sie verabschieden teure Konjunkturpakete, obwohl die Staatsfinanzen durch die Bankenrettung schon stark belastet waren. Diese Konstellation bringt besonders Staaten, die schon von der Finanzkrise eine hohe Verschuldung hatten, in große Schwierigkeiten. Das ist der Fall Griechenlands. Das Land gerät in eine gefährliche Liquiditätskrise und muss im April 2010 um Hilfe ansuchen. Nach einigen Tagen des Zögerns wird es Anfang Mai vor dem Bankrott gerettet.

und der Kommunikation des Neuen rückt in den Vordergrund.[5] In dieser ersten Phase der Krise ist die Benennung des Phänomens wichtig und es kommen in der Wirtschaftspresse vorwiegend Begriffe, die dazu angetan sind, Plötzlichkeit und Überraschung sowie die weltweite Dimension der Krise zu signalisieren, zur Anwendung. Deshalb benutzen die WirtschaftsjournalistInnen Metaphern aus den traditionellen Domänen der Medizin in einer neuen Art und Weise, wo *Kollaps* und *Schlaganfall* Pathologien bezeichnen, die plötzlich in einer planetarischen Dimension auftreten (vgl. letztangeführte Beispiele).

b) In der zweiten Phase vom Frühling 2010 bis Ende 2012 setzen sich zahlreiche Prozesse des Bedeutungswandels fort. Sie sind unvermeidbar historisch bedingt. So zum Beispiel bekommt das Adjektiv *griechisch* zusätzlich die neue Bedeutung ‚pleite – bankrottnahe'. Es werden Ausdrücke wie *griechisches Syndrom*, und *griechische Krankheit* geprägt. Neben dem semantischen Wandel kann man auch aus pragmalinguistischer Sicht einen intensiven Gebrauch der Sprache zum Zweck der Kritik beobachten. Oft wird die Kritik in den öffentlichen Diskurs durch die Patient/Arzt-Metapher eingeführt.

In dieser zweiten Phase des Krisendiskurses überwiegt dann deutlich der Einsatz von metaphorischen Ausdrücken, die Krankheit/Schuld und Ansteckung/Verbreitung der „Krankheit" betreffen. Hinzu kommt, dass diese Krankheitsmetaphern sich oftmals auf spezifische, sich in der Krise befindliche Länder beziehen.

Sprachlich wird dies durch die Verwendung folgender Ausdrücke realisiert:

Der griechische Patient (Süddeutsche Zeitung, 13.05.2011)
Der kranke Mann am Peloponnes (Süddeutsche Zeitung, 14.06.2011)
Ökonomen fordern Eingreifen der EZB gegen Griechen-Virus (Handelsblatt, 02.11.2011)
Europa fürchtet sich vor dem griechischen Virus (Die Welt, 13.07.2011)
Griechenland-Syndrom, […] fast alle Staaten in Europa weisen Anzeichen der griechischen Krankheit auf. (Der Standard, 16.06.2011)
Griechenland und Spanien befinden sich nicht in einer Rezession, sondern in einer Depression, ja, im Koma. (Format, 13.10.2012)

Zum griechischen Patienten gesellt sich bald

Der portugiesische Patient, bei dem die Diagnose mittelschweres Griechenlandsyndrom lautet (Stern, 13.07.2011).

---

5 In den Wirtschaftsartikeln sprudelt es vor neuen sprachlichen Erfindungen, wie *Finanztsunami, schwarzes Loch der Finanzmärkte, Kernschmelze der Börse*.

Obwohl von einer leichteren Pathologie gekennzeichnet, kommt auch

> *Der irische Patient wegen Diagnose erneuter Schwächeanfall* (Stern, 13. 07. 2011)

in die Gruppe der in Finanzierungsschwierigkeiten geratenen „Defizitsünder". Mit der Vertiefung der Schuldenkrise erscheinen in der Presse Texte mit folgenden Passagen:

> *Der spanische Patient ängstigt die Märkte [...] noch stehen Irland und Portugal im Mittelpunkt der Eurokrise, doch die wirkliche Gefahr für die Stabilität der Währungsunion geht von Spanien aus.* (Zeit online, 15.11.2010)

Die Zeitungen der Wirtschaftspresse schlagen Alarm mit Titeln wie folgendem:

> *Die Rückkehr der Spanischen Grippe [...] die Euro-Fieberkurve steigt wieder, die Spanische Grippe ist zurück [...] Sorge vor griechischen Verhältnissen auf der iberischen Halbinsel [...]* (Spiegel online, 11.04.2012)

Im Herbst 2011 gerät auch Italien in die Gruppe der „Europatienten". Die deutsche Zeitung Handelsblatt erscheint am 9. November mit dem Titel

> *Der italienische Patient mit den Sieben Leiden [...] Italien ist der kranke Mann Europas [...]* (Handelsblatt, 09.11.2011)

Die Metapher wird nach dem Regierungswechsel von JournalistInnen in dieser Form weitergesponnen:

> *Dr. Monti und der italienische Patient* (http://www.tagesschau.de/Wirtschaft/Italienkrise)

6. Wirtschaftspolitischer Diskurs und Implikationen der Patienten/Arzt-Metapher

Das Konstrukt der Krisenländer als Patienten und zwar als kranke, unfähige und passive Wirtschaftssubjekte erfährt ab Mai 2010 in der Wirtschaftspresse eine enorme Verbreitung. Diesem Konstrukt gegenüber steht das Bild Deutschlands, eines Landes, das als *Musterschüler* den eigenen Staatshaushalt in Ordnung hält und *seine Hausaufgaben gemacht hat* (Spiegel 23.04.2012). Deutschland tritt gegenüber den kranken Ländern in der Peripherie der EU, von denen die Ansteckungsgefahr ausgeht, in der Rolle des finanzstarken Retters bzw. im Rahmen der Krankheitsmetapher in der Rolle des Arztes auf, der zur Therapie der Budgetdisziplin mahnt und eine *harte Sparkur verschreibt*.[6] In diesem Sinne scheint diese in der Wirtschaftspresse enorm verbreitete Krankheitsmetapher nicht nur stilistische textbele-

---

6 Spiegel 18.06.2012: „‚Sparen ist zwar das richtige Medikament', sagt Experte Schmieding, ‚aber es wurde überdosiert.'"

bende oder erklärende Ziele zu verfolgen, sondern eine bestimmte Interpretation der Realität zu suggerieren und somit eine Meinungsbildungsfunktion auszuüben. Angesichts der europaweiten Diffusion dieser Metapher ist die Frage zu stellen, warum und wem dieser Gebrauch der Sprache dienen soll. Richardt (2004: 131) meint:

> Economics is tightly interwoven with politics [...] the language of economic journalism is therefore often hardly distinguishable from that of political discourse. As a consequence it is not surprising that the PATIENT metaphor exists in political discourse too (cf. Rigotti 1994). Politics likewise recurs to the domain of MEDICINE for the purpose of argumentation, the state being the patient and the politician being the doctor in analogy with the metaphorical structuring in economic journalism, where the economy is the patient who gets medical treatment from the economist or, again, the politician.

Die Verwendung der Krankheitsmetapher aktiviert das ‚Arzt-Patient'-Frame in der Wirtschaft. Solche fachsprachlichen Verwendungen der Metaphern verraten viel über die dahinterliegenden Argumentationsstrukturen. De facto wird wegen ihrer Allgegenwart nach einer gewissen Zeit laut Weber (2012: 13): „[…] ihr metaphorischer Kern vergessen, und ihre Ergebnisse werden für die Wirklichkeit selbst gehalten." In diesem Sinne werden die Ursacheninterpretationen und die Lösungsvorstellungen, die die Logik der Metaphern suggeriert, annehmbar. Das Denken der BürgerInnen bzw. WirtschaftsakteurInnen wird somit entsprechend beeinflusst, damit gewisse politische Maßnahmen akzeptiert werden.

Dazu schreibt Weber (2012: 18):

> Zur Etablierung eines Paradigmas oder Regimes müssen die zugehörigen Ideen in der Wissenschaft, in der Bürokratie, in der Politik, in den Medien und bei dominanten wirtschaftlichen AkteurInnen Fuß fassen und auch einen gewissen Anschluss am Alltagsbewusstsein finden.

Durch den Gebrauch der Sprache werden rhetorische Leitbilder und moralische Bewertungen (z. B. Tadel für die Länder, die über ihre Verhältnisse gelebt haben vs. Lob für die Sparsamen) transportiert.

Defizitländer sind in diesem Frame erkrankte Patienten.[7] Die Symptome ihrer Krankheit sind fieberähnliche, steigende Zinsen auf ihre Staatsanleihen. Der ansteckende Krankheitserreger ist der Vertrauensverlust (weil sie gelogen haben) in ihre Zahlungsfähigkeit. Die diagnostizierte Krankheit ist verursacht durch überhöhte Staatsverschuldung und ein steigendes Budgetdefizit. In diesem Konstrukt sind die Experten (Troika, EZB, Regierungsoberhäupter – darunter aber

---

7   Innerhalb dieses Frames wird, wie aus den hier wiedergegebenen Beispielen ersichtlich, nicht gegendert.

auch ÖkonomInnen und WirtschaftsjournalistInnen) Ärzte, die als dazu legitimiert dargestellt werden, eine Therapie zu verordnen und eine Prognose über die Wirtschafts-Genesung bzw. Sanierung des Staatsdefizits der Schuldenländer zu erstellen. In diesem Frame ist es Aufgabe des Arztes, den Patienten unter allen Umständen zu retten. Wobei gilt: Je größer die Gefahr, desto stärker das Medikament. Zweifelsohne rechtfertigt eine extreme Gefahr wie der Schuldenschnitt (*haircut*)[8], eine partielle Zahlungsunfähigkeit oder gar ein Staatsbankrott die härtesten medizinischen Maßnahmen (Reduktion der Gehälter von Staatsbediensteten, Kündigung von BeamtInnen, Kürzung von Sozialleistungen, Streichung der Arbeitslosengelder). Die argumentative Struktur dieser Metapher ermöglicht die unsymmetrischen Machtverhältnisse der Arzt/Patient-Beziehung auf die Wirtschaftsakteure Euroretter/Defizitländer zu übertragen. Dazu Richardt (2004: 129): „[…] the PATIENT metaphor implicitly equates the responsible agents the 'doctors' whose decisions about the right medical treatment must not be questioned."

7. Schlussüberlegungen

Insgesamt gesehen führt die metaphorische Konstruktion der Krisenländer als Patienten in der Wirtschaftspresse und die Metapher ‚Patient/Arzt' im politisch-ökonomischen Diskurs dazu, dass diese Länder delegitimiert werden, anderer Meinung zu sein und eigene Entscheidungen zu treffen. Die Krisenländer (in der deutschsprachigen Presse auch dysphemistisch als *Pleitestaaten, Defizitsünder, Schuldenstaaten, PIGS* und *Club Med* bezeichnet) müssen im Rahmen der Krankheitsmetapher ohne Widerrede die *Therapie* des Schuldenabbaus durch eine harte *Sparkur* akzeptieren. Wie gemäß dieser Sichtweise auf die Medizin der Patient die Verschreibung des Arztes nicht in Frage stellen darf, so sollten die PIGS-Staaten[9], Portugal, Irland, Griechenland und Spanien, die verordnete Budgetdisziplin ohne Widerstand umsetzen. Das Pendant in der Rolle des Arztes ist Deutschland bzw. die Gruppe der Euroretter[10] oder die Troika[11]. In diesem Lichte erscheint (der

---

8   Bei einem Schuldenschnitt für Griechenland würden deutsche und französische Banken große Verluste verbuchen.
9   In Italien wurde das Akronym *PIGS* oder auch *PIIGS* (wo auch ‚Italien' inkludiert ist) als beleidigend empfunden. In der italienischen Wirtschaftspresse findet man daher die Alternative *GIPSI*.
10 Zur Gruppe der Euroretter werden Finnland, Österreich, Deutschland und Holland gezählt.
11 Mitglieder der Troika sind die Europäische Zentralbank, der Internationale Währungsfonds und die Weltbank.

Exportweltmeister und *Musterschüler*) Deutschland als rettender Arzt in der Not. Nach dieser Logik kann der finanzstarke Arzt, der ein vorbildliches Staatsbudget vorweisen kann, den *kranken* Ländern, von denen die *Bankrottansteckungsgefahr* ausgeht, vorschreiben, was sie machen müssen, weil er die Autorität dazu hat. Analog strukturiert scheint auch das Identitätskonstrukt der Gruppe der Euroretter (in der Presse auch *Eurofalken* genannt) zu sein. Um eine Facette reicher hingegen erscheint das Bild der Troika: Hier kontrolliert der *strenge Arzt* auch vor Ort, ob der *unaufrichtige Patient* Griechenland auch wirklich die *bittere Medizin* einnimmt.

Gesamt betrachtet scheint in der ersten Phase der Krise (von September 2008 bis Mai 2010) bei der Anwendung der Gesundheitszustandsmetaphern die erklärende Funktion im Vordergrund zu stehen, während bei der Anwendung der Patienten/Arzt-Metapher in der zweiten Phase der Krise (ab Juni 2010 bis Ende 2012) eine realitätsstrukturierende und daher auch eine meinungsbildende Funktion vorherrscht. Allerdings muss man – abgesehen von der manipulativen Funktion der Analogie Arzt/Patient und Euroretter/Krisenländer – aus linguistischer Sicht einräumen, dass die Konzeptualisierung der Schuldenkrise durch Krankheitsmetaphern von einem kognitiven Standpunkt aus betrachtet besonders geeignet ist, um die Komplexität der Problematik zu reduzieren. Die große Verbreitung des Gebrauchs dieser Metapher kann auch damit erklärt werden, dass durch ihre Verwendung abstrakte trockene Wirtschaftsentwicklungen der Staatshaushalte Europas in einer effizienten stilbelebenden Form kommuniziert werden können.

SprachforscherInnen können außerdem im Allgemeinen feststellen, dass in der Wirtschaftsterminologie Ausdrücke, die aus dem Spenderbereich ‚menschliche Physiologie' und ‚Pathologie' stammen, auch sehr effizient sind, zumal sie eine Ersparnis sprachlicher Zeichen und Erklärungen ermöglichen. Man betrachte unter diesem Gesichtspunkt Wirtschaftstermini wie *Unternehmenssanierung, gesundes Unternehmen, maroder Betrieb, Konjunkturabschwächung, Konjunkturerholung, schlanke Organisation, veraltete Industrie*.

Man könnte den Versuch unternehmen, einen der genannten Termini ohne Gebrauch der entsprechenden Metaphern erklären zu wollen. Dies würde einen ungleich größeren Aufwand erfordern, und das Ergebnis wäre weniger präzise und aussagekräftig.

Bibliographie

Sekundärliteratur

Besomi, Daniele (2011). "Crises as a Disease of the Body Politick. A Metaphor in the History of Nineteenth-Century Economics". In: *Journal of the History of Economic Thought*, 33, 67–118.

Eitze, Katrin (2012). *Metaphern in der Börsenfachsprache*. Dr. Kovač: Hamburg.

Lakoff, George/Johnson, Mark (1980). *Metaphors We Live By*. The University of Chicago Press: Chicago.

Miegel, Meinhard (2003). "Der Markt wird es richten". In: *Handelsblatt*, 17.03.2003

Müller, Leo (2010). *Bankräuber*. Econ: Berlin.

Ötsch, Walter (2012). "Freier Markt". BEIGEWUM (Hg.): *Imagine Economy*. Löcker: Wien, 39–47.

Ötsch, Walter (2009). *Mythos Markt. Marktradikale Propaganda und Ökonomische Theorie*. Metropolis: Marburg.

Richardt, Susanne (2005). *Metaphor in Languages for Special Purposes*. Peter Lang: Frankfurt a. M. etc.

Rigotti, Francesca (1994). *Die Macht und ihre Metapher*. Campus Verlag: Frankfurt a. M.

Schäfers, Manfred (2010). "Letzter Kredit". In: *Frankfurter Allgemeine Zeitung* 02.05.2010.

Weber, Beat (2012). "Bildungs-Freifahrt". BEIGEWUM (Hg.): *Imagine Economy*. Löcker: Wien, 11–25.

Weinrich, Harald (1976). *Sprache in Texten*. Klett: Stuttgart.

Wodak, Ruth (2012). "Die Macht der Sprache und die Sprache der Macht". BEIGEWUM (Hg.): *Imagine Economy*. Löcker: Wien, 9–11.

Quellen

"Berlusconis Erbe: Der italienische Patient mit den sieben Leiden". In: *Handelsblatt*, 09.11.2011.

"Dax dank guter Vorgaben erholt". In: *FAZ*, 01.02.2011.

"Der griechische Patient". In: *Süddeutsche Zeitung*, 13.05.2011.

"Der kranke Mann am Peloponnes". In: *Süddeutsche Zeitung*, 14.06.2011.

"Der manisch-depressive Markt". In: *Manager Magazin*, 18.02.2008.

"Der manisch-depressive Mr. Market". In: *Handelsblatt*, 23.10.2012.

"Der portugiesische Patient". In: *Stern*, 13.07.2011.

„Die Rückkehr der spanischen Grippe". In: *Spiegel online*, 11.04.2012.

„Erfolgreicher Sparkurs: Euro-Länder machen weniger Schulden". In: *Spiegel*, 23.04.2012.

„Europa fürchtet sich vor dem griechischen Virus". In: *Die Welt*, 13.07.2011.

„Extremsparen: Britische Regierung streicht halbe Million Jobs". In: *Spiegel Online – Wirtschaft*, 20.10.2010.

„Griechenland Syndrom". In: *Der Standard*, 16.06.2011.

„Griechenland und Spanien: Depression". In: *Format*, 13.10.2012.

„Größter Finanzkollaps aller Zeiten". In: *Focus Money* online 19.09.2008.

„Kurssturz nach Rückzug von Steve Jobs". In: *FAZ*, 03.03.2011.

„Ökonomen fordern Eingreifen der EZB gegen Griechen-Virus". In: *Handelsblatt*, 02.11.2011.

„Sparkurs nach der Wahl: Griechenlands Leiden wird verlängert". In: *Spiegel* 18.06.2012.

„Wirtschaft/Italienkrise". In: *Zeit online*, 15.11.2010.

InnTrans. Innsbrucker Beiträge zu Sprache, Kultur und Translation

Herausgegeben von Cornelia Feyrer, Peter Holzer und Eva Lavric

Band 1 Cornelia Feyrer / Peter Holzer (Hrsg.): Translation: Didaktik im Kontext. 2002.

Band 2 Eva Lavric / Carmen Konzett (eds. / Hrsg.): Food and Language. Sprache und Essen. 2009.

Band 3 Irene M. Giera: *Una carta no se pone colorada*. Die *Werden*-Äquivalente des Spanischen als syntaktisch-semantisches Feld. 2011.

Band 4 Eva Lavric / Wolfgang Pöckl / Florian Schallhart (Hrsg.): *Comparatio delectat*. Akten der VI. Internationalen Arbeitstagung zum romanisch-deutschen und innerromanischen Sprachvergleich. Innsbruck, 3.–5. September 2008. 2011.

Band 5 Peter Holzer / Cornelia Feyrer / Vanessa Gampert (Hrsg.): „Es geht sich aus..." zwischen Philologie und Translationswissenschaft. Translation als Interdisziplin. Festschrift für Wolfgang Pöckl. 2012.

Band 6 Jean-Pierre Goudaillier / Eva Lavric (éds.) : Argot(s) et variations. 2014.

Band 7 Eva Lavric / Wolfgang Pöckl (Hrsg.): *Comparatio delectat II*. Akten der VII. Internationalen Arbeitstagung zum romanisch-deutschen und innerromanischen Sprachvergleich. Innsbruck, 6.-8. September 2012. Teil 1 und 2. 2015.

Band 8 Laurent Gautier / Eva Lavric (éds.) : Unité et diversité dans le discours sur le vin en Europe. Actes du colloque d'Innsbruck, 15-16 octobre 2012. 2015.

Band 9 Montserrat Planelles Iváñez / Jean-Pierre Goudaillier (éds.) : Argot et crises. Avec la collaboration d'Elena Sandakova. 2017.

Band 10 Marietta Calderón / Reinhard Heuberger / Emil Chamson (Hrsg./eds.): Gesundheit & Sprache / Health & Language.

www.peterlang.com